全国高职高专护理类专业“十三五”规划教材

（供护理、助产专业用）

U0792547

危重症护理学

主　编　邓　辉　李镇麟

副主编　余小柱　高　茹

编　者（以姓氏笔画为序）

邓　辉（重庆三峡医药高等专科学校）

邓菲菲（重庆三峡医药高等专科学校）

邓璐璐（漯河医学高等专科学校）

朱建红（益阳医学高等专科学校附属医院）

毕　静（曲靖医学高等专科学校）

李镇麟（益阳医学高等专科学校）

余小柱（平顶山学院）

高　茹（雅安市第四人民医院）

冀　晴（安阳职业技术学院）

中国健康传媒集团

中国医药科技出版社

内容提要

本教材为“全国高职高专护理类专业‘十三五’规划教材”之一，系根据本套教材的编写指导思想和原则要求，结合专业培养目标和本课程的教学目标、内容与任务要求编写而成。本教材以满足卫生领域对危重症护理人才素质的需求为依据，以职业素质能力为本位，专业培养目标为导向，具有专业针对性强、紧密结合岗位知识和职业能力要求、理论与临床密切联系、对接护士执业资格考试要求等特点。内容主要包括绪论、重症监护病房的护理工作、心搏骤停与心肺脑复苏、常见意外伤害、严重创伤、急性中毒、常见临床危象患者的救护、多器官功能障碍综合征、危重症患者的营养支持、危重症患者的系统功能监测和护理等。本教材为书网融合教材，即纸质教材有机融合电子教材，教学配套资源（PPT、微课、视频等），题库系统，数字化教学服务（在线教学、在线作业、在线考试）。

本教材主要供护理、助产专业及其他医学专业师生使用，也可作为临床护士学习的参考教材。

图书在版编目（CIP）数据

危重症护理学／邓辉，李镇麟主编．—北京：中国医药科技出版社，2018.8

全国高职高专护理类专业“十三五”规划教材

ISBN 978－7－5214－0134－9

Ⅰ．①危…　Ⅱ．①邓…　②李…　Ⅲ．①急性病－护理学－高等职业教育－教材　②险症－护理学－高等职业教育－教材　Ⅳ．①R472.2

中国版本图书馆CIP数据核字（2018）第061483号

美术编辑　陈君杞
版式设计　麦和文化

出版　**中国健康传媒集团**｜中国医药科技出版社
地址　北京市海淀区文慧园北路甲22号
邮编　100082
电话　发行：010－62227427　邮购：010－62236938
网址　www.cmstp.com
规格　889×1194mm 1/16
印张　12 1/2
字数　220千字
版次　2018年8月第1版
印次　2021年3月第2次印刷
印刷　北京市密东印刷有限公司
经销　全国各地新华书店
书号　ISBN 978－7－5214－0134－9
定价　30.00元

版权所有　盗版必究
举报电话：010－62228771
本社图书如存在印装质量问题请与本社联系调换

获取新书信息、投稿、为图书纠错，请扫码联系我们。

数字化教材编委会

主　编　邓　辉　李镇麟

副主编　余小柱　高　茹

编　者　（以姓氏笔画为序）

邓　辉（重庆三峡医药高等专科学校）

邓菲菲（重庆三峡医药高等专科学校）

邓璐璐（漯河医学高等专科学校）

朱建红（益阳医学高等专科学校附属医院）

毕　静（曲靖医学高等专科学校）

李镇麟（益阳医学高等专科学校）

余小柱（平顶山学院）

高　茹（雅安市第四人民医院）

冀　晴（安阳职业技术学院）

出版说明

为贯彻落实国务院办公厅《关于深化医教协同进一步推进医学教育改革与发展的意见》(〔2017〕63号)等有关文件精神，不断推动职业教育教学改革，推进信息技术与医学教育融合，加强医学人才培养，使职业教育切实对接岗位需求，教材内容与形式及呈现方式更加切合现代职业教育需求，培养具有整体护理观的护理人才，在教育部、国家卫生健康委员会、国家药品监督管理局的支持下，在本套教材建设指导委员会和评审委员会顾问、苏州卫生职业学院吕俊峰教授和主任委员、南方医科大学护理学院史瑞芬教授等专家的指导和顶层设计下，中国健康传媒集团·中国医药科技出版社组织全国100余所以高职高专院校及其附属医疗机构为主体的，近300名专家、教师历时近1年精心编撰了“全国高职高专护理类专业‘十三五’规划教材”，该套教材即将付梓出版。

本套教材先期出版包括护理类专业理论课程主干教材共计27门，主要供全国高职高专护理、助产专业教学使用。同时，针对当前老年护理教学实际需要，我社及时组织《老年护理与保健》《老年中医养生》《现代老年护理技术》三本教材的编写工作，预计年内出版，作为本套护理类专业教材的补充品种。

本套教材定位清晰、特色鲜明，主要体现在以下方面。

一、内容精练，专业特色鲜明

本套教材的编写，始终满足高职高专护理类专业的培养目标要求，即：公共基础课、医学基础课、临床护理课、人文社科课紧紧围绕专业培养目标要求，教材内容精练、针对性强，具有鲜明的专业特色和高职教育特色。

二、对接岗位，强化能力培养

本套教材强化以岗位需求为导向的理实教学，注重理论知识与护理岗位需求相结合，对接职业标准和岗位要求。在教材正文适当插入临床案例（如“故事点睛”或“案例导入”），起到边读边想、边读边悟、边读边练，做到理论与临床护理岗位相结合，强化培养学生临床思维能力和护理操作能力。同时注重护士人文关怀素养的养成，构建“双技能”并重的护理专业教材内容体系；注重吸收临床护理新技术、新方法、新材料，体现教材的先进性。

三、对接护考，满足考试需求

本套教材内容和结构设计，与护士执业资格考试紧密对接，在护士执业资格考试相关课程教材中插入护士执业资格考试“考点提示”，为学生学习和参加护士执业资格考试奠定基础，提升学习效率。

四、书网融合，学习便捷轻松

全套教材为书网融合教材，即纸质教材有机融合数字教材，配套教学资源，题库系统，数字化教学服务。通过“一书一码”的强关联，为读者提供全免费增值服务。按教材封底的提示激活教材后，读者可通过 PC、手机阅读电子教材和配套课程资源（PPT、微课、视频、动画、图片、文本等），并可在线进行同步练习，实时反馈答案和解析。同时，读者也可以直接扫描书中二维码，阅读与教材内容关联的课程资源（“扫码学一学”，轻松学习 PPT 课件；“扫码看一看”，即刻浏览微课、视频等教学资源；“扫码练一练”，随时做题检测学习效果），从而丰富学习体验，使学习更便捷。教师可通过 PC 在线创建课程，与学生互动，开展在线课程内容定制、布置和批改作业、在线组织考试、讨论与答疑等教学活动，学生通过 PC、手机均可实现在线作业、在线考试，提升学习效率，使教与学更轻松。此外，平台尚有数据分析、教学诊断等功能，可为教学研究与管理提供技术和数据支撑。

编写出版本套高质量教材，得到了全国知名专家的精心指导和各有关院校领导与编者的大力支持，在此一并表示衷心感谢。出版发行本套教材，希望受到广大师生欢迎，并在教学中积极使用本套教材和提出宝贵意见，以便修订完善。让我们共同打造精品教材，为促进我国高职高专护理类专业教育教学改革和人才培养做出积极贡献。

中国医药科技出版社

2018 年 5 月

全国高职高专护理类专业“十三五”规划教材

建设指导委员会

顾　　问　吕俊峰（苏州卫生职业学院）

主任委员　史瑞芬（南方医科大学）

副主任委员　（以姓氏笔画为序）

于景龙（长春医学高等专科学校）

邢爱红（山东医学高等专科学校）

江智霞（遵义医学院）

许建新（曲靖医学高等专科学校）

李春卉（吉林医药学院）

李黎明（厦门医学院）

邱兰萍（辽宁医药职业学院）

张伟群（安庆医药高等专科学校）

陈月琴（漯河医学高等专科学校）

陈国忠（江苏医药职业学院）

陈荣凤（上海健康医学院）

陈思羽（桂林医学院）

姚腊初（益阳医学高等专科学校）

贾秀英（贵州医科大学）

郭家林（遵义医药高等专科学校）

葛淑兰（山东医学高等专科学校）

薛　梅（天津医学高等专科学校）

委　　员（以姓氏笔画为序）

丁凤云（江苏医药职业学院）
马宁生（金华职业技术学院）
王　玉（山东医学高等专科学校）
王所荣（曲靖医学高等专科学校）
邓　辉（重庆三峡医药高等专科学校）
左凤林（重庆三峡医药高等专科学校）
叶　明（红河卫生职业学院）
叶　玲（益阳医学高等专科学校）
田晓露（红河卫生职业学院）
包再梅（益阳医学高等专科学校）
刘　艳（红河卫生职业学院）
刘　婕（山东医药技师学院）
刘　毅（红河卫生职业学院）
刘亚莉（辽宁医药职业学院）
刘俊香（重庆三峡医药高等专科学校）
刘淑霞（山东医学高等专科学校）
孙志军（山东医学高等专科学校）
杨　铤（江苏护理职业学院）
杨小玉（天津医学高等专科学校）
杨朝晔（江苏医药职业学院）
李镇麟（益阳医学高等专科学校）
何曙芝（江苏医药职业学院）
宋光熠（辽宁医药职业学院）
宋思源（楚雄医药高等专科学校）
张　庆（济南护理职业学院）

张义伟（宁夏医科大学）
张亚光（河南医学高等专科学校）
张向阳（济宁医学院）
张绍异（重庆医药高等专科学校）
张春强（长沙卫生职业学院）
易淑明（益阳医学高等专科学校）
罗仕蓉（遵义医药高等专科学校）
周良燕（雅安职业技术学院）
柳韦华（泰山医学院）
贾　平（益阳医学高等专科学校）
晏廷亮（曲靖医学高等专科学校）
高国丽（辽宁医药职业学院）
郭　宏（沈阳医学院）
郭梦安（益阳医学高等专科学校）
谈永进（安庆医药高等专科学校）
常陆林（广东江门中医药职业学院）
黄　萍（四川护理职业学院）
曹　旭（长沙卫生职业学院）
蒋　莉（重庆医药高等专科学校）
韩　慧（郑州大学）
傅学红（益阳医学高等专科学校）
蔡晓红（遵义医药高等专科学校）
谭　严（重庆三峡医药高等专科学校）
谭　毅（山东医学高等专科学校）

全国高职高专护理类专业“十三五”规划教材

评审委员会

顾　　问　吕俊峰（苏州卫生职业学院）

主任委员　史瑞芬（南方医科大学）

副主任委员　（以姓氏笔画为序）

江智霞（遵义医学院）

李黎明（厦门医学院）

贾秀英（贵州医科大学）

委　　员　（以姓氏笔画为序）

于景龙（长春医学高等专科学校）

邢爱红（山东医学高等专科学校）

李春卉（吉林医药学院）

邱兰萍（辽宁医药职业学院）

陈月琴（漯河医学高等专科学校）

陈荣凤（上海健康医学院）

陈思羽（桂林医学院）

薛　梅（天津医学高等专科学校）

前言

QIANYAN

本教材是在贯彻落实国务院办公厅印发《关于深化医教协同进一步推进医学教育改革与发展的意见》（[2017] 63号）等有关文件精神的新形势下，主要根据高职高专护理专业培养目标、就业方向及职业能力要求，按照本套教材编写指导思想和原则要求，结合本课程教学大纲，由全国多所院校从事教学和临床一线的教师精心编写而成。

危重症护理学是高等院校护理、助产专业的核心课程，是护士执业资格考试的必考课程。学习本课程对培养学生急救意识、职业能力和职业素养的形成起主要支撑作用，是其他课程无法替代的。让学生掌握危重症护理基础理论、基本知识和基本急救技能，提高学生评判性思维能力和专业知识与技能的综合运用能力，以培养符合岗位需要的急救护理人才。本教材包括绪论、重症监护病房的护理工作、心搏骤停与心肺脑复苏、常见意外伤害、严重创伤、急性中毒、常见临床危象患者的救护、多器官功能障碍综合征、危重症患者的营养支持、危重症患者的系统功能监测和护理共十章。

本教材以满足卫生领域对危重症护理人才素质的需求为依据，在编写过程中遵循高职高专教育的规律和适应现代医学教育发展的趋势，遵循“三基、五性、三特定”的基本规律，以职业素质能力为本位，专业培养目标为导向，满足“岗位需要、学教需要、社会需要”，基本理论、基本知识强调“必需、够用”；教材内容与护士执业标准和护理岗位对接，强化基本技能的培养，结合最新重症医学理念，紧密贴合临床实际工作需要，融入危重症护理新知识、新技术、新方法，丰富实践教学内容；同时体现对“人”的整体护理观，体现“以患者为中心”的护理指导思想，在课程教材中加强对学生人文素质的培养。教材紧扣护士执业资格考试大纲，将危重症护理理论与临床护理有机融合，设置了学习目标、案例导入、考点提示、知识链接、小结、习题等模块，增加教材的可读性，增进学生的学习兴趣，帮助学生把握重点和对知识的理解记忆，树立“生命第一，时效为先”的急救护理理念。本教材为书网融合教材，即纸质教材有机融合电子教材，教学配套资源（PPT、微课、视频等），题库系统，数字化教学服务（在线教学、在线作业、在线考试）。

本教材可作为高职高专院校护理、助产专业及其他医学专业学生的教学用书，也可作为临床护士学习的参考教材。

在全体编写人员团结协作下，本教材如期完成，也得到了各参编单位的大力支持和指导，在此一并表示衷心的感谢！在编写过程中，本教材吸取和参考了有关教材、论著和文献中的理论、观点，在此谨向各位作者表示感谢。由于现代重症医学及护理学的不断发展，且编写人员水平和时间的局限，教材中难免会有疏漏和不妥之处，恳请广大读者批评指正。

编　者

2018年3月

目录

MULU

第一章 绪 论

扫码“学一学”

学习目标

1. **掌握** 危重症护理人员的素质要求。
2. **熟悉** 我国危重症专科护士的资格认证要求。
3. **了解** 危重症护理学发展简史。
4. 学会危重症护理人员应具备的素质条件，着力培养职业素养。
5. 初步培养具有“生命第一，时效为先”的急救理念。

第一节 概 述

危重症一直都是医学研究和临床医疗的重大课题，也是影响疾病治愈率的主要困难所在。多年来，由于危重症的基本病因不同而被分散到不同医学专业，使得对危重症缺乏统一的认识和理解，因而极大地影响到危重症的治疗。随着医学理论的发展，科技水平的提高和临床医疗的迫切需求，危重症医学（critical care medicine）在世界范围内经历了从无到有的历程。危重症医学是现代医学的一门新兴学科，是医学进步的重要标志之一，正在显示出越来越旺盛的生命力。从而，医学上需要这样一个研究危重症的专业，需要这样一批以研究和治疗危重症为己任的医护人员。近年来，科学技术的发展为危重症医学研究提供了必要的手段，我国的危重症医学事业也得到了蓬勃发展，危重症医学的护理人才梯队也正在逐渐形成。

危重症医学是研究危及生命的疾病状态的发生、发展规律及诊治方法的临床医学学科。随着医学的发展和时代的变迁，使危重症医学成为一门独立的专门学科。危重症医学科的建立和重症监护病房的设置已经成为一定规模医院的必备科室。重症监护病房（intensive care unit，ICU）是危重症医学学科的临床实践基地，也是医院集中监护和救治危重症患者的专业科室。危重症患者的生命支持技术水平，直接反映医院的综合救治能力，体现医院整体医疗护理实力，是现代化医院的重要标志。

危重症护理学是护理学的重要组成部分，是随着危重症医学的发展而不断发展的。近年来，危重症护理学得到了飞速发展并独立出来，成为一门专业性很强的学科，是医学科学技术达到一定高度的时代产物。由于各类危重症患者往往同时存在多器官、多系统的病理生理改变，病情变化快，要求护士掌握各种危重症的治疗和护理，熟悉各种危重症监护的技术操作，熟练使用各种现代化监测与治疗设备，能敏锐迅速发现患者的主要问题，采取有效的护理方法，密切配合医生，积极抢救患者生命。

第二节　危重症医学发展简史

一、国外危重症医学发展简史

危重症护理早期可以追溯到19世纪中叶南丁格尔时代。在第一次世界大战期间，为降低伤员死亡率，将伤势严重的伤员安置在一起，给予特别的照顾，对挽救伤员的生命起到了积极作用。

1923年，Dandy在美国为脑外科患者开辟术后恢复室，可使术后24小时内的死亡率降低50%。1930年，Kirschner在德国创建手术恢复室与ICU混合型病房。在第二次世界大战中，有大量战伤和失血性休克伤员的抢救，促使欧洲各地纷纷建立创伤中心和休克病房，使创伤和休克的基础研究与临床治疗获得了巨大的发展，形成了早期的外科ICU（SICU）。

1947年，美国费城麻醉学小组对306名死亡患者做了一个调查，发现有50%的患者可以避免死亡，只要加强监护及时发现问题就能挽救患者生命，首次提出监护概念。

1952年，丹麦哥本哈根发生脊髓灰质炎大流行，并发呼吸衰竭的患者大量死亡，通过人工气道持续的手法通气及后期Engstrom呼吸器的应用，使病死率由87%下降至40%以下。治疗效果的改善，使医护人员认识到加强监护和治疗的重要性，并激发了危重症医学的崛起，这是医学发展史上的一个里程碑。

1972年，美国在28位医师的倡导下创立了危重症医学学会（SCCM），旨在建立一个有自己的临床实践方法、人员培训计划、教育系统和科研研究独立的临床和科研的学科。与传统学科不同，危重症医学主要研究的是器官与器官之间、器官与组织之间以及组织与组织之间的相互关系，而传统的学科大多是以器官或系统为出发点的。

1980年，在日本和菲律宾的倡导下成立了西太平洋危重症医学会（WPACCM）。

1982年，欧洲成立了欧洲危重症医学会（ESICM），并对危重症医学所涉及各种复杂临床病症，如脓毒症、多器官功能障碍综合征等，从基础到临床提出了一些新认识和可行的干预措施。这些都标志着危重症医学作为一门新兴的学科跻身于当今医学科学之林。

二、我国危重症医学发展简史

我国的危重症护理事业可追寻到远古时期，也经历了从简单到逐步完善并形成学科的发展过程。春秋战国时期的《黄帝内经》是最早记载中医急危重症理论、护理内容的医学巨著；东汉张仲景的《伤寒杂病论》首创人工呼吸法用于抢救呼吸停止的患者。这些丰富的医学遗产，为我国危重症医学和危重症护理学的发展奠定了基础。

我国的危重症医学和危重症护理学真正的发展较晚。1970年以后，北京、天津的一些医院创建了“三衰病房”“集中观察室”等治疗危重症的单元，已经逐渐开始实现将危重症患者集中在专门设立的区域或病房内集中管理的发展模式。20世纪70年代末期，心脏手术的开展推动了心脏术后监护病房（CCU）的建立，各专科或综合监护病房（ICU）相继成立。

1982年，中国医学科学院北京协和医院建立了国内第一张现代意义的ICU病床。

1984年，北京协和医院正式建立加强医疗科（危重症医学科）。

2002年，我国SARS大流行，许多危重症患者的成功救治大大促进了我国危重症医学科的发展。

1997 年，中国病理生理学会危重症医学专业委员会成立；2005 年 3 月，中华医学会重症医学分会成立。这些均为进一步确立中国危重症医学学科地位以及持续快速发展注入了新的活力。

第三节 危重症护理人员的要求

一、危重症护理人员的素质要求

危重症患者，病情严重而复杂，病情程度难以估计，随机性大，往往需要紧急抢救。抢救的成功与否除了取决于患者伤情的严重程度和抢救是否及时外，还要求危重症医护人员不仅要具备广而深的相关业务知识、娴熟的技术操作能力，还应具备丰富的临床实践经验、较强的应急应变能力和团队协作能力。因此危重症护理人员必须具备以下条件：

1. 高度的责任心和同情心 危重症护理人员必须具有高度的责任心和同情心，工作中的任何疏忽都可能带来生命的代价。坚守岗位，严格遵守各项操作规程，认真执行“三查”“八对”，以挽救患者生命、提高抢救成功率、促进患者康复、减少伤残率、提高生命质量为目的。树立“生命第一，时效为先”的急救理念。

2. 渊博的知识和精湛的救护技术 危重症医学专业性强，知识面广，这一学科特点决定了危重症护理人员必须具备渊博的知识、精湛的救护技术以及敏锐的临床思维能力。护理人员要认真学习护理专业知识，掌握护理新动向，了解各种危重症的临床表现、抢救程序，熟练掌握各种器械、仪器性能及使用方法，练就精湛的护理技能和敏锐的观察力。

3. 良好的心理素质和身体素质 危重症患者病情复杂多变，要求危重症护理人员必须具备良好的心理素质，处变不惊，镇定自如，反应灵敏，操作熟练，忙而不乱，争分夺秒地配合医生进行及时、准确、有效的抢救。超负荷的工作强度要求危重症护理人员还应有健康的体魄。

4. 具有法律意识 高风险的工作性质要求危重症护理人员要有专业性、逻辑性，符合职业道德要求。具有双向法律防护意识，既要保护患者的利益，又要有自我保护意识，以免引起不必要的医疗纠纷。

5. 较强的团队合作精神 通常在危重症护理工作中，需要与科室人员或其他有关部门的团结协作。因此，抢救的过程也就是团队合作的过程，只有通过群体通力合作，才能取得良好的效果。

二、我国危重症医学专科护士的资格认证要求

1900 年，《美国护理杂志》首次提出了专科护士（clinical nurse specialist，CNS）的概念。我国中华护理学会 ICU 专科护士培训始于 2002 年。

1. 概念 国外专科护士的定义：指在某一特殊或者专门的护理领域具有较高水平和专长的专家型护士。我国专科护士的定义：指在某一特定护理专科领域具有熟练的护理技术和知识，并完成了专科护士所要求的教育课程学习而被认定合格的护士。危重症医学专科护士是指在 ICU 护理领域具备专业理论与实践水平，能够为服务对象提供专业化服务的资格护士。

2. 资格认证要求 大学专科以上学历，在 ICU 专科从业 2 年以上的临床注册护士，接受全

脱产培训3个月，其中理论课程学习全脱产1个月160学时，教学基地临床实习全脱产2个月320学时；从业时间2年以下护士，其他普通科申请ICU执业护士，接受全脱产培训6个月，理论与实践时间比为1∶2。学习结束通过理论课程及监护技术操作考试，结业授予由本省卫生健康委员会授权、本地区ICU专科护士资格认证委员会认证的ICU专科护士资格证书。

本章小结

本章主要介绍危重症医学发展简史、危重症护理人员的素质要求和我国危重症专科护士的资格认证要求。

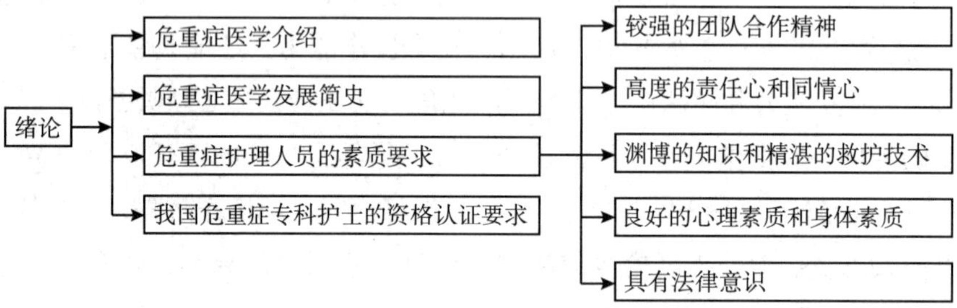

习题

一、选择题

【A1/A2 型题】

1. 危重症医学发展简史论述错误的是
   A. 危重症护理早期可以追溯到19世纪中叶南丁格尔时代
   B. 春秋战国时期的《黄帝内经》是最早记载中医急危重症理论、护理内容的医学巨著
   C.《黄帝内经》首创人工呼吸法用于抢救呼吸停止的患者
   D. 1982年，中国医学科学院北京协和医院建立了国内第一张现代意义的ICU病床
   E. 2005年3月，中华医学会重症医学分会成立
2. 危重症护理人员的素质要求不正确的是
   A. 高度的责任心和同情心　B. 渊博的知识和精湛的救护技术
   C. 良好的心理素质和身体素质　D. 具有双向法律防护意识
   E. 抢救时要有主见，不必听信其他医护人员的建议

二、思考题

1. 简述危重症医学的定义。
2. 简述危重症专科护士的定义。

扫码“练一练”

（邓　辉）

第二章　重症监护病房的护理工作

扫码"学一学"

学习目标

1. **掌握**　ICU 的基本概念和功能，控制医院感染的基本原则。

2. **熟悉**　ICU 患者的接诊、人员配备。

3. **了解**　ICU 模式、布局、基本设备，医院感染管理。

4. 学会分析判断危重症患者的病情，并能进行现场急救和各种急救处理配合。

5. 观察病情的同时掌握患者的心理状态、情绪变化，有针对性地与患者及家属交流、沟通，进行心理护理。

第一节　概　述

案例导入

患者，男，53 岁，因夫妻吵架服农药，神志不清 30 分钟，初步诊断"重度有机磷农药中毒，急性呼吸衰竭"。在急诊室进行洗胃、气管插管、呼吸机支持呼吸及阿托品抗胆碱治疗等紧急抢救后，患者仍意识模糊，双侧瞳孔等大等圆，直径约 0.15cm，对光反射迟钝，双肺满布湿啰音。

请问：

1. 急诊护士小李该如何正确接诊、分诊该患者？

2. 作为 ICU 病房的护理人员应进行哪些入室的准备工作？

3. 患者家属强烈要求进 ICU 病房陪同，护士如何与家属进行沟通？

一、概念

重症监护病房（intensive care unit，ICU）是以救治各类重症及多器官功能衰竭患者为主的诊疗体系。ICU 集中必要的仪器和设备，集中多科专家及经过专门训练的护士，对各科危急重症患者集中加强监护、治疗和护理。ICU 是急救医疗服务体系的重要组成部分。随着医学科学的发展，ICU 的建设正逐步走向完善。

早在 19 世纪中叶，南丁格尔在医院手术室旁设立手术后患者恢复病房，被认为是 ICU 的起源。1923 年，Dandy 在 Hopkins 医院建立神经外科病房，在第二次世界大战前，Dandy 在 Hopkins 建立第一个 24 小时管理的术后恢复病房。20 世纪 20 ~ 50 年代，脊髓灰质炎流行席卷全球，包括美国和欧洲利用较大的空间建立了能够容纳较多患者的抢救单位，患者应用铁肺和手动通气，包括麻醉科、内科和外科医生组成了多学科的专家队伍，这是现代 ICU 的最初尝试。1958 年，美国巴的摩尔医院麻醉科医生 Safar 建立了一个专业性的监护单位，并正式命名为危重监护病房，其后 ICU 进入蓬勃发展的时代。

我国ICU起步相对较晚，开始于20世纪80年代初期。1982年在曾宪九教授的指导下，陈德昌在中国医学科学院北京协和医院建立了国内第一张现代意义的ICU病床，1984年正式成立了综合性ICU；1985年，中国人民解放军第304医院成立了ICU。1997年10月，中国危重症学会正式在北京成立。

二、ICU的模式

> 考点提示
> 重症监护病房的概念。

根据医院的规模、条件进行设置，目前大致可以分为以下几种模式。

1. 综合ICU 为一个独立的临床业务科室，受院部直接管辖，可接纳各科室的危急重症抢救患者，是医院整体水平的综合体现，有利于快速推动危重症医学的发展。

2. 专科ICU 一般是临床二级科室所设立的ICU，如心内科ICU（cardiac care unit，CCU）、呼吸内科ICU（respiratore care unit，RCU）、儿科ICU（pediatric intensive care unit，PICU）等专为收治某个专科危重症人而设立的，多属于某个专业科室管理。此模式ICU对该专科患者的治疗经验丰富，但不能接受其他病种的患者进行治疗。

3. 部分综合ICU 介于专科ICU与综合ICU之间，即由医院内较大的一级临床科室设立的ICU，主要收治各专科或手术后危重患者，如外科ICU（Surgical ICU）、内科ICU（Medical ICU）、急诊ICU（Emergency ICU）等。

目前我国发展趋势以综合ICU和专科ICU为主。

三、ICU的收治范围

（一）收治原则

ICU收治有治疗价值，经过集中强化治疗和护理能渡过危险阶段，有望恢复的患者。一般遵循以下原则。

（1）急性、可逆、已经危及生命的器官或者系统功能衰竭，经过严密监护和加强治疗短期内可能得到恢复的患者。

（2）存在各种高危因素，具有潜在生命危险，经过严密监护和有效治疗可能减少死亡风险的患者。

（3）在慢性器官或系统功能不全的基础上出现急性加重且危及生命，经过严密监护和治疗可能恢复到原来或接近原来状态的患者。

（4）慢性消耗性疾病及肿瘤的终末状态、不可逆性疾病和不能从加强监测治疗护理中获得益处的患者一般不是ICU的收治范围。

（二）收治对象

> 考点提示
> ICU的收治对象。

（1）严重创伤、休克、感染等导致多器官功能衰竭者。

（2）严重多发伤、复合伤患者。

（3）各种术后重症患者或者年龄较大，术后有可能发生意外的高危患者。

（4）严重水、电解质、渗透压和酸碱失衡患者。

（5）有严重并发症的心肌梗死、严重的心律失常、急性心力衰竭、不稳定型心绞痛患者。

（6）心肺脑复苏术后需对其功能进行较长时间支持的患者。

（7）各种原因大出血、昏迷、抽搐，肝、肾、呼吸衰竭等各系统器官功能不全需支持者。

（8）物理、化学因素导致的危重症患者，如中毒、淹溺、触电、毒蛇咬伤和重症中暑患者。

（9）脏器移植术后及其他需加强护理者。

（三）收治程序

（1）危重症患者由患者所在科室医生书面或电话向 ICU 提出会诊申请，经 ICU 医师会诊后，对符合收治范围的患者收入 ICU 病房，确定床位。

（2）患者转入 ICU 后，应常规下《病危通知书》，并向患者家属交代病情，介绍各项规章制度，以取得患者家属理解与配合。

（3）了解病情，根据病情所需准备各种仪器。

（4）患者入 ICU，医生与护士分别进行交接，检查各仪器的工作状态，在患者生命体征稳定的情况下将患者过床，注意保持呼吸道通畅，防止引流管道和输液管道脱出。

（5）连接各类仪器，监测生命体征，做好危重症护理记录，评估全身情况，处理紧急医嘱，妥善固定各种引流管道并做好标记。

（四）转出 ICU 的指征

（1）急性器官或系统功能衰竭已基本纠正，需要其他专科进一步诊断治疗。

（2）病情转入慢性状态。

（3）麻醉术后的监护患者，呼吸循环完全恢复，病情稳定。

（4）患者不能从继续加强治疗护理中获益。

第二节　ICU 的设置与管理

一、ICU 的设置

（一）人员编制

1. 配备原则　ICU 的护理人员与床位数的比例以（3 ~4）:1、医生与床位的比例以（1.5 ~2）:1 为宜。在配备护理人员时要评估工作量，并注意护理人员结构的搭配。以 10 张床为例，医生需要配备 15 ~20 名，护士需要配备 30 ~40 名。

2. ICU 护士基本要求　ICU 是危重症患者的抢救阵地，当病情突然变化时，要能做出迅速、及时、准确、有效的处理。护士是 ICU 的主体，承担着监测、护理、治疗等任务，因此对护士提出了更高的要求。ICU 护士应具备良好的素质。

（1）工作责任心强，理论知识全面，熟悉 ICU 相关的临床药理学知识、重要系统器官功能监测和支持知识，掌握重要脏器和系统疾病的护理理论。

（2）护理技术娴熟，掌握各种急救技术、急救药物的应用及监护技术。包括输液泵的临床应用和护理，外科各类导管的护理，给氧技术、气道管理和人工呼吸机监护技术，循环系统血流动力学监测，心电监测及除颤技术，血液净化技术，胸部物理治疗技术，重症患者营养支持技术，危重症患者抢救配合技术等。并能判断分析常用的监测数据，在急救护理中能及时、准确、迅速地完成各项护理工作。

（3）职业素质好，具有敏锐的观察力和快速反应能力，较强的慎独精神。

（4）身体健康，能胜任 ICU 高强度的护理工作。由于特殊的工作环境，护理工作繁琐多样，节奏紧张；患者病情复杂多变，生命垂危，每个医护人员为抢救患者全身心地投入，神经高度紧张。所以，护理人员需要保持身体健康，才能经受住在紧张抢救护理工作中的磨炼。

（5）能与科室人员及医院有关部门团结协作。抢救工作是一个团队合作过程，只有通过群体合作，才能产生巨大的力量，取得良好的效果。

考点提示
ICU 人员配备及 ICU 护士的基本要求。

（二）ICU 的布局

1. 总体布局 ICU 应位于方便患者转运、检查和治疗的区域，接近主要服务对象的病区，如手术室、影像学科、化验室和血库等。可设立医疗、医疗辅助、污物处理和医务人员生活辅助等区域，相对独立，以减少彼此之间的互相干扰并有利于感染的控制。各区域在建筑装饰时应遵循不产尘、不积尘、耐高温腐蚀、防潮防霉、防静电、防火、易清洁的原则。

2. 区域布局

（1）医疗区域 主要为病房。可分为开放式、半封闭或全封闭式，尽量多设单间或分隔式病房，至少配备 1 个单间，用于隔离患者；有条件可设正负压病房。

（2）医疗辅助区域 包括通道、治疗室、中央工作站、配备室、仪器室、污物处理区域、医护人员办公室、值班室、示教室、家属接待室、营养准备室、库房等。

①通道：人员流动通道与物流通道分开，以减少各种干扰和交叉感染。工作人员通道与患者通道分开，提供工作人员尽快接触患者的通道和患者家属探视通道。

②治疗室：至少设置 2 个，一个用于需无菌技术操作的治疗和护理，进入前需戴好医用口罩和帽子；另一个用于只需要达到清洁要求的治疗和护理。

③中央工作站：中央工作站应设置在医疗区域的中央地区，以稍高出地面、最能直接观察到所有患者的扇形、圆形或 T 形等排列。

④仪器室：由于 ICU 使用仪器设备较多，有条件的 ICU 最好设置仪器室，供仪器设备放置和维护使用。

⑤污物处理区域：包括清洁室、污物处理室和盥洗室等，设置在医疗区域的一端，避免污染医疗区域。

⑥医务人员生活区域：包括休息室、更衣室、进餐室等，与医疗区域相对隔开，避免交叉感染。

（三）病室设置

1. 床位 综合性医院综合 ICU 床位数量占全院总床位的 1% ~2%，三级医院为 2% ~8%，发达国家 ICU 床位能占全院总床位的 5% ~10%，专科性 ICU 的床位占专科病房床位数的 10% ~20%。ICU 床位使用率以 75% ~80% 为宜，全年床位使用率超过 85% 时需要适当扩大规模。ICU 每张床位占地面积建议 15 ~ $18m^2$，单间病房面积为 18 ~ $25m^2$，床间距大于 2m。

2. 通风与采光 具备良好的通风、采光条件，病室空气调节系统能独立控制，室温宜控制在（22 ± 1.5）℃，相对湿度控制在 50% ~60%。有条件的 ICU 最好装配气流方向从上到下的空气净化系统。

3. 洗手卫生设施 安装足够的洗手设施，单间每床一套，开放式病床至少每两床共用一套。每套设施包括非手接触式洗手池、洗手液和擦手纸；每床床旁备置快速手部消毒装置一套。

4. 噪声控制设施 在不影响正常工作的情况下各种声音应减少到最小水平，日间噪声最好不超过 45dB，傍晚不超过 40dB，夜晚不超过 20dB。地面覆盖物、墙壁和天花板应该尽量采用高级吸音的建筑材料。

5. 仪器设备设置与使用维护　设备主要包括监测设备、治疗设备和辅助检查设备三类（表2－1）。

（1）必备设备

①设备带：每床配备完善的功能设备带或功能架，提供电、氧气、压缩空气和负压吸引等功能支持。每床配备电源插座12个以上，氧气接口、压缩空气接口、负压接口各2个以上，并配有电源自动转换装置和漏电保护装置。医疗用电和生活照明用电线路分开，每床的电源应该是独立的反馈电路供应。

②病床：配备合适的病床，最好是电动床，每床配备防压疮床垫。

③监护系统：每床配备床旁监护系统，进行心电、血压、脉搏、血氧饱和度、有创压力监测等基本生命体征监护。

④呼吸机：可根据实际需要配备适当数量的呼吸机，并配备简易呼吸器。

⑤注射泵：每床均应配备输液泵和微量注射泵，另配备一定数量的肠内营养输注泵。

⑥其他必备设备：包括心电图机、血气分析仪、心电除颤仪、心肺复苏抢救设备（包括气管导管、喉镜、各种管道接头、急救药品及其他抢救用具等）、纤维支气管镜、升降温设备等。三级医院必须配置血液净化装置、血流动力学与氧代谢监测设备。

⑦信息管理系统：ICU应配备完善的通信系统、网络与临床信息管理系统。

⑧辅助检查设备：医院或ICU必须有足够的设备，随时为ICU提供床旁超声、X线、生化和细菌学检查。

⑨其他：除上述必备设备外，有条件者可视需要选配包括简易生化仪和乳酸分析仪、闭路电视探视系统、输液加温设备、呼气末二氧化碳与代谢等监测设备、体外膜肺、床旁脑电图、颅内压监测设备、主动脉内球囊反搏和左心辅助循环装置、胸部震荡排痰装置等。

表2－1　ICU常用仪器设备设置

分类	仪器设备种类
监护设备	多功能心电监护仪、呼吸功能监测装置、血氧饱和度检测仪、颅内压检测仪、血流动力学检测仪、血气分析仪、心电图机等
治疗设备	呼吸机、心电除颤仪、输液泵、注射泵、降温毯、血液净化装置、纤维支气管镜、心脏起搏器、主动脉内球囊反搏装置等
辅助检查设备	超声设备、X线、生化和细菌学等检查

（2）设备使用维护管理

①仪器设备管理责任到人，并有定期检查、登记、签名。

②医护人员必须经过培训才能使用各种仪器；操作者必须了解仪器性能、操作规程及注意事项；保管人定期进行设施、器械的检查；护士每班当面清点交接，发现问题及时修理；发现遗失，当班护士应立即向科主任、护士长报告；对陈旧、磨损的仪器设备，护士长应申请报废、更新。

③建立仪器使用登记本，对贵重仪器使用后应有记载。当班人员负责使用后的清洁、维护，使仪器处于备用状态。

④操作前需检查仪器；使用后全部关闭仪器，键钮复原并套好机罩。

⑤仪器使用时必须有使用登记记录，出现故障时应及时修理。仪器使用后，其管道和附件必须及时清洗、浸泡、消毒、晾干，经消毒处理后装配并试机；对主机必须用消毒溶液擦

拭或熏蒸消毒处理。使用中发现故障，及时报告护士长或科主任，同时报修并做好登记。

⑥每种仪器设施应定人、定期、定地点、定数量管理，保证各种仪器、材料性能良好，建立仪器档案。

⑦仪器设备使用后及时归还原处，清理补充，并保持清洁整齐；专人负责仪器保养，各种仪器每半年检修一次，并有检修记录。

⑧每天交接班必须当面清点交接贵重仪器。

二、ICU 的管理

ICU 是危重症患者集聚的场所，病种多，病情变化快，仪器设备先进，工作任务繁重，故良好的组织管理是保障抢救治疗成功的关键。

1. 组织领导 ICU 实行院长领导下的科主任负责制，科主任全面负责科内工作。ICU 实行独立与开放相结合的原则，即 ICU 应有自己独立的队伍，同时应更多的听取专科医生的意见，把更多的原发病处理留给专科医生解决。医生的配备采取固定与轮转相结合的方式。护士长负责 ICU 的护理管理工作。

2. 管理制度 规章制度是做好抢救工作的基本保障，制度化管理是保证 ICU 医疗护理质量的关键，为了保证工作质量和提高工作效率，除执行国家和各级政府卫生管理部门的各种法律法规、医疗核心制度外，还需建立健全以下各项规章制度：包括医疗、护理质量控制制度；各种危重疾病监护常规；临床诊疗及医疗、护理操作常规；患者转入、转出 ICU 制度；抗生素使用制度；血液与血液制品使用制度；抢救设备操作、管理制度；基数药品、毒麻药品和贵重、特殊药品等管理制度；医院感染预防和控制制度；医疗、护理不良事件防范与报告制度；医患沟通制度；突发事件的应急预案和人员紧急召集制度；医护人员教学、培训、考核制度；探视制度；临床医疗、护理科研开展与管理制度等。每个班次必须保持各种抢救设备处于完好备用状态。

> **考点提示**
>
> ICU 需建立健全的各项规章制度。

第三节 ICU 感染的管理与控制

> **案例导入**
>
> 1999 年 2～8 月，台湾某医院新生儿 ICU 同期出现 9 例黏质沙雷菌感染患儿，其中 4 例菌血症，3 例肺炎，1 例伤口感染，1 例结膜炎。调查结果显示，9 名患儿分离菌的酶解图谱相同。手污染造成的交叉感染，应该是此次爆发疾病的主要原因。
>
> **请问：**
>
> 1. 以上发生了什么情况？
> 2. 该采取哪些措施预防 ICU 的感染？

一、ICU 感染概述

ICU 是医院感染的高发区，也是细菌高度耐药区域。感染可增加患者痛苦和治疗费用，甚至严重的ICU感染可导致脓毒血症、感染性休克等，威胁患者生命安全，预后不良。ICU的感染管理是医院感染管理工作的重要组成部分，做好ICU的感染管理与控制工作是临床抢救与治疗成功的关键。

（一）定义

医院感染又称医院获得性感染，指住院患者在医院内获得的感染。包括在住院期间发生的感染和在医院内获得而出院后发生的感染，但不包括入院前已开始或入院时已存在的感染，医院工作人员在医院内获得的感染也属医院感染。ICU感染，是指发生在重症监护病房这一特定环境内的医院感染。

（二）导致ICU感染的原因

ICU是危重症患者的集中区，患者病情多变，免疫力低下，易感性增加；感染患者相对集中，病种复杂，各种有创性检查、侵入性治疗和护理操作较多，使医院感染的危险性大为增加；加之广谱抗生素的使用，易使细菌产生耐药性。ICU感染的特点是起病急，不易控制，常呈爆发性流行，有较高的发病率和病死率。ICU感染管理是ICU护理工作的重要组成部分。导致ICU感染的常见原因如下。

1. 易感人群密集 ICU危重症患者多，病情重，包括创伤、器官移植、大手术后以及严重的肺、心、肾疾病。此外尚有长期应用免疫抑制剂、激素等患者，这些患者的机体免疫功能普遍下降，极易发生医院感染。

2. 侵入性检查与治疗多 人体的皮肤和黏膜是机体抵御病原菌的第一道防御屏障，但在ICU的重症患者中多有应用诸如中心静脉与动脉（桡动脉、股动脉、主动脉）插管，肺动脉内漂浮导管、外周静脉置管、气管内插管、留置尿管、各种引流管，血液透析、完全胃肠外营养（TNP）等侵入性操作进行的特殊检查与治疗，造成机体防御屏障的人为破坏，为病原微生物提供了入路与繁殖基地，从而引起菌血症、肺部及尿路感染等。

3. 部分患者因血容量减少致网状内皮系统功能受到抑制 ICU患者几乎都有手术切口或创伤后伤口，常因体液和血液丢失致血容量减少，甚至发生失血性休克。在血容量减少期间，机体网状内皮系统功能被抑制，循环中病菌清除发生障碍，因此极易发生切口或伤口感染。

4. 完全胃肠外营养引起肝功能下降及肠道内正常菌群失调 完全胃肠外营养（TNP）已成为ICU许多危重症患者的重要治疗手段，但部分患者采用后可引起肝功能异常，因正常胃肠道功能废弃，导致肠道内厌氧菌生长过度，从而引起感染。

5. 抗生素应用不合理 合理应用抗生素是预防医院感染的重要因素，而滥用抗生素则是医院感染的危险因素。不合理应用抗生素的结果是使耐药菌株增加和机体内正常菌群失调，从而导致严重的二重感染，给治疗带来极大的困难。

6. 医疗仪器消毒与灭菌不彻底 近年来，随着ICU各种检查、治疗新技术的不断发展，先进的仪器设备日益增多，其中多数是由高分子高压聚乙烯材料制成，给消毒与灭菌工作带来一定困难，甚至无法进行彻底消毒与灭菌，从而增加了ICU感染的机会。

7. ICU内环境的污染与无菌技术操作不严 目前，我国ICU的设置有些地方尚不合理，如空间狭小、污染区和清洁区划分不明确、无缓冲间等，造成环境污染。此外，医护人员的消毒、灭菌观念淡薄，无菌技术操作不严格，各种有创操作频繁，如操作不规范极易造成交叉感染；查房、治疗、护理内容多，使得室内医务人员流动性大，易将病原菌带入病室内等，使ICU感染的因素和传播媒介增加，交叉感染的发生率上升。

8. 监控措施不严 如医务管理人员缺乏医院感染意识，对监控措施重视不够、管理不严、医院感染监控机构不健全等均可使医院感染率上升。

> **考点提示**
> ICU常见的医院感染原因。

二、ICU医院感染控制的基本原则和措施

发生医院感染的原因虽然多种多样，但只要加强管理，采取行之有效的措施，医院感染是可以预防的。

（一）基本原则

切断感染途径，保护易感人群，保护人体正常免疫功能和微生态平衡是预防ICU医院感染的基本原则。

（二）措施

1. 转变观念，提高认识 加强医务人员医院感染知识的培训，提高整体素质，使其充分认识到护理工作对医院感染的重要性；加强责任心，自觉遵守各项规章制度和操作规程。

2. 合理使用抗生素 尽早明确病原学诊断是合理应用抗生素的前提，也是保障患者尽快康复的条件。在选用抗生素时要考虑患者住院时间的长短、已用过的抗生素、全身情况、细菌培养结果、药物敏感性、感染部位及目前院内细菌的耐药性和流行趋势。遵守合理使用抗生素的原则，并严格把握联合用药指征，不得擅自用药。护士应掌握药物代谢相关知识，自觉按规定给药，以最大限度提高抗生素的使用效果。

3. 减少侵袭性操作 掌握有创监测指征，严格执行无菌操作技术。各种置入体内的导管不易放置过久，尤其是动、静脉置管。每班应严格观察穿刺进针部位有无红肿热痛等现象。一旦发现患者出现不明原因的高热，应高度怀疑导管性败血症的可能性，及时通知医生，拔出导管，并剪断导管尖端0.5cm做细菌培养与药敏实验。

4. 加强ICU环境及设施的消毒与监测

（1）工作人员管理 尽量减少ICU的工作人员进出，入室时应更换专用工作服、鞋，无菌操作前应戴医用口罩、帽子、洗手，因事外出必须更衣或穿外出衣。上班时不得戴戒指、手镯，不能留长指甲；预防疾病传播最经济、最有效的措施是正确洗手，严格执行手卫生规范和正确使用手套；ICU工作人员的手、鼻、咽腔，定期做细菌培养，每3～6个月1次；每年接受医院感染控制相关知识的培训，尤其要关注卫生保洁人员的消毒隔离知识和技能培训。接触特殊患者如耐甲氧西林金黄色葡萄球菌（MRSA）感染或携带者，处置可能有血液、体液、分泌物、排泄物喷溅患者时，应穿隔离衣或防护围裙；接触疑似高传染性感染如禽流感、SARS等患者，应戴N95口罩。

（2）环境管理 定期对病室进行彻底清洁和消毒，定时通风换气，保持室内空气新鲜、无异味，保持墙面和门窗清洁无尘。每天用清水或清洁剂湿式拖擦地面，多重耐药菌流行或有医院感染暴发的ICU，每日必须采用消毒剂消毒地面至少一次。拖把分开使用，有标记，严格按规定处理，悬挂晾干。禁止在病室、走廊清点更换下来的被服、衣物；治疗室、处置室清洁整齐，每日进行空气消毒，每月有空气培养记录。禁止室内摆放干花、鲜花或

盆栽植物。

（3）改进洗手设施　肥皂悬挂，保持干燥或使用软肥皂液洗手；有条件者可安装2%氯己定乙醇溶液洗手装置或使用0.5%氯己定乙醇擦手剂消毒护手，以减少致病菌通过手传播而致交叉感染。

（4）重视监测与监督　常规监测ICU医院感染发生率、感染类型、常见病原体和耐药状况等，尤其是重点监测中心静脉导管、气管插管和导尿管的相关感染，加强医院感染耐药菌监测。对于疑似感染患者应采集相应微生物标本做细菌、真菌等微生物检验和药物敏感试验；医院感染管理人员应经常巡视ICU，监督各项感染控制措施的落实，发现问题及时纠正解决，早期识别医院感染暴发和实施有效的干预措施。

（5）患者管理　感染患者与非感染患者分开，同类患者相对集中，特殊感染和高耐药菌感染的患者应单独安置；诊疗护理活动采取相应的隔离措施，控制交叉感染。对于空气传播的感染，如开放性肺结核患者应隔离于负压病房；接受器官移植等免疫功能明显受损的患者应置于正压病房；同一医务人员不可同时照顾正、负压隔离室内的患者。如无禁忌证，应将床头抬高30°～45°。

（6）探视制度管理　加强参观、探视人员的管理，集中探视时间，控制探视人数，尽量减少室内人员过多流动。探视者应更衣、换鞋、戴帽、戴口罩，与患者接触前要洗手；探视期间尽量避免触摸患者周围物体的表面。对于疑似或证实有呼吸道感染症状或婴幼儿应禁止进入ICU探视。

（7）抗菌药物管理　根据细菌培养与药敏试验结果，合理应用抗生素。

（8）物品管理　规范使用一次性物品，如一次性注射器、输液器、静脉留置针、吸痰管、鼻咽通道器、手套等用品均一用一丢弃。在使用一次性物品前一定要检查物品包装的严密性，并查看物品的有效期，一旦发现或怀疑污染均不能使用。用后物品按照使用规范和医院感染管理要求进行清洁、消毒或灭菌处理。定期对仪器、设备、病床、台面、桌面等进行消毒。定期进行物体表面及空气培养，严格控制细菌菌落数，空气细菌小于200CFU/m^3，物体表面＜5CFU/m^3。

（9）废物管理　医疗废物按照《医疗废物分类目录》要求进行分类放置，规范化处理；处理废物与排泄物时，医务人员应做好自我防护，防止体液接触暴露皮肤和锐器伤。医院应有完善的污水处理系统，患者的感染性体液不可直接倒入下水道，须在倾倒之前和之后向下水道加倒含氯消毒剂。生活废物弃置于黑色垃圾袋内密闭，运送到生活废物集中处置地点；患者的尿液、粪便、分泌物和排泄物应倒入患者的厕所或专门的洗涤池内。

（10）加强基础护理，预防继发感染　积极配合医生治疗基础疾病，密切观察病情变化。发热患者，每日应测量体温6次，必要时进行连续性体温监测。加强营养支持，增强机体免疫力，提高抗病能力。各种引流应保持密闭性，引流通畅。加强皮肤、口腔的护理，预防呼吸机相关性肺炎的发生。

控制医院感染已成为现代医院管理中的一个重要课题，作为一名ICU护士必须具有敏锐的观察和判断能力，善于发现有可能发生医院感染的高危患者，积极采取预防措施，将危险程度减少至最小。只有充分认识到控制

考点提示

医院感染的概念及做好ICU医院感染管理的措施。

医院感染的重要性，以科学为依据，以感染管理为手段，才能取得明显成效。

三、常见医院感染的预防与控制

ICU 医院感染一般以下呼吸道、泌尿道和腹部感染最常见。不同的医院感染的发病率不同。一般情况下，外科感染高于内科，其中以泌尿系统、手术部位、呼吸系统、血液感染居多。而内科中以呼吸系统、泌尿系统、血液感染最常见。

（一）肺部感染

ICU 内肺部感染，只发生在 ICU 这个特殊环境内的获得性肺部感染。即原来无肺部感染的患者入 ICU 48 小时后发生咳嗽、咳脓痰或痰量明显增多，伴发热，肺部有实变或啰音等感染体征。胸部 X 线检查，有新发生的或进展性浸润、实变等炎症改变，痰培养发现病原体。近年来，肺部感染的发生率正日益增多。

ICU 患者因病情重或手术后伤口疼痛等原因，较长时间处于被动或被迫体位，使肺及气管内的痰液及分泌物集中在肺部的某个部位而不能排出，久而久之产生肺部感染，临床上称之为坠积性肺炎。

1. 肺部感染的原因

（1）上呼吸道生理平衡破坏　气管切开或气管插管破坏了患者上呼吸道的生理平衡，失去了正常情况下呼吸道对病原菌的过滤和非特异性免疫保护作用。由于气管切开或插管造成黏液纤毛系统损伤，使其清除异物的能力大大减低，易引起呼吸道炎症，使呼吸道黏膜糜烂、溃疡，导致细菌感染。

（2）吞咽和咳嗽反射减弱　吞咽和咳嗽反射减弱或消失时易发现误吸，如老年人、意识障碍的患者。误吸时造成口咽部细菌定植，容易发生肺部感染。留置胃管时如护理不当，将导致胃液反流、误吸而引起肺部感染。

（3）消毒不彻底　空气、地面消毒不及时或消毒不彻底，医护人员操作后洗手不彻底，易发生交叉感染。

2. 肺部感染的预防与控制

（1）及时翻身及变换体位　定时为患者翻身，改变体位，使痰液及分泌物在重力的作用下排出体外。一般做法是先让患者向一侧翻身，同时护理者用手由下向上叩击患者的背部，通过拍打产生震动，促使痰液及分泌物向气管流动。半小时后，再协助患者翻身，继续用手拍打其背部，使另一侧肺部的痰液排出。在给患者拍背时，应注意面对患者的面部，注意观察患者的呼吸及面部反应，如果患者出现发绀、呼吸急促或呼吸困难、憋气等情况，应立即停止操作，采取措施吸痰，以保证患者的安全。

（2）鼓励患者咳嗽、咳痰　患者咳嗽时的动作要领是：咳嗽不能太剧烈，先让其深呼吸，在呼气末有意识地做咳嗽动作，并发出声响，利用气流的力量将痰排出。当患者无力咳嗽时，可用右手食指和中指按一下颈前部总气管，以刺激气管产生反射性咳嗽；也可用手按压患者腹部及腹下区，促进膈肌向上运动，增加胸腔内压力，协助其咳嗽。对有伤口的患者，为了保证伤口顺利愈合，咳嗽时，护理者应用手掌压住患者的伤口部位。

（3）保持吸入空气清新湿润　保持室内空气新鲜，定时通风，冬季可以在室内暖气上放置盛水容器，通过自然挥发来调节室内空气相对湿度，也可以通过频繁洒水，或使用加湿器，以增加空气相对湿度。

（4）雾化吸入　吸入雾化液，以稀释痰液及分泌物，促进其顺利排出体外。使用雾化器和湿化器持续时间不能超过 24 小时。

（5）人工气道的管理　在护理工作中，要切实做到“待气管如血管”。严格无菌操作，呼吸治疗器械在使用前用 1∶200 的 84 消毒液或 0.2% 的过氧乙酸充分浸泡，达到消毒要求，浸泡时间不宜过长，消毒液现配现用；吸引器、连接管每日更换，输氧管和面罩、鼻塞必须固定患者使用，以降低医源性感染的机会。有创医疗器械和材料，如气管插管、吸痰管等应使用一次性物品，避免交叉感染。

（6）减少误吸与口腔细菌的定植概率　正确掌握鼻饲的方法、时间和体位。如病情允许，鼻饲后 1～2 小时将患者头胸部抬高 30°～45°，以防止胃内容物反流、呛入呼吸道造成感染；也可小量分次喂食以避免胃内容物的反流。加强口腔护理，根据口腔 pH 选用清洗液，以减少口腔细菌定植和肺部感染的机会。

（二）尿路感染

患者在入院时无尿路感染症状，而在其入院 24 小时后出现发热、排尿困难等症状，尿培养有细菌生长；或虽无症状，但尿标本中的白细胞在每毫升 10 个以上，细菌每毫升多于 10^5 个，都可判断为尿路感染。

1. 尿路感染的原因

（1）长期留置尿管　正常情况下，尿道是一个无菌环境，插导尿管的侵入性操作，常可导致尿道黏膜损伤，破坏了尿道黏膜屏障。长期留置导尿管，刺激尿道及膀胱黏膜，削弱了尿道及膀胱对细菌的防御作用。据统计，留置 1 日、2 日、14 日，尿路感染发生率分别是 1%、5%、100%。尿管型号选择不合适，尿管接头及尿道口消毒不严，也是导致尿路感染的因素。据统计，在医院尿路感染中，与导管有关的菌尿症可达 37.3%～56.0%。

（2）尿潴留　手术后残余尿过多和尿潴留，亦易诱发尿路感染。

（3）膀胱冲洗引起外源性感染　在膀胱冲洗时，若消毒不严，通过冲洗液、冲洗管和护士的手等污染，也可引起逆行感染。

2. 尿路感染的预防与控制

（1）严格掌握导尿指征　插入尿管有引起感染的危险，不能用留置导尿管解决尿失禁和记出入量的问题。对于尿失禁患者应了解尿失禁的原因，重视心理护理，耐心训练患者排尿功能。不能自行排尿时，女性尿失禁患者可用尿不湿，男性患者采用男性尿袋或加长塑料袋接尿。

（2）规范置入导尿管　选择合适的尿管，气囊硅胶尿管对黏膜刺激小，气囊的内固定也避免了胶布外固定易污染及固定不牢的缺点。气囊导尿管的头部到气囊的距离为 4～6cm；为将气囊完全送入膀胱，见尿后必须将尿管插入 6cm 以上，再慢慢往回拉，这样气囊才不会因插入过浅而损伤尿道。在确定气囊完全送入膀胱时，根据患者情况注入 10～20ml 生理盐水（0.9% 氯化钠溶液），以防止尿管脱出和尿漏。插入导尿管时，动作要轻柔。

（3）保持尿道口相对无菌　导尿前，用 0.05% 碘伏消毒尿道口两遍，然后在严格无菌操作下进行导尿。留置导尿后，每日用 0.05% 碘伏或 0.1% 苯扎溴铵消毒外阴及尿道口周围两次。每次大便后及时清洗会阴及擦洗尿道口，保持尿道清洁无菌。

（4）保持引流尿液通畅　注意观察尿液颜色、尿量，避免导尿管、引流管弯曲受压，保持引流通畅。

（5）预防逆行感染　引流管和集尿袋的位置切忌高于膀胱，发生尿道口污染后，应进行早期局部治疗，防止细菌逆行感染。尽量避免膀胱冲洗，以保持导尿系统通畅及更好的密闭性；必须冲洗时，严格无菌技术操作，最好用三腔导尿管，以减少因膀胱冲洗造成尿管管腔逆行感染的机会。

（6）缩短留置导尿管时间　随着置管时间的延长，尿路感染发生概率增加。留置时间与尿管管路污染发生率呈正相关，其原因是长期留置导尿管患者更换尿管时破坏了系统的密闭性，为细菌感染提供了机会。需长期留置导尿管的患者，在正常饮食之外，24 小时饮水量应大于 3000ml，以改善留置导尿管所致的菌尿状态。对于已留置导尿管的患者，注意训练自主排尿功能，采用个体化的放尿方法。根据患者尿液和膀胱充盈度来决定放尿时间，以尽早恢复膀胱收缩功能，缩短留置导尿管的时间。

（7）拔管时间的选择　为预防拔管后患者出现尿潴留，选择膀胱充盈时拔管，以利于患者自行排尿的尽早恢复，减少尿管的复插率。

（8）密切观察病情　观察患者有无尿路感染症状，如排尿困难、尿急、尿频、血尿等，特别要注意观察并发症。尿管菌尿症的主要并发症是菌血症和败血症。

（9）正确采集尿标本　从导管远端或直接从导管边上针刺抽吸尿液进行培养。传统观察认为，中段尿量培养细菌 $\geq 10^3$/ml，可诊断为尿路感染。出现尿路感染后应合理应用抗生素。

（三）血管内感染

1. 血管内感染的原因　几乎所有 ICU 患者均需要经静脉或动脉置入各种导管，如周围静脉导管，用于监测中心静脉压、输入高营养液和药物的中心静脉导管以及用于持续监测动脉压力的桡动脉和股动脉导管。上述导管经皮穿刺或手术切开置入体内，病原菌可经皮肤伤口侵入皮下组织至血管内，也可直接进入血液循环；各种导管作为一种异物停留在血管内，24～48 小时内可被纤维蛋白包裹；同时，导管内外壁在短时间内即会形成各种血栓。这些均成为细菌繁殖的有利条件。因此，侵入性插管是 ICU 医医院感染的重要因素之一。

2. 血管内感染的预防与控制

（1）严格掌握各种血管内导管的应用措施

①正确选用导管：选择质量好且便于置入血管内的导管，如硅化弹性导管不易形成血栓及静脉炎，适合较长时间留置于外周静脉内。

②认真选择插管方法及部位：血管内插管的方法及部位与导管感染有密切关系。应尽量避免直接血管切开置管，也应避免在下肢血管插管，以减少感染，尤其是减少血栓性静脉炎的发生。

③遵守无菌原则：血管内插管的用物及每一步操作步骤均应符合无菌操作规程。

④保持导管入口处皮肤的无菌状态：导管置入后必须妥善固定，其入口处皮肤涂以碘伏软膏，并以消毒敷料覆盖，每日更换一次。如发现局部皮肤红肿、压痛、导管入口处有脓性分泌物或出现静脉炎时，应立即拔掉导管，导管尖端或血液做细菌学检查，同时应用广谱抗生素治疗。

⑤导管留置时间不宜过长：病情允许时应及时拔出血管内插管。外周静脉导管留置一般不超过 3 日，如需延长，应更换部位重新插管。

（2）防止输液器及溶液被污染

①输液器及所有静脉输入溶液必须经灭菌处理。输液前应仔细检查输液瓶和管道有无裂痕和破口，所有溶液有无浑浊、杂质等，如有上述现象均不能使用。

②应采用密闭输液法，长期输液者，应每日更换输液系统一次。

③中心静脉导管外端连接的三通管，应置于乙醇纱布盒内，每日更换乙醇纱布一次。

④不得经导管内抽取血标本。若紧急需要时，抽血后必须将三通管内残留的血液冲洗干净，以防止细菌在三通管内繁殖。

⑤打开后的溶液应立即使用，以避免污染。

（3）穿刺点的选择　穿刺点影响感染和静脉炎的发生率。其中，感染率与血栓性静脉炎、穿刺点部位细菌密度等因素相关。成人患者选择下肢血管作为穿刺点发生感染的危险高于上肢血管。此外，手部血管发生静脉炎的危险小于腕部和前臂血管。成人患者股静脉置管时，发生导管细菌定植的概率较高，发生深部静脉血栓的危险大，发生导管相关感染的可能性也高，所以条件允许时，尽量避免选择股静脉作为穿刺点。

（4）加强人员培训　进行可行的、周密的预防规范和医务人员的教育。如标准化和规范化的无菌操作、专业的输液队伍培训、严格管理与预防措施体系的建立等对降低血管内导管感染率至关重要。

（四）伤口感染

1. 伤口感染的原因

（1）体内炎症未彻底治愈或切口周围有感染病灶；开放伤清创不彻底或受伤 8 小时候后才处理伤口；行病灶清除术者病灶清除不彻底。

（2）患者机体营养状况差、抵抗力弱；患者为肥胖体型，术后切口等部位脂肪液化而导致伤口不愈合。

（3）抗生素应用不合理，达不到杀菌效果或致菌群失调。

（4）手术人员多，室内人员流动量大。

（5）手术过程中使用的物品灭菌不彻底，手术人员无菌操作不严格。

（6）手术切口小、牵拉重、止血不彻底或组织严重肿胀、暴露时间长、皮肤缝合有张力而致切口裂开。

（7）伤口引流管拔除过早，伤口仍有积血，机体不能自行吸收。

（8）术后伤口护理不当，换药不及时。

2. 伤口感染的预防与控制

（1）尽量缩短患者术前住院时间。择期手术患者应当尽可能待手术部位以外感染病灶愈合，改善自身状态再行手术；正确准备手术部位皮肤，需去除手术部位毛发时，应当使用不损伤皮肤的方法，避免使用刀片刮除毛发。

（2）术前预防性应用抗菌药物。高风险或特殊手术，应针对可能感染的病原体，通过静脉给予抗生素，药物的选择应遵循抗菌谱广、半衰期长、血药浓度高、相对毒性小及价格便宜等特点。正确使用抗生素的时间是在手术室内切皮前 30 分钟 ~2 小时内使用，切皮时可使抗生素在组织内达到高峰值。

（3）尽量减少手术过程中进入手术室的人数，避免不必要的走动和交谈；医护人员患有感染性疾病不得进入手术室。除手术人员、患者和器械通过时，所有的手术室门都应关闭。

（4）手术过程中使用的器械和物品、体内置入物均应彻底灭菌处理，每周采用芽孢细菌菌片测试高压蒸汽消毒装置的效能。

（5）参加手术的人员应严格遵守无菌操作规程，所用手术衣、帽、口罩，必须经过严格灭菌处理，并按照要求认真洗手。

（6）手术人员要重视手术部位的处理。切口宜充分暴露，以免因切口过小牵拉、压迫皮肤及软组织而造成坏死。缝合时应仔细对合组织层，勿残留无效腔；线结要适中，不应妨碍皮肤的血液循环；止血要彻底，以免形成血肿；骨与关节、软组织创面较大者，术后应持续负压引流。提高医疗技术，在仔细操作的基础上，尽量缩短手术时间，适当处理伤口，减少出血及血肿的形成。

（7）放置引流物时，要采用封闭式引流，引流物置于主要切口旁。

（8）换药前后要认真洗手，手不能直接接触伤口。

（9）认真观察病情变化，发现患者有感染体征时，应及时更换敷料。任何可疑伤口换下的敷料都应做细菌培养及涂片，做革兰染色镜检。

（10）背部手术患者术后宜多采取侧卧位，以防切口部位脂肪液化。

本章小结

本章主要介绍重症监护病房的模式、设置管理、医院感染管理与控制。

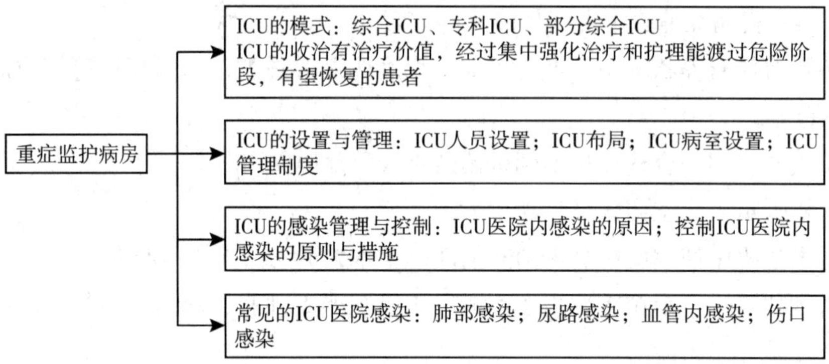

习　题

一、选择题

【A1/A2 型题】

1. ICU 患者的收治标准，下列说法最准确的是
   A. 患者的年龄　B. 疾病或损伤的类型　C. 病情的危重程度
   D. 急性危重可逆疾病　E. 没有硬性指标
2. ICU 护理人员与患者的比例是
   A. （2～3）:1　B. （1～2）:1　C. （3～4）:1

D. 1∶1　　E. (4～5)∶1

3. ICU 的医院感染最常见的部位是

A. 呼吸道和泌尿道　　B. 消化道和泌尿道　　C. 呼吸道和消化道

D. 血液和外科伤口　　E. 以上都不是

4. ICU 的医院感染病原体主要来源于

A. 工作人员的携带　　B. 自身菌群的异位和定植

C. 其他患者　　D. 消毒灭菌不严格的器具

E. 空气中带菌溶胶颗粒

5. 预防疾病传播最经济、最有效的措施是

A. 佩戴防护口罩　　B. 佩戴防护手套　　C. 空气净化消毒

D. 穿隔离衣　　E. 正确洗手

二、思考题

1. ICU 的收治对象有哪些?

2. ICU 护士的基本要求有哪些?

3. 某院计划设立一个综合性 ICU 病房，应建立哪些规章制度?

（朱建红）

扫码“练一练”

扫码“学一学”

第三章　心搏骤停与心肺脑复苏

学习目标

1. **掌握**　心搏骤停、心肺脑复苏、基础生命支持、高级心血管生命支持、复苏后生命支持的概念；心搏骤停的临床表现和判断。

2. **熟悉**　心搏骤停的原因和类型。

3. **了解**　心肺复苏的发展和意义，人工呼吸的基础知识，胸外心脏按压的原理。

4. 学会分析判断心搏骤停并能进行现场急救。

5. 能熟练、准确地进行徒手心肺复苏操作。具备珍惜生命、爱护生命的责任意识，形成“时间就是生命”的急救意识。

心搏骤停（sudden cardiac arrest，SCA）是临床上最危重的急症，是心脏猝死的最主要原因。如果救治不及时，将迅速发生不可逆转的生物学死亡。心搏骤停发生后立即实施胸外心脏按压和电击除颤等心肺复苏措施，对提高患者的存活机会和改善复苏后生活质量具有重要的意义，是避免生物学死亡的关键。

第一节　心搏骤停

【概述】

1. 定义　心搏骤停是指心脏射血功能的突然终止，大动脉搏动与心音消失，重要器官（如脑）严重缺血、缺氧。大脑在循环完全停止 4～6 分钟后便发生不可逆性的缺氧性损伤，若不能得到及时有效的救治，常常导致心脏性猝死。

2. 病因

（1）心源性心搏骤停　心源性病因是因心脏本身的疾病所致。

①冠状动脉粥样硬化性心脏病：冠心病常发生室颤或心室停顿，是导致成人心搏骤停的最主要病因。约 80% 心脏性猝死是由冠心病及并发症引起。

②急性心肌炎：各种病因的急性心肌炎患者，特别是急性病毒心肌炎患者，常发生完全性房室传导阻滞或心动过速而导致心搏骤停。

③动脉疾病：主动脉瘤破裂、主动脉夹层动脉瘤、主动脉发育异常等。

（2）非心源性心搏骤停

①呼吸停止：如气管异物、溺水等所致的气道阻塞，烧伤因烟雾吸入致气道组织水肿，巴比妥类等药物过量及头部外伤等均可致呼吸停止。此时气体交换中断，心肌和全身器官组织严重缺氧，可引起心搏骤停。

②严重的电解质与酸碱平衡失调：体内严重缺钾和严重高血钾、高血镁均可使心搏骤停。严重的高血钾可导致房室传导阻滞、室性心律失常、甚至发生室颤。

③药物中毒或过敏：锑剂、氯喹、洋地黄类、奎尼丁等药物的毒性反应可导致严重心

律失常而引起的心搏骤停。静脉内快速注射苯妥英钠、氨茶碱、氯化钙等，可引起心搏骤停。

④突然意外事件：电击时，强电流通过心脏可引起心搏骤停。强电流通过头部，导致呼吸和心搏停止。溺水多因氧气不能进入人体内进行正常气体交换而引起心搏骤停。

⑤手术和麻醉意外：如呼吸道管理不当、全麻醉剂量过大、硬膜外麻醉药物误入蛛网膜下隙、肌肉松弛剂使用不当、低温麻醉时温度过低、心脏手术等均可能引起心搏骤停。

⑥某些诊断性操作如血管造影、心血管检查；某些疾病如急性胰腺炎、脑血管病变。

【心搏骤停心电图变化的类型】

心搏骤停时最常见的心律失常为心室颤动，其次为心脏静止和无脉性电活动。

1. 心室颤动　是指心室肌发生快速、不规则、不协调的颤动。心电图表现为 QRS 波群消失，代之以大小不等、形态各异的颤动波，频率可为 200～400 次/分。

2. 心脏静止，即心室停搏　是指心肌完全失去机械收缩能力。此时，心室没有电活动，可伴有或不伴有心房电活动。心电图往往呈一条直线，或偶有 p 波。

3. 无脉性电活动　指心脏有持续的电活动，但失去有效的机械收缩功能。心电图可表现为不同种类或节律的电活动节律，但心脏已经丧失排血功能，因此往往摸不到大动脉搏动。

知识链接

心搏骤停后的病理生理变化

心搏骤停后，心泵的功能完全丧失，血液因失去推动循环的动力而停止流动，血氧浓度显著降低，全身组织器官均处于缺血缺氧状态，导致细胞内线粒体功能障碍和多种酶功能失活，造成组织器官损伤。缺血缺氧时间过长会发生不可逆性损伤。

心搏骤停后，体内各主要脏器对无氧、缺血的耐受能力或阈值不同。正常体温时，中枢神经系统对缺氧、缺血的耐受程度最差。脑组织质量只占体重的 2%，但它对氧摄取量和血供的需求却很大。静息时它的氧摄取量占人体总氧摄取量的 20%，血液供应量为心排出量的 15%。所以在缺血缺氧时，最先受到损害的便是脑组织。

脑组织对缺血、缺氧最敏感，一般在发生心搏骤停后的几秒内，由于脑血流量急剧减少，患者即可发生意识突然丧失，伴有局部或全身性抽搐。由于尿道括约肌和肛门括约肌松弛，可同时出现大小便失禁。心搏骤停发生后 20～30 秒钟内，由于脑组织中尚存的少量含氧血液可短暂刺激呼吸中枢，呼吸可呈叹息样或短促痉挛性呼吸，随后呼吸停止。停搏 60 秒左右可出现瞳孔散大。停搏 4～6 分钟，脑组织即可发生不可逆的损害，数分钟后即可从临床死亡过渡到生物学死亡。

【心搏骤停的临床表现及判断】

1. 临床表现

（1）意识丧失，或全身短暂性抽搐。

（2）心音消失，脉搏无，血压测不出。

（3）呼吸断续，叹息样或短促痉挛性，随后呼吸停止。

（4）面色苍白或发绀。

（5）瞳孔散大、固定。

2. 应急判断 其中出现较早而可靠的临床表现为意识突然丧失伴大动脉搏动消失，应立即开始抢救。切勿依靠听诊器反复听，更不应寻找心电示波器来判断。心搏骤停4分钟内给予有效的心肺复苏，复苏成功率可达50%，6分钟成功率为40%，8分钟成功率下降至20%。因此，复苏术开始的迟早与成功率的关系至关重要，必须分秒必争。

考点提示

心搏骤停的临床表现及判断。

第二节 心肺脑复苏

针对恢复呼吸和循环功能所采用的抢救措施称之为“心肺复苏”（cardiopulmonary resuscitation，CPR）。现代医学将复苏含义扩展为心肺脑复苏（cardiopulmonary cerebral resuscitation，CPCR）。心肺脑复苏是心搏骤停后挽救生命的抢救措施，目的是使患者自主循环和呼吸恢复，最重要的是恢复中枢神经系统功能，包括基础生命支持、高级生命支持、复苏后生命支持三个阶段。

案例导入

患者，男，57岁，20分钟前骑摩托车时，感觉胸部不适，由家人陪同步入急诊科。既往曾有类似“胸痛”症状到医院就诊，但心电图未见明显异常，之后未进行系统检查与治疗。分诊护士接诊后，立即用轮椅将患者推至诊察床旁，准备测量生命体征，并通知医生为其诊查。当协助患者到诊查床上时，患者突然发生抽搐，意识丧失，颈动脉搏动消失，叹气样呼吸，瞳孔散大，大小便失禁，瘫倒在诊查床上。

请问：

1. 该患者很可能发生了何种情况？
2. 现场医护人员应该立即采取哪些抢救措施？
3. 救治过程中，应准备给予哪些药物？为什么？
4. 如果经过紧急的救治，患者恢复了意识，患者最有可能接受何种检查？何种治疗措施将是最有效的？护士应做好哪些准备？

【基础生命支持】

基础生命支持（BLS）又称初期复苏处理或现场急救。主要目的是保证提供最低限速的心脑及全身重要脏器的供血、供氧，延长机体耐受临床死亡时间。BLS包括呼吸、心搏停止的判断，建立有效的循环（circulation，C）和转运，畅通呼吸道（airway，A），人工呼吸（breathing，B）等环节，概括为CPR的CAB步骤。

1. 迅速识别和启动急救医疗服务

（1）环境判断 在眼看、耳听、鼻闻并综合分析的基础上判断环境是否安全。若环境安全可以进入现场救人；若环境不安全先解除不安全因素或将患者脱离危险环境；同时根据现场条件尽可能做好自身防护。

（2）判断意识 在确定环境安全的情况下，快速判断患者的意识形态。抢救者轻拍患者双肩，并分别对患者的双耳高喊：“你怎么了？”如无反应，可判断为意识丧失。

（3）判断循环　检查颈动脉搏动，方法为用食、中指触及患者颈动脉搏动处（气管正中旁开 2～3cm 至胸锁乳突肌内侧缘的凹陷处），检查时间 5～10 秒钟。

（4）判断呼吸　检查胸廓有无起伏。

（5）启动急救医疗服务体系　即呼叫就近人员参与急救或帮忙拨打当地急救电话启动急救医疗服务体系。如果是两名以上施救人员，一名在施救者旁做心肺复苏术，同时另一名施救者启动应急反应系统并快速获取体外自动除颤仪（automatic external defibrillator，AED）和急救设备。

2. 患者体位　患者去枕仰卧在平地或硬板床上。如患者面朝下方，应该将患者整体翻转，保持头、颈与躯干始终在同一个轴线上，避免躯干扭曲。

3. 胸外心脏按压　是指持续而有节律地按压胸骨中下段，通过挤压心脏和引发胸腔压力发生变化而建立暂时的人工循环的方法，可提供给全身主要脏器血流供应，以维持重要脏器的生理功能。

（1）原理　多数学者认为，胸外心脏按压能建立人工循环是以下两种机制共同作用的结果。

①胸泵原理：放松时，胸腔内压力降低，且低于静脉压，从而使静脉血回流于右心。

②心泵原理：心脏受到直接挤压也产生排血。放松时，心腔自然回弹舒张，使得静脉血回流于右心。

（2）方法　解开患者的上衣，暴露胸部，操作者位于患者的一侧。必要时，应将脚下垫高，以保证按压时两臂伸直、下压力量垂直。

①按压部位：成人和儿童按压部位为胸骨中下 1/3 交界处或两乳头连线中点处。常用以下定位方法：食、中指并拢，指尖沿患者靠近自己一侧的肋弓下缘，向上滑动至胸骨下切迹定位，即胸骨体与剑突连接处；婴儿按压部位在胸部中央，两乳头连线中点下一指处。

②胸外按压方法：将定位手的掌根部放在另一手的手背上，使两手掌根重叠。手掌与手指离开胸壁，手指交叉相扣。双肩在患者胸骨正上方，肩、肘、腕关节呈一条直线，按压时以髋关节为支点，应用上半身的力量垂直向下用力快速按压。儿童还可用单手按压，婴儿在单人急救时采用两指按压法进行按压，在双人急救时采用双拇指环绕法进行按压。

③按压的频率和深度：按压胸骨下陷深度至少 5cm 且不得大于 6cm，8 岁以下儿童患者按压深度至少达到胸廓前后径的 1/3。儿童大约为 5cm，婴儿大约为 4cm（图 3－1）。按压频率 100～120 次/分；胸外心脏按压与口对口吹气的比例为 30∶2。

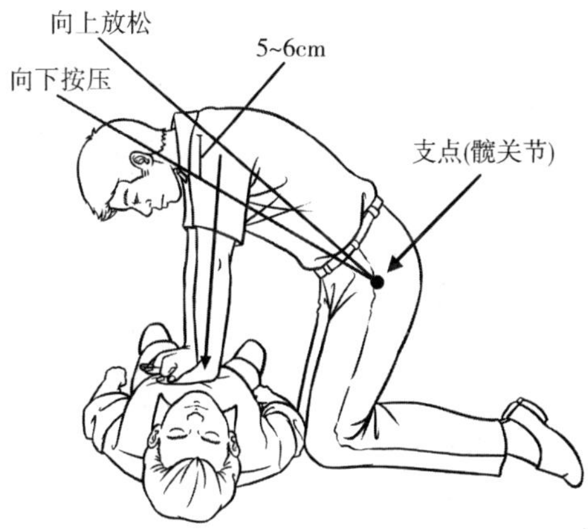

图 3－1　胸外心脏按压

④按压和放松时间：按压和放松所需时间相等，比例为1∶1。施救者在操作时要避免在按压间隙倚靠在患者胸上，以保证每次按压后胸部回弹到正常位置。

（3）注意事项

①按压姿势要正确。抢救人员的两臂必须伸直，双肩位于患者胸骨的正上方，垂直向下用力按压，按压时以髋关节为支点，利用上身重量向下按压，肘关节不能弯曲。

②按压力度要均匀适度。防止拍击式按压和冲击式按压。过轻达不到效果，过重易造成损伤。

③按压位置准确。按压一次后，放松压力，但抢救人员的手掌不离开患者胸骨部位。

④按压与放松的时间相等。

⑤按压同时配合人工呼吸。操作过程中，为保证按压效果，有条件情况下每2~3分钟可替换按压抢救人员，但不得使复苏抢救中断时间超过10秒钟。

⑥按压期间，密切观察病情，判断效果。

4. 保持气道通畅 呼吸道通畅是进行人工呼吸的先决条件。要保持呼吸道通畅首先要清理呼吸道，将患者头偏向一侧，清除其口鼻内的污泥、血块、呕吐物、痰液等口腔阻塞物，有义齿的一并取出。患者呼吸心跳停止后，全身肌张力下降，舌肌松弛后坠而阻塞呼吸道。采用开放气道的方法，可使阻塞呼吸道的舌根上提，使呼吸道畅通。常用开放气道的方法有仰头举颏法和双手托颌法。

（1）仰头举颏法 适用于无头部和颈部创伤的患者。抢救者一手置于患者额部，手掌向后向下用力，使其头后仰；另一手手指放在下颌骨下方，同时用力将颏部向前向上举起。头部后仰的程度为下颌角、耳郭的连线与地面垂直（图3-2）。

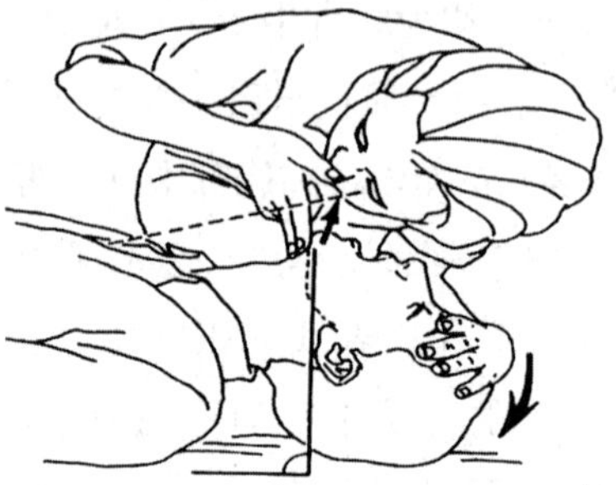

图3-2 仰头举颏法

（2）双手托颌法 此法适用于颈部有外伤或怀疑颈部有损伤者，以避免进一步脊髓损伤。患者平卧，抢救者用双手从两侧抓紧患者的双下颌并托起，使头后仰，下颌骨前移，即可打开气道（图3-3）。

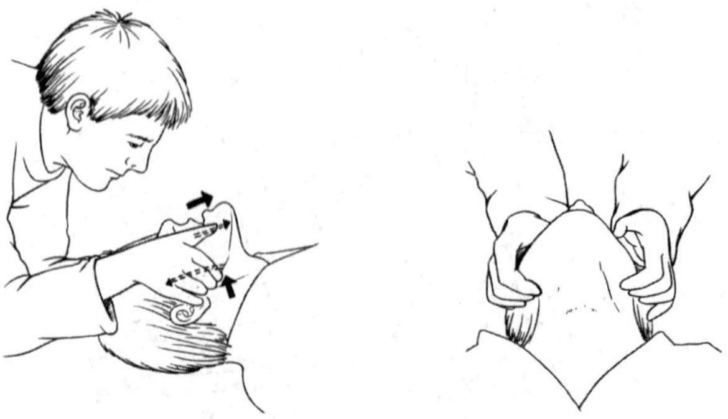

图3-3 双手托颌法

（3）注意事项

①食指和中指指尖不要深压颏下软组织，以免阻塞气道。

②不能过度上举下颏，以免口腔闭合；头部后仰的程度是以下颏角与耳垂间连线与地面垂直为正确。

③口腔内有异物或呕吐物，应立即清除。

④在心肺脑复苏全过程中，始终要保持气道通畅。

5. 人工呼吸的建立　人工呼吸是用人工的方法借外力来推动肺、膈肌或胸廓的活动，使气体被动进入或排出肺脏，以保证机体供氧的供给和二氧化碳的排出。开放气道后仍不能恢复自主呼吸或自主呼吸微弱时，应迅速进行人工呼吸。每次通气应持续1秒钟，使胸廓明显起伏，保证有足够的气体进入肺部，但应注意避免过度通气。

人工呼吸的方法主要包括口对口人工呼吸、口对鼻人工呼吸、口对口鼻人工呼吸、口对面罩呼吸、口对通气防护装置等。

（1）口对口人工呼吸　是为患者提供空气快捷有效的方法。保持呼吸道通畅，右手扶住颏部保持头部体位，撑开患者的口，左手拇指与食指捏紧患者的鼻孔，防止呼入的气体逸出。抢救人员用自己的双唇包绕住患者的口外部，成年人一般给予400～600ml潮气量，将气体吹入气道；吹气完毕后，松开捏鼻孔的手，让患者的胸廓依靠其弹性自动回缩。

（2）口对鼻人工呼吸　如患者不能经口呼吸时，应采用口对鼻人工呼吸。口对鼻人工呼吸时，将一只手置于患者前额部，另一只手抬下颌，使口唇闭合。用嘴封住患者的鼻孔，吹气后离开，呼气自动排出。

（3）口对口鼻人工呼吸　在对婴幼儿进行人工呼吸时，抢救者的嘴必须将婴幼儿的口鼻一起盖严，称为口对口鼻人工呼吸。

（4）口对呼吸面罩吹气　通过口对呼吸面罩吹气，可避免抢救者与患者的直接接触，需要双手固定面罩和维持气道通畅。将面罩置于患者口鼻部，使用靠近患者头顶的手，将食指和拇指放在面罩的两侧边缘，将另一只手的拇指放在面罩的下缘固定，封闭好面罩，其余手指置于下颌骨边缘提起下颌以开放气道。施救者经面罩通气至患者胸廓抬起，然后将口离开面罩，使患者呼出气体。

6. 早期除颤　除颤的机制是利用除颤仪在瞬间释放高压电流经胸壁到心脏，使心肌细胞瞬间同时除极，终止导致心律失常的异常折返或移位兴奋灶，从而恢复窦性心律。除颤是终止室颤最迅速、最有效的方法。对于心室颤动和无脉搏的室性心动过速应迅速进行电除颤。电除颤成功的可能性随时间延长而减少，每后延1分钟，复苏成功率下降7%～10%。若成人在未受监控的情况下发生心搏骤停，或不能立即取得自动体外除颤器（AED）时，应在他人前往获取以及准备AED时开始心肺复苏，而且根据患者情况，在AED可供使用后尽快除颤。某些心搏骤停患者可采用非同步电除颤。电击后应该立即继续进行CPR，而大动脉搏动的检查应在实施5个周期CPR（约2分钟）后进行，即“1次电击+5组CPR”方案。为了减少除颤对心肌的损伤，目前提倡使用低能量的双相波除颤仪。

知识链接

自动体外除颤器

自动体外除颤器（AED），是一种便携、容易操作，稍加培训即可熟练使用，为现场急救设计的急救装备。AED 有别于传统除颤器，可经内置电脑分析和确定发病者是否需要电除颤。在正式操作之前首先必须确定被抢救具有“三无症”，即无脉搏、无意识、无呼吸。具体步骤为：操作者打开电源开关，将两个电极固定在患者胸前，机器自动采集和分析心律失常，操作者可获得机器提供的语音和屏幕信息。一经明确为致命心律失常，语音即提示急救人员按动除颤按钮；如不经判断并按下除颤按钮，机器不会进行自动除颤，以免误击。

7. 心肺复苏效果的判断

（1）颈动脉搏动恢复　停止按压后，触摸颈动脉有搏动，说明患者自主循环已恢复。如停止按压，脉搏亦消失，则应继续进行胸外按压。按压期间，每一次按压可以摸到一次大动脉搏动，说明按压有效。

（2）自主呼吸出现　如果复苏有效，自主呼吸亦可能恢复。

（3）瞳孔　散大瞳孔缩小，对光反射存在。

（4）面色及口唇　面色、口唇、甲床、皮肤色泽由发绀转为红润。

（5）血压　收缩压大于 60mmHg。

（6）心电图变化　心电图出现交界处、房性或窦性心率。

考点提示

复苏成功判断标准。

8. 终止心肺复苏标准　现场 CPR 应坚持不间断地进行，不可轻易做出停止复苏的决定。如符合下列条件者，现场抢救人员方可考虑终止复苏：

（1）复苏后恢复自主循环、呼吸和意识者。

（2）已确定脑死亡者。

（3）常温下，经标准复苏 30 分钟后仍表现为顽固性心电静止、无自主呼吸者。

（4）终末疾病，按照患者和家属要求放弃抢救。

【高级生命支持】

高级心血管生命支持（advanced cardiac life support，ACLS）（简称高级生命支持）是指通过运用辅助设备和特殊技术维持更有效的血液循环和通气，尽最大努力恢复患者的自主心跳与呼吸。主要是供氧、建立人工气道、建立给药通道、应用复苏药物、人工除颤、电除颤、起搏等。ACLS 是在基本生命支持（BLS）的基础上进行的，心肺复苏中每延误一分钟，生存的可能性就下降约 10%，越早心肺复苏（CPR）存活率越高。高级生命支持（ACLS）是生存链中的一个重要环节。

1. 明确诊断　应迅速建立心电监护和血流动力学监测，用于明确引起心搏骤停的原因，从而采取相应的、有效的救治措施。

2. 气道控制

（1）口咽气道　主要用于浅昏迷而不需要气管插管的患者，但应注意其在口腔中位置，不正确的操作会将舌推至下咽部而引起呼吸道梗阻。清醒患者使用口咽气道会引起恶心、呕吐，甚至喉痉挛。

（2）鼻咽气道　在牙关紧闭、咬伤、颞颌关节紧闭、妨碍口咽气道置入的颏部面部创伤情况下效果明显。对疑有颅骨骨折的患者使用鼻咽气道要谨慎。浅昏迷患者，鼻咽气道比口咽气道耐受性要好。

（3）其他可选择的声门上部高级气道　对不宜行无法暴露声门而致气管内插管困难或急救人员经验不足时，可选择气道导管盲法插入气道。可选择气管导管包括食道气管气道（esophageal tracheal catheter，ETC）、喉罩气道（laryngeal mask airway，LMA）等。

①ETC：ETC 有两个腔及气囊，盲目将其置入声门，确定远端开口的位置，患者即可通过近端开口通气。其构造为一个腔在下咽部侧孔进行通气，远端为封闭的盲端；另一个腔的远端开口类似气管导管。咽部的气囊在舌和软腭间膨胀，使其位于口咽部上面和食管下面的球囊之间。

②LMA：喉罩是由一根通气管和远端一个卵圆形可充气罩组成。LMA 被置入咽部，在远端开口进入下咽部感觉有阻力时向罩内注入适量的空气，密封喉部，即可进行通气。与面罩比，喉罩更安全可靠，误吸、反流发生率低；与气管插管比，LMA 同样可提供通气，而且更为简单。

（4）气管内插管　是进行人工通气的最好办法，它能保持呼吸道通畅，减少气道阻力，便于清除呼吸道分泌物，减少解剖无效腔，保证有效通气量，为输氧、加压人工通气、气管内给药等提供有利条件。气管插管仅限于经过充分培训者使用。

（5）环甲膜穿刺　遇有紧急喉腔阻塞而严重窒息的患者，没有条件立即做气管切开时，可行紧急环甲膜穿刺。

（6）气管切开　常用于口、面、颈部创伤不能行气管插管者。气管切开可保持较长的呼吸通畅，防止或迅速接触气道梗阻，清除气道分泌物，减少气道阻力和解剖无效腔，增加有效通气量，也便于吸痰、加压给氧及气管内滴药等。

（7）简易呼吸器法　简易呼吸器由一个弹性的皮囊、三通呼吸活门、衔接管和面罩组成。皮囊后面空气入口处有止回阀门，能确保皮囊舒张时空气单向流入；其侧方有氧气入口，有氧气时可自此输入氧气 10～15L/min，可吸入氧气浓度增加至 75% 以上。

知识链接

使用高级气道的好处与风险

救护人员必须了解心肺脑复苏时使用高级气道（气管插管、喉罩气道和食管气管联合导管等）的好处和风险，其好处有：保证通气，准确控制潮气量；保证吸入高浓度氧气；便于吸除气道内的分泌物；防止误吸；提供一种给药途径。但也有一定的风险：插入高级气道时，可能需要较长时间中断胸部按压；需要专业的解剖、生理学知识和专门的培训，在 CPR 中，气管插管的失败率高达 50%；反复插管或插管失败可影响心肺脑复苏的成功率和预后；咽喉、气管黏膜或声带损伤、食管穿孔或撕裂伤、喉痉挛、插管进入主支气管、严重缺氧或心律失常等插管并发症。

3. 开胸心脏按压　能产生较高的动脉压和血流量，心排出量比胸外按压增加 2～3 倍。

（1）适应证　胸部严重创伤（如胸部穿透伤、多发生肋骨骨折、张力性气胸、血胸、心脏压塞等）者。

（2）方法　采用左前外侧第四肋间切口，以右手进胸。进胸后，右手大鱼际肌和拇指置于心脏前面，另外四手指和手掌放在心脏后面，以 80 次/分的频率有节律地按压心脏。也可采用两手法，将两手分别置于左右心房同时挤压。

4. 药物治疗　在心搏骤停期间及时使用抢救药物的重要性仅次于胸外按压和快速除颤，急救人员应熟练掌握各种建立给药途径的方法。在不断胸外按压的前提下尽快建立静脉通道或者骨内通道。心肺复苏主要给药途径有静脉注射给药、气管内给药、骨内给药。

（1）用药目的　①提高心脏按压效果，激发心脏复跳，增强心肌收缩力；②提高周围血管阻力，增加心肌血流灌注量和脑血流量；③纠正酸中毒和电解质失衡，使其他血管活性药物能更好地发挥作用；④降低除颤阈值，为除颤创造条件，同时防止室颤发生。

（2）给药途径

①静脉通道给药：中心静脉置管或静脉穿刺给药是复苏药物首选的给药途径，故应尽早建立静脉通路，以便从静脉中输入复苏药物。

②骨内给药：骨髓腔内静脉网因其特殊的骨质结构能够同体循环保持直接而完整的连接，能够快速将药物吸收利用。骨腔内有未塌陷的静脉丛，同样剂量下药物输送到中心循环的时间和药物峰值浓度与外周静脉相似。

③气管内给药：适用于气管内插管的患者。患者用肾上腺素、阿托品、利多卡因等药物时，急救人员把药物推荐剂量用 5～10ml 注射用水或者生理盐水稀释后直接喷射到气管导管内，能很快被吸收，给药剂量应为静脉给药剂量的 2～2.5 倍。

（3）复苏药物

①肾上腺素：肾上腺素能 α 受体和 β 受体的兴奋剂，对两种受体几乎同等程度的作用。是目前公认的心肺脑复苏首选药。可以增速心率、增强心肌收缩力、增加周围血管阻力。能兴奋心脏起搏点及心传导系统，激发心肌自主收缩，并可使心室纤颤由细颤转为粗颤，使电除颤易于生效。用法是静脉或骨内推注 1mg，每次 3～5 分钟。给药后应再推注 20ml 液体，同时抬高用药肢体 10～20 秒促进药物更快到达中心循环。如果无法经静脉或骨内给药，可经气管内给药，剂量为 2～2.5mg，并用 10ml 生理盐水稀释。

②阿托品：为 M 受体阻滞剂，能解除迷走神经对窦房结合房室结的抑制，加快冲动的发放和传导。常用量为 1mg，静脉注射，如果心脏一直停搏，可每隔 3～5 分钟重复使用，最大总量为 3mg。心脏停搏或无脉性电活动不再推荐常规应用阿托品。

③利多卡因：是治疗室性心律失常的有效药物，可静脉或气管内给药。能抑制室性心律紊乱，消除室颤。心搏骤停者，初始剂量为 1.0～1.5mg/kg 静脉注射，30 秒或 1 分钟注完，如无效则每 5～10 分钟静脉注射 0.5～0.75mg/kg 一次。起效后可用 5% 葡萄糖 100ml + 利多卡因100mg，1～4mg/min 静脉滴注维持，1 小时内总剂量不超过 200～300mg。

④碳酸氢钠：目前比较一致的意见认为，如果 CPR 开始及时，通气充分，不必使用碳酸氢钠；若心搏骤停前患者已有明显代谢性酸中毒或伴有高钾血症，应尽早给予适量的碳酸氢钠治疗。首次量按 1mmol/kg 体重计算（5% 碳酸氢钠液 100ml 相当于 60mmol）。以后 10～15 分钟可重复使用半量。在用药过程中密切监测患者酸碱状态，碳酸氢钠用量不宜过大，以免引起碱中毒、高钾血症和高渗状态等。

⑤纳洛酮：是一种有效的类阿片拮抗剂，通过竞争阿片受体而起作用；同时伴有激动

作用，即激动－拮抗的结合作用。能解除类阿片药物过量中毒和术后持续的呼吸抑制，还可对吸毒者进行鉴别诊断。2015 国际心肺复苏指南中建议使用该药物。

【延续生命支持】

PLS 重点是脑保护、脑复苏及复苏后疾病的防治，即除了积极进行脑复苏，应严密监测心、肺、脑、肝、肾、凝血及消化器官的功能，一旦发生异常立即采用针对性的治疗。心肺复苏后的治疗对改善血流动力学不稳定和多器官功能衰竭的早期病死率，以及脑损伤引起的病死率有着重要的意义。治疗目标包括维持有效循环和呼吸功能，使心肺功能和全身灌注最佳化，特别是脑灌注。

1. 综合的心搏骤停后治疗　心搏骤停者自主循环恢复后，经常会出现心血管和血流动力学的紊乱，为提高存活率，使患者恢复到正常的功能状态，应到重症监护病房按综合计划进行治疗。包括优化心肺和重要器官灌注；识别并治疗急性冠状动脉综合征和其他可逆病因；控制体温以促进神经功能恢复；预测、治疗和防止多器官功能障碍。

2. 心搏骤停后即时治疗的目标　心搏骤停后即时治疗的目标是优化全身灌注，恢复代谢平衡，支持器官系统功能，以增加完整无损神经功能幸存的可能性。心搏骤停后期通常为血流动力学不稳定和代谢异常期。支持和治疗急性心功能异常和急性心肌缺血可以增加幸存的可能性。采取措施降低继发性脑损伤，如目标温度管理，可促进存活和神经功能恢复。在此期间，每一个器官都处于危险状态中，患者极易发生多器官功能障碍。心搏骤停后的这些多方面问题涉及重症监护、心脏、神经等多学科的综合治疗。因此，在有条件的医院重症监护单位应加强预见、监测，治疗逐一所发生的问题，并对患者心搏骤停后的预后做出恰当的评估是非常重要的。在整个复苏过程中，医护人员应该反复对患者的病情和预后做出评估，判断救活的可能性。然后将患者转送到监护病房，以有利于观察、持续监护和进一步治疗。

3. 脑复苏（human－mentation，H）　是指心搏骤停复苏过程中或复苏后对脑功能的恢复性治疗。脑恢复措施包括脑组织有效灌注，防止脑再灌注损伤，促进脑细胞代谢等。

心搏骤停后常发生脑损伤是引起死亡的最常见原因。脑损伤的临床表现包括昏迷、抽搐、肌阵挛、不同程度的神经认知功能障碍和脑死亡。通常成人意识模糊，患者未经目标温度管理（TTM）治疗，心搏骤停后 72 小时双侧瞳孔对光和角膜反射消失预示预后不良。预后不良是指死亡、持续无反应，或 6 小时后不能从事独立活动。如果患者接受了 TTM，应待 72 小时恢复正常体温后再评估预后。脑复苏是心肺复苏的目的，是防治脑缺血缺氧、减轻脑水肿、保护脑细胞、恢复脑功能到心搏骤停前水平的综合措施。

（1）保证脑组织有效灌注

①维持有效的平均动脉压：为使脑灌注压最合适，应维持患者平均动脉压于正常或略高水平。

②控制颅内压：a. 在血压平稳时适当抬高头部 10°～30°，有利于颅内外静脉回流，降低颅内压。b. 充分氧供，适度控制性过度换气。c. 脱水疗法，以减轻脑水肿，保护脑细胞。d. 低温疗法，降低体温可降低颅内压和脑代谢，提高脑细胞对缺氧的耐受性，减轻或预防脑水肿；降温宜尽早实施，并以头部降温为主，目标温度为体温降至 32～36℃，并维持至少 24 小时。降温过程中，医务人员应连续监测体温。降温方法有物理降温和药物降

温。物理降温有冰帽、冰袋、降温毯或低温房间；药物降温可使用冬眠药物，有助于降温并可防止物理降温中的寒战反应。冬眠Ⅰ号：（异丙嗪50mg，氯丙嗪50mg，哌替啶100mg）溶于5%葡萄糖溶液500ml中静脉滴注；亚冬眠合剂：冬眠Ⅰ号中去掉哌替啶。用药过程中应注意氯丙嗪的降血压作用和哌替啶的抑制呼吸作用。e. 控制抽搐：以减轻脑水肿，降低脑代谢。常用药物有地西泮（安定）5～10mg，静脉注射，6～8小时一次。f. 糖皮质激素的应用：地塞米松10～30mg静脉注射，8～12小时一次；甲泼尼龙60～200mg静脉注射，8～12小时一次，一般使用3～5天。

（2）脑再灌注损伤的药物防治

①巴比妥类：有降低脑代谢，改善脑缺血区血流，阻止钙内流，抑制自由基的形成，防止抽搐，从而保护脑细胞功能。常用药物：硫喷妥钠5～10mg/kg静脉滴注或0.25～0.5g肌内注射。

②钙通道阻滞剂：可阻止脑缺血后钙离子内流，解除脑血管痉挛，改善脑微循环。常用药物有尼莫地平、利多氟嗪等。

③自由基清除剂：甘露醇、维生素C、维生素E、东莨菪碱、过氧化氢酶、丹参酮等。

（3）促进脑细胞代谢的药物：常用药物有以下几种。

①改善脑细胞营养药物：如ATP、辅酶A、细胞色素C、B族维生素等。

②脑细胞活化剂：如胞磷胆碱、脑活素等。

③促醒剂：如纳洛酮、醒脑静注射液等。

（4）高压氧治疗：通过增加血氧含量及弥散，提高脑组织氧分压，改善脑缺氧，降低颅内压。对生命体征稳定，脱离呼吸机后而脑功能未恢复的患者尽早进行高压氧治疗，一般10天为一疗程。

4. 复苏后监护（intensive care，I） 患者复苏成功后病情尚未稳定，需继续严密监测和护理，即复苏后监护，如稍有疏忽或处理不当，就有心跳、呼吸再停而死亡的危险。因此，一旦心肺复苏成功，均应送入加强监护病房连续密切监测至少48小时，对器官功能进行评估和支持。

（1）监测项目：定时观察和监测体温、脉搏、血压、呼吸、意识障碍程度、尿量、血流动力学、心电图、血气分析、颅内压、脑电图等，以及肝肾功能、电解质、血糖及胃肠黏膜组织酸度等。

（2）维持有效的循环和呼吸功能，预防再次心搏骤停：应用Swan－Ganz漂浮导管监测中心静脉压、心排出量、肺动脉楔压和血管阻力等血流动力学参数，必要时应用血管活性药和强心药以稳定血流动力学。呼吸机维持者，应监测血气分析，根据患者的血气分析、呼吸频率、呼吸能力等调整呼吸机的通气模式与参数。

（3）保持水电解质、酸碱平衡。

（4）控制血糖水平：应处理高血糖，同时也要防止低血糖。

（5）防治多脏器功能不全：心肺复苏后由于各脏器官急性缺血、缺氧，必然引起组织细胞不同程度再灌注损伤破坏，应加强脏器功能监测，尽早采取措施，及时处理，防治多器官功能障碍综合征（MODS）发生。

（6）保证营养供给：复苏24小时后应注意营养补充，除计算热量外，应补充必需的维生素和微量元素。病情允许时应尽早恢复胃肠营养，必要时予以鼻饲。不能进食者应通过全胃肠外营养（TPN）。

（7）防治感染：以呼吸道感染及败血症最为多见。一切治疗均须注意无菌操作，并应根据临床及检验结果，选用适当抗生素。

（8）护理：复苏后护理极其重要，应记录24小时出入量，加强口腔护理，防止压疮等。

本章小结

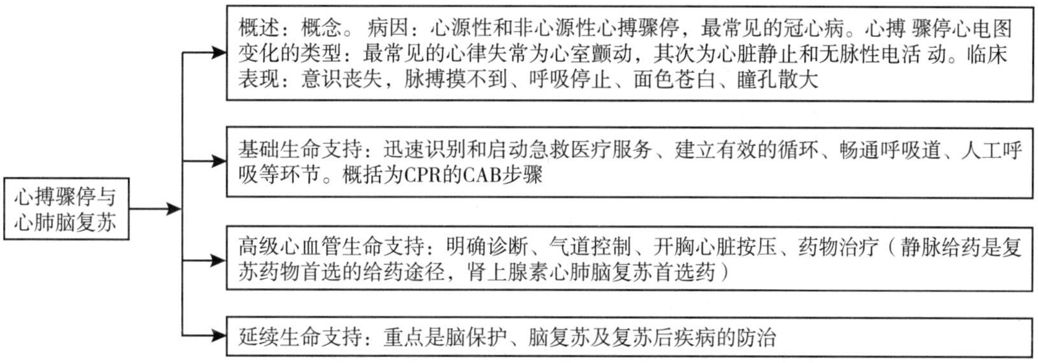

习　题

一、选择题

【A1/A2 型题】

1. 心肺复苏成功与否的关键是

A. 有无气管插管　　B. 是否在医院　　C. 时间的早晚

D. 是否给药　　E. 是否除颤

2. 关于心搏骤停的诊断，下列最正确的是

A. 患者桡动脉搏动摸不到

B. 无自主呼吸

C. 患者心音听不到，称为心搏停止

D. 颈总动脉搏动消失

E. 神志消失

3. 常温下心脏停搏导致脑细胞不可逆损伤的脑细胞耐受缺血缺氧时间是

A. 8～10分钟　　B. 4～6分钟　　C. 10～20分钟

D. 4～5秒钟　　E. 15～20分钟

4. 胸外心脏按压最常见的并发症是

A. 肋骨骨折　　B. 心脏破裂　　C. 肝脏破裂

D. 脾脏破裂　　E. 胃破裂

5. 有效的心脏按压的部位是

A. 胸骨的上段　B. 胸骨中、下 1/3 交接处　C. 剑突
D. 胸骨中、上 1/3 交界处　E. 心前区

6. 心跳骤停，最迅速、最重要的抢救措施是
A. 口对口人工呼吸　B. 托起下颌　C. 心前区除颤
D. 胸外心脏按压　E. 气管插管

7. 低温在脑复苏中的应用错误的是
A. CPCR 时，头部应是重点降温部位
B. 体温每降低 1℃可使代谢率下降 5% ~6%
C. 在降温过程中应防止寒战抽搐
D. 复温应使体温缓慢回升
E. 凡是心脏停搏者都必须降温

8. 在脑复苏时，下列防治急性脑水肿措施错误的是
A. 甘露醇是最常用的渗透性利尿药，为主要的脱水剂
B. 快速利尿剂如呋塞米可作为辅助用药
C. 白蛋白也是能防治脑水肿的药物之一
D. 50% 高渗葡萄糖是防治脑水肿的常用药物
E. 肾上腺皮质激素也作为治疗脑水肿的常用药物

9. 有关 CPCR 以下论述错误的是
A. 脑复苏的成功与否取决于早期有效的心肺复苏
B. 脑缺血缺氧性损害主要是在脑再灌注后
C. 脑再灌注后损伤的主要病理生理改变是脑水肿和颅内压升高
D. 只要采取了脑复苏措施，患者就一定会苏醒
E. 脱水、低温和肾上腺皮质激素是防治心停后急性脑水肿的主要措施

10. 关于复苏后的治疗以下错误的是
A. 心肺复苏后应保持呼吸和循环功能良好和稳定
B. 预防应激性溃疡
C. 防治肾衰竭
D. 对中枢神经系统功能加以判断和评估预后
E. 为了不影响神志，患者寒战抽搐应禁止用镇静止痉药

【A3/A4 型题】

（11 ~13 题共用题干）

患者，男，27 岁。因失足落入水中，15 分钟后救出，呼之不应，胸廓无起伏。

11. 抢救该患者首要的步骤是
A. 畅通气道　B. 人工呼吸　C. 心脏按压
D. 紧急呼救　E. 判断意识

12. 该患者心搏骤停的病因是
A. 心肌病　B. 急性心肌炎　C. 溺水
D. 主动脉瓣狭窄　E. 冠心病及其并发症

13. 心肺复苏时，判断和评价颈动脉搏动的时间不得超过

A. 5 秒　　B. 6 秒　　C. 8 秒
D. 10 秒　　E. 15 秒

二、思考题

患者，男，70 岁。晨起在公园活动时，突感心前区剧烈疼痛，大汗，精神极度紧张。现场人员紧急呼救“120”，数分钟后患者被救护车急速转送到医院急诊科。

请问：

1. 如果你是急诊科值班护士，你和其他医护人员将为患者采取哪些救护措施？
2. 在病情评估与救治过程中，患者突然发生抽搐，意识丧失。此时，你和你的团队将如何应对？
3. 高质量的心肺复苏要点是什么？
4. 如果经过及时有效的救治，患者恢复了自主循环，其后的主要救治措施有哪些？

（冀　晴）

扫码“练一练”

扫码“学一学”

第四章　常见意外伤害

学习目标

1. **掌握**　淹溺、中暑、触电、蛇咬伤及蜂蜇伤患者的救治要点和护理措施。
2. **熟悉**　淹溺、中暑、触电、蛇咬伤及蜂蜇伤患者的临床表现。
3. **了解**　淹溺、中暑、触电、蛇咬伤及蜂蜇伤的病因和发病机制。
4. 学会分析判断各种常见意外伤害患者的伤情并能进行现场急救和各种急救处理配合。
5. 具有尊重关心患者的职业素养和“生命第一，时效为先”的急救意识。

日常生活中常见的意外伤害主要包括淹溺、中暑、触电、蛇咬伤及蜂蜇伤等，这些环境及理化因素所致伤害往往病情危重，既往健康的人遭遇此类损伤也会很快出现危及生命的病理改变，要求抢救者必须快速对病情做出判断，熟练掌握相应的急救技能，才能确保抢救的及时有效。本章主要阐述常见意外伤害患者的急救护理。

第一节　淹　溺

案例导入

患者，男，9 岁。在河边玩耍时不慎落入水中，40 分钟后被家人匆忙送入医院急诊科，分诊台护士小李见该患者神志不清、呼吸急促、咳粉红色泡沫样痰。

请问：

1. 分诊台护士小李应该如何正确接诊、分诊该患者？
2. 患者家属强烈要求进抢救室陪同孩子，护士小李应如何与患者家属进行沟通？
3. 值班护士应如何配合医生实施抢救？

【概述】

淹溺（drowning）又称溺水，是指人淹没于水或其他液体中，由于液体、污泥、杂草等堵塞呼吸道，或发生反射性喉痉挛，引起缺氧和窒息，使机体处于危急的过程。90% 的淹溺者发生于淡水，儿童、青少年和老年人是发生淹溺的主要人群。依据淹溺的程度部位和介质的不同，淹溺可分为以下几种。

1. 根据淹溺的程度及部位分　可分为淹没（Submersion）和浸泡（Immersion）。这两个淹溺的不同状态，对于理解流行病学、病理生理、临床表现以及预后非常重要。

（1）淹没　指面部位于水平面以下或受到水的覆盖，数分钟后即可出现窒息与心脏骤停。

（2）浸泡　是指头部露出于水平面之上，大多数情况下是借助于救生衣时的表现。偶尔水花溅在脸上或在失去意识状况下脸部下垂，沉入水中会造成水的误吸，但大多数情况气道是开放的。

2. 根据浸溺的介质分　淹溺可分为淡水淹溺和海水淹溺两种类型（表4－1）。

（1）淡水淹溺　淡水主要包括江、河、湖、泊、池中的水，这些液体渗透压较血浆渗透压低。水进入呼吸道后影响气体交换，并损伤气管、支气管和肺泡壁的上皮细胞，导致缺氧和脑水肿。大量低渗液体进入血液循环后，导致血容量骤增引起急性肺水肿和左心衰竭，并稀释血液引起低氯、低钠和低蛋白血症。低渗液体进入红细胞后导致红细胞水肿、破裂、溶血，出现高钾血症和血红蛋白尿。高钾血症可导致室颤而引起心跳骤停，游离的血红蛋白堵塞肾小管可引起急性肾衰竭。

（2）海水淹溺　海水属高渗性液体，约含3.5%氯化钠及大量钙盐和镁盐，对呼吸道和肺有化学性刺激作用。当海水进入呼吸道和肺泡后，出现阻塞性气体交换障碍，引起缺氧。肺泡上皮细胞和肺毛细血管内皮细胞受海水损伤后，导致大量蛋白质和水分向肺泡腔渗出，引起急性非心源性肺水肿。大量液体从血管腔渗出到肺泡后，血液中钠、钙、镁和氯化物浓度增加，引起血容量降低，血液浓缩。高钙血症导致心律失常和心搏停止；高镁血症可抑制中枢和周围神经，导致横纹肌无力、血管扩张和血压降低。

表4－1　海水淹溺与淡水淹溺的病理改变特点比较

类别	海水淹溺	淡水淹溺
血容量	减少	增加
血液性质	血液浓缩	血液稀释
红细胞损害	脱水	水肿、破裂、溶血
血浆电解质改变	钠、钙、镁浓度增高	高钾、低钠和低氯
室颤	极少发生	常见
主要致死原因	急性非心源性肺水肿、心律失常	急性肺水肿、脑水肿、室颤

【护理评估】

1. 健康史　有水中游泳或落水史，应向淹溺者的陪同人员详细了解淹溺发生的时间、地点和水源性质以及有无头部碰撞硬物痕迹，以便及时诊治颅脑外伤；同时了解引起淹溺的原因是意外事故或自杀、他杀等，以利于指导治疗和护理。

2. 症状与体征

（1）症状　如果淹溺者被救，淹溺过程则中断，称为“非致命性淹溺”。如果是因为淹溺而在任何时候导致死亡的，称为“致命性淹溺”。非致命性淹溺者常出现精神状态改变，头痛、烦躁不安、抽搐、昏迷、肌张力增加、视觉障碍、胸痛、剧烈咳嗽和咳粉红色泡沫样痰等。海水淹溺者口渴感明显，最初数小时可有寒战、发热。淹溺者约15%死于继发的并发症，故应特别警惕迟发性肺水肿。

（2）体征　患者皮肤黏膜苍白或发绀，颜面肿胀，球结膜充血，口鼻充满泡沫或污泥，腹部常隆起伴胃扩张，四肢厥冷。肺部可闻及干湿性啰音，偶有哮鸣音，呼吸表浅、急促或停止。患者有时可伴头、颈部损伤。

3. 辅助检查

（1）血、尿检查　淹溺者白细胞轻度增高。淡水淹溺者出现低钠、低氯血症，有溶血时血钾升高，血和尿中出现游离血红蛋白。海水淹溺者血液中钠、氯、钙和镁浓度均增高，血钾变化不明显，血中尿素增高。

（2）胸部X线检查　胸片有肺间质纹理增粗，典型表现有局限性斑片状影，广泛棉絮状影，主要分布于两肺下叶。

（3）动脉血气分析　约75%淹溺者有明显混合性酸中毒，几乎所有淹溺者都有不同程度低氧血症。

（4）心电监护　淹溺者常有窦性心动过速、非特异性ST段和T波改变、室性心律失常、心脏传导阻滞。

4. 社会心理状况　常有恐惧心理，自杀淹溺者有悲观情绪，儿童淹溺者其家属存在过度焦虑。

【病情判断】

根据确切的淹溺史和（或）伴有下列症状，如面部肿胀、青紫、四肢厥冷、呼吸和心搏微弱或停止；口、鼻充满泡沫或污泥；腹部膨胀，胃内充满水而呈胃扩张，即可诊断为淹溺。

【常见护理问题】

1. 气体交换受损　与淹溺后引起喉痉挛或水进入呼吸道引起气道不畅、有效肺组织减少有关。

2. 有窒息的危险　与喉头痉挛有关。

3. 急性意识障碍　与淹溺后引起大脑缺氧和代谢性酸中毒有关。

4. 焦虑或恐惧　与淹溺者因急性肺水肿出现呼吸困难、咳粉红色泡沫样痰等有关。

5. 体温过低　与淹溺的时间长及水温过低有关。

6. 潜在并发症　肺水肿、脑水肿、肺部感染、急性肾衰竭等。

【救治与护理】

迅速将患者救出水面，保持呼吸道通畅，恢复有效通气，必要时现场心肺复苏。

1. 现场救治　决定预后的重要因素是缺氧时间和程度。因此，快速、有效的现场救护，尽快进行通气和供氧是最重要的抢救措施。如果现场缺少及时、有效的倒水和复苏，组织因缺氧将导致心搏呼吸骤停。

（1）迅速救出水面　急救的首要步骤是脱离水面。救护者应镇静，下水前尽可能脱去衣裤、鞋靴。下水后不正面接触溺水者，应从溺水者背后接近，防止被溺水者紧紧抱住而无法施救；如被抱住，应放手自沉，使溺水者手松开，以便再次施救。救护者可一手托住溺水者头颈部，或抓住腋窝使其呈仰泳状，将其面部托出水面，另一只手划水游向岸边。若施救者不会游泳，切不可盲目下水，应边呼救边寻找竹竿、木棍或绳索等，以便抛掷给溺水者施救。

（2）保持气道通畅　将溺水者救出水面后，应立即清除口、鼻腔内淤泥、杂草等物，有义齿者将其取下，并将舌拉出。对牙关紧闭者，可捏住两侧颊肌，然后用力将口开启；松解溺水者的领口、腰带和紧裹的内衣等，保持气道通畅。

（3）倒水处理　采用头低脚高的体位将呼吸道和胃内的积水排出，常用的倒水方法有以下三种。

①肩顶法：施救者抱起溺水者双腿，将其腹部置于施救者的肩部，使溺水者背部朝上，头胸部下垂，抖动溺水者或快步奔跑，将其呼吸道和胃内的积水倒出（图4－1）。

②膝顶法：施救者半蹲，一腿跪地，另一腿屈膝，将溺水者腹部横置于救护者屈膝的膝盖上，使其头部下垂，呈俯卧状，并用手按压溺水者背部，将其呼吸道和胃内的积水倒出（图4－2）。

考点提示

淹溺患者的急救措施和倒水方法。

③抱腹法：施救者从溺水者背后双手抱住其腰腹部，使溺水者背部在上，头胸部下垂，用力抱起溺水者摇晃，将其呼吸道和胃内的积水倒出（图4－3）。

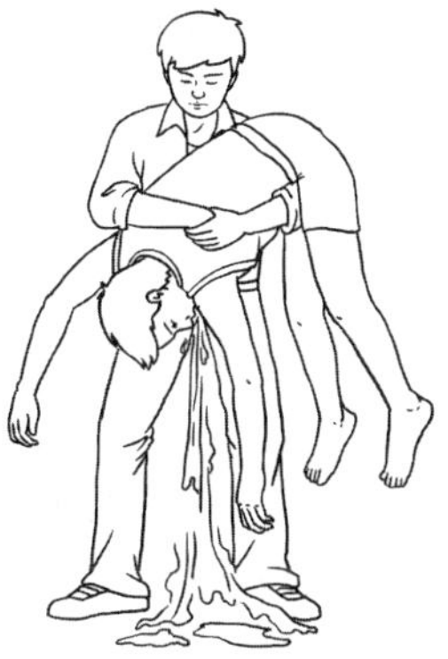

图4－1　肩顶法

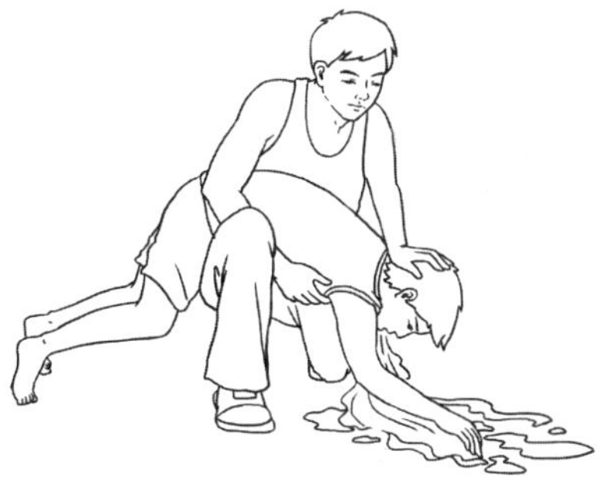

图4－2　膝顶法

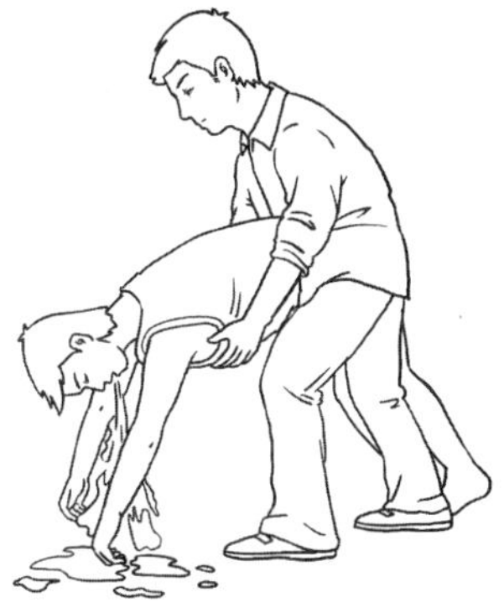

图4－3　抱腹法

④倒水的注意事项：a. 动作应迅速敏捷，尽量避免因倒水时间过长而延误心肺复苏等急救措施。b. 倒水时注意使淹溺者头胸部保持下垂，借助重力作用，以利于积水倒出。

（4）心肺复苏　对心搏、呼吸停止的患者，快速倒水后应立即进行现场心肺复苏。

知识链接

儿童是溺水的高发人群

根据国家卫生健康委员会的统计，溺水是1～14岁未成年人意外伤害死亡的首位原因。国内外大部分数据均表明，1～4岁儿童溺水高发，5岁以下儿童溺水死亡率最高，其次为青少年。发生溺水事故的特点有：①多发生于低年龄段，常见于中小学生、留守儿童等；②多发生于结伴下水游玩时或失足落水；③多发生于城镇或农村无人看管的水域，如池塘、河沟、水库等；④多发生于夏季、节假日或放学途中。世界卫生组织指出，大多数溺水幸存者都是在溺水后立即获救，并现场接受心肺复苏。

（5）安全转运　病情不稳的淹溺患者暂缓转运，以免加重病情；病情稳定的患者应迅速转运至医院接受进一步救治。对怀疑有头颈部损伤的患者，搬运时应给予颈托保护，转运途中应继续救治。

2. 院内救治　转运至医院后，对于病情稳定的淹溺患者，应在急诊科或相应科室继续观察和治疗；对病情不稳定者，应送入ICU监护治疗。

（1）预防低温和复温　迅速将溺水的危重患者安置于抢救室内，换下湿衣裤，盖被保暖，以预防低温造成的损害；对于冷水淹溺者要做到及时复温，可采用体外或体内复温措施。

（2）维持呼吸功能　保持患者呼吸道通畅，并给予高浓度、高流量吸氧。呼吸停止者，可行气管插管，连接呼吸机辅助呼吸，常选择呼气末正压通气（PEEP）模式，以使塌陷的肺泡重新扩张，必要时行气管切开。静脉注射呼吸兴奋剂可促使患者恢复自主呼吸。迟发型肺水肿是溺水者主要的死亡原因，可选用强心、利尿药物积极防治；静脉滴注3%氯化钠溶液或输入全血、浓缩血浆白蛋白，可减轻肺水肿，纠正血液稀释和阻止红细胞溶解。

（3）维持循环功能　患者心跳恢复后常有血压不稳或低血压出现，注意监测有无低血容量性休克的表现。快速建立静脉通道补液，有条件时监测中心静脉压，结合血压和中心静脉压调节补液的量和速度。海水淹溺者，大量液体渗入肺组织，导致血容量降低，应及时补充液体，可选用5%葡萄糖溶液、血浆或低分子右旋糖酐，纠正血液浓缩，切忌输入生理盐水。纠正水、电解质和酸碱失衡，及时纠正高钾血症和酸中毒。代谢性酸中毒者给予5%的碳酸氢钠，除治疗酸中毒外兼有纠正血液低渗、减少溶血的作用。危重患者24小时心电监护，发生室颤时立即行电除颤。

（4）脑复苏　若淡水淹溺，应适当限制入水量。心肺复苏成功后的患者可出现脑水肿，使用脱水剂和激素给予治疗。20%的甘露醇有预防脑水肿和降低颅内压的作用。激素类药物如地塞米松，对脑水肿有较好的防治作用，还可减少血管内溶血。

（5）抗感染治疗　淹溺时气管内吸入大量污物，加之机体抵抗力下降，容易引起肺部感染，应给予抗生素预防和治疗。

（6）其他　防止急性肾衰竭的发生，保护肝肾功能，应用对肝肾无损害的药物。

3. 护理要点

（1）即刻护理措施　①迅速将入院患者安置于抢救室，换下湿衣裤，并注意保暖。②彻底清除患者口鼻腔内异物，保持呼吸道通畅，为患者高流量吸氧，肺水肿患者吸入含有30%～40%乙醇的氧气，并加压吸氧。配合医生完成气管插管和机械通气。③为患者建立静脉通路，保障输液和用药的顺利进行。

（2）液体疗法　监测患者血压、中心静脉压和尿量，为补液制订方案。海水淹溺者常出现血液浓缩，应遵医嘱输入5%葡萄糖溶液和血浆等。淡水淹溺者严格控制输液速度和剂量，从小剂量、低速度开始，防止短时间内大量液体进入血液循环，以免加重肺水肿和心脏负荷。

（3）复温措施　冷水淹溺者要及时复温，使患者体温恢复到30～32℃。复温方式分为两种：①被动复温：即为患者覆盖保暖棉被、棉毯或将室温调高。②主动复温：用热水袋、热辐射等方法进行体外复温，但要注意防止烫伤，或采用加温加湿给氧、加温静脉输液等方法进行体内复温。复温速度要求稳定、安全，重度低温患者复温速度应适当稍快。

（4）观察病情　严密监测基本生命体征的变化，观察意识是否存在和瞳孔的大小、对光反射是否存在，观察有无咳痰及痰液的颜色和性状，听诊肺部啰音及心律变化，观察记录尿液的颜色、性状和量，注意是否出现血红蛋白尿。

（5）心理护理　意识恢复的溺水患者常因呼吸严重缺氧而烦躁不安，咳血性泡沫样痰又会使患者产生恐惧，儿童溺水者其家属会过分忧虑，完成各项护理操作时要做好解释，并做好人文关怀，以减少不良心理的出现。对溺水自杀的患者要引导他们正确对待人生，提高心理承受力，同时做好患者家属的思想工作，协同帮助患者消除自杀念头。

【健康指导】

长期从事水上或水中工作者应进行游泳技能、自救技能和互救技能的培训；儿童外出游泳玩水时必须有家属陪伴和看护；心脑血管患者、癫痫患者、饮酒后或服用镇静药物后严禁下水游泳；游泳场所要有救护员，水深区域附近要有明显的警示标志；学会游泳是预防淹溺的有效措施，教育落水者学会自救和他救；对跳水自杀者指导其家属多陪伴开导，疏导患者的不良心理。

第二节　中　暑

案例导入

刘某，男，54岁，农民，夏季在田间长时间劳作时突然出现头晕、心悸、恶心、面色苍白，大汗淋漓，被家属送入医院急诊科。查体：患者神志清，皮肤湿冷，体温38.5℃，心率120次/分钟，呼吸27次/分钟，血压85/60mmHg。患者家属十分焦虑，不断向当班护士小王询问病情是否严重，需不需要住院治疗。

请问：

1. 护士小王如何判断患者病情的严重程度?
2. 护士小王如何配合医生完成救护工作?
3. 护士小王如何同患者家属做好沟通解释工作?

【概述】

中暑（heat illness）是指在高温环境下或受到烈日曝晒导致体温调节功能紊乱、汗腺功能衰竭和水、电解质过度丧失所引起的疾病，又称急性热致疾患。引起中暑的原因很多，概括起来有三种：①机体产热过多；②机体散热减少；③机体热适应能力下降。中暑的常见诱因包括年老、体弱、产妇、饥饿、睡眠不足、过度疲劳（工作时间过长、劳动强度过大）、慢性疾病患者、穿紧身不透气衣裤、先天性汗腺缺乏症等。

体温调节中枢在下丘脑，正常人的产热和散热处于平衡状态，使体温维持在37℃左右。人体的散热方式主要有四种：传导、辐射、对流和蒸发。在周围环境温度超过体表温度时，通过传导、辐射和对流散热发生困难，机体只能借助汗液蒸发进行散热。若机体产热增加，大量出汗不足以散热；或空气相对湿度大、通风不良以及汗腺功能障碍使出汗减少、散热受阻；或者机体对热的适应能力下降，均可造成体内热积蓄，引起中暑。

【护理评估】

1. 健康史　重点询问有无引起患者机体产热增加、散热减少或热适应不良的原因，如有无在高温干燥、高温潮闷、通风不良环境下、烈日曝晒下长时间劳作、运动或穿紧身不透气的衣裤，有无大量出汗而未补充水分或补充大量白开水，有无先天性汗腺缺乏症、颅脑疾病，有无过度劳累、睡眠不足、体弱多病等情况。

2. 症状与体征　临床上按照症状轻重将中暑分为先兆中暑、轻度中暑和重度中暑，它们之间呈渐进关系。

（1）先兆中暑　患者在高温环境下一段时间后，会出现口渴、头晕、头痛、眼花、耳鸣、胸闷、心悸、恶心、大量出汗、全身疲乏、注意力不集中、体温正常或略高，但一般不超过38℃。若能及早脱离高温环境，转移至阴凉通风处休息，并适当补充水盐，通常短时间内即可恢复正常。

（2）轻度中暑　患者先兆中暑症状加重，体温升高至38℃以上，伴有面色潮红、皮肤灼热，也可伴有面色苍白、皮肤湿冷、血压下降、尿量减少、脉搏增快等周围循环衰竭的早期表现。如能得到及时有效的救治，可在数小时内恢复正常。

（3）重度中暑　重度中暑又分为热痉挛（heat cramp）、热衰竭（heat exhaustion）和热射病（heat stroke），患者先兆中暑和轻度中暑的症状加重，并出现高热、痉挛、昏厥、休克、昏迷等症状。

①热痉挛：多发生于健康青壮年。常见于大量出汗后大量饮水，而盐分补充不足，使血液中钠离子、氯离子浓度降低。患者常感到四肢无力，出现痉挛性、对称性和阵发性肌肉疼痛，多发生在四肢肌肉、咀嚼肌、腹直肌，以腓肠肌痉挛最常见，也可波及胃肠道平滑肌，患者无明显体温升高。

②热衰竭：多发生于老年人、儿童或慢性病患者，是最常见的重度中暑类型。因大量出汗导致水钠丢失，血液浓缩及黏稠度增高，外周血管扩张引起血容量不足，最终引起周围循环衰竭。主要表现为头晕、口渴、皮肤苍白、出冷汗、脉搏细速、血压下降、直立性昏厥或意识模糊。此时体温正常或略升高。

③热射病：为中暑最严重的类型，病死率高，可发生于任何年龄的人，以心血管疾病患者及老年人多见，又称中暑高热。分为劳力型热射病和非劳力型热射病两种。劳力型热射病多发生于高温、湿度大和无风天气下进行重体力劳动或剧烈运动时，多见于平时健康的年轻人。非劳力型热射病常见于小孩、老年人或有基础疾病的人群。早期受影响的器官依次为脑、肝、肾和心脏。发病机制为在高温环境下，产热过多而散热不足时，体温调节中枢功能障碍，汗腺功能衰竭导致汗闭，使体温迅速升高。早期表现有头昏、头痛、多汗、全身乏力，不久体温可迅速升高达40℃以上，直肠温度可超过41℃，出现颜面潮红、皮肤干热、无汗、神志渐转模糊、谵妄、昏迷。热射病临床以高热、无汗、意识障碍“三联征”为典型表现。

> **考点提示**
> 重度中暑的分类及临床特点。

3. 辅助检查

（1）血常规检查　白细胞总数和中性粒细胞比例增高。

（2）尿常规检查　可见蛋白尿、血尿及管型尿。

（3）血清电解质检查　可有高钾、低钠、低氯血症。

（4）血生化检查　可见肌酐、尿素氮增高，提示肾功能损害。凝血功能异常时，提示弥散性血管内凝血（DIC）。

4. 社会心理状况　中暑患者常出现焦虑、紧张等不良情绪。

【病情判断】

根据高温作业史和头晕、眼花、大量出汗、口渴等临床表现可确立诊断，重度中暑应与伤寒、脑炎、脑膜炎、脑血管意外、脓毒血症、中毒性痢疾、甲状腺危象等疾病相鉴别。

【常见护理问题】

1. 体温过高　与长时间处于高温环境、体温调节中枢功能障碍等有关。

2. 有体液不足的危险 与大量出汗、热衰竭等有关。

3. 活动无耐力 与中暑导致疲乏、虚弱有关。

4. 急性意识障碍 与中暑引起头部温度过高、热射病有关。

5. 疼痛 与钠盐丢失和补钠不足引起肌肉痉挛有关。

【救治与护理】

救护原则为使患者尽快脱离高温环境，迅速降温，补充水、电解质，纠正酸中毒，保护重要脏器功能，防治休克和脑水肿等。

1. 现场救治

（1）脱离高温环境 迅速使中暑患者脱离高温环境，转移至阴凉通风处或有空调（20～25℃）的房间平卧休息，帮助患者松解或脱去外衣。

（2）迅速降温 症状轻的患者可反复用冷水擦拭全身，直至体温低于38℃；也可用风扇、空调等辅助降温。口服含盐清凉饮料或淡盐水，也可服用藿香正气水等；体温持续在38.5℃以上者可口服水杨酸类解热药。可用清凉油、风油精擦拭太阳穴、风池、合谷等穴位，必要时进行补液治疗。降温以患者感到清爽舒适为宜。

一般先兆中暑和轻度中暑患者经现场救护后可恢复正常；怀疑重度中暑的患者，应迅速转送至医院急诊科接受进一步抢救治疗。

2. 院内救治 降温速度决定患者的预后，抢救重度中暑患者的关键是迅速降温，通常在1小时内使直肠温度降至38℃左右。同时保持水、电解质和酸碱平衡，防止循环衰竭等并发症发生。

（1）热痉挛 主要因低钠血症所引起，可给予患者含盐饮料。若痉挛性疼痛反复出现，可静脉滴注生理盐水或葡萄糖盐溶液。在液体补足的情况下，若患者仍出现肌肉痉挛性疼痛，可静脉注射10%葡萄糖酸钙10～20ml以缓解症状。

（2）热衰竭 快速大量补液，可静脉输注葡萄糖盐溶液1000～3000ml，纠正血容量不足，必要时补充钙盐和钾盐。对小儿及年老体弱的中暑患者，要严格控制输液速度，防止发生急性肺水肿。通过补液大部分热衰竭患者数小时即可恢复。

（3）热射病 该类患者病情危急，若抢救不及时，病死率可达5%～30%，应迅速采取多种措施联合降温。

①物理降温：用冷水或酒精为患者擦浴，并不断按摩四肢皮肤，使血管扩张，促进散热。头部可戴冰帽，额头、颈部、腋下、腹股沟等处可置冰袋。也可冷水或冰水浸浴，患者浸于14～16℃冷水或4℃冰水中，取半卧位，水面与患者乳头齐平，但不能耐受冷水浴者除外。

②药物降温：物理降温配合药物降温效果更好，常用药物为氯丙嗪，作用为调节体温中枢，扩张血管，加速散热，降低器官代谢及氧耗。可给予25～50mg氯丙嗪加生理盐水500ml静脉滴注，1～2小时滴注完毕。中暑高热伴休克的患者降温可用4℃5%葡萄糖盐水经股动脉向心性注入体内。

（4）对症治疗 纠正水、电解质和酸碱平衡紊乱；抽搐时肌内注射地西泮（安定）10mg或用10%水合氯醛10～20ml保留灌肠；昏迷者保持呼吸道通畅并吸氧；感染者积极应用抗生素。

3. 护理要点

（1）即刻护理　迅速帮助患者撤离高温环境，快速评估生命体征。中暑心力衰竭者给予半卧位，血压过低者给予平卧位。及时清除口鼻腔分泌物，保持患者呼吸道通畅，及时吸氧。

（2）降温护理　①环境降温时室温最好维持在20～25℃，要有良好的通风。②药物降温时避免突然大量出汗而发生虚脱或休克。使用4℃5%葡萄糖盐水静脉滴注降温时，开始时滴速应稍慢，30～40滴/分钟，待患者适应后再加快速度，且严密监测患者的生命体征变化情况。③物理降温时冰袋放置位置正确，可选择前额、颈部、腋窝、腹股沟等处，注意及时更换，避免冰袋在同一部位长时间接触皮肤，预防冻伤。冷水或酒精擦浴时，应沿着动脉走行方向进行擦拭，大动脉处适当延长擦拭时间，提高降温效果，切忌擦拭胸部、腹部和阴囊等处。降温过程中可按摩患者四肢及躯干，防止血管收缩导致皮肤瘀血。新生儿、老人、休克、昏迷、心力衰竭或伴有心血管基础疾病者，不能耐受4℃低温，应禁用冰水浴。必要时可选用15℃凉水淋浴。

（3）病情观察

①监测降温效果：a. 在降温过程中，注意观察患者有无寒战反应。如有呼吸抑制、深昏迷、收缩压低于80mmHg，应立即停用药物降温。b. 降温过程中每15～30分钟测量肛温1次，待肛温降至38℃左右时即可停止降温。c. 观察末梢血液循环情况，以保证降温效果。若患者降温后末梢循环转暖，皮肤发绀减轻或消失，提示治疗有效；反之，则提示病情加重。

②并发症的监测：a. 监测水、电解质和酸碱失衡纠正情况，记录输液速度，对老年人和伴有心脏基础疾病者，输液速度要控制，避免发生急性左心衰竭。b. 监测尿量、尿色、尿比重，以判断肾功能状况，深茶色尿和肌肉触痛提示横纹肌溶解。c. 降温过程中注意监测血压、心率，收缩压应维持在90mmHg以上，注意有无心律失常出现。d. 监测神志、瞳孔、脉搏、呼吸和动脉血气分析结果的变化。e. 监测凝血酶原时间、血小板计数等指标，以防弥散性血管内凝血。

（4）其他护理措施　①口腔护理：高热患者因唾液腺分泌减少，口腔黏膜干燥，易发生感染，应做好口腔护理，预防感染和溃疡发生。②皮肤护理：高热大汗者应及时更换衣裤及被褥，保持皮肤清洁干燥，定时翻身，防止压疮。③惊厥护理：高热惊厥者应防止坠床，预防舌咬伤，床边备开口器和舌钳，必要时遵医嘱应用地西泮静脉或肌内注射。④双下肢腓肠肌痉挛时，可按摩患肢以减轻疼痛。⑤昏迷者卧床期间头偏向一侧，预防呕吐引起误吸或吸入性肺炎。

【健康指导】

（1）避免烈日高温环境下剧烈运动或劳动，必要时使用遮阳伞或戴防晒帽，穿宽松透气的浅色衣服。

（2）夏季高温作业工人、田间劳动的农民，要增加饮水量，补充含盐清凉饮料。

（3）在高温季节，工农业生产场所应加强通风、降温和防暑措施，合理调整夏季作息时间。

（4）对高温耐受性差的老人、产妇、儿童、慢性疾病患者，更应做好防暑降温工作。

第三节　触　电

案例导入

患儿，男，3岁，在家中玩耍时因触碰到破旧电源插座而意外触电，由家长立即送往医院急诊科。查体：患者神志清，惊恐，哭啼，心率120次/分，呼吸25次/分，左上肢呈屈曲僵硬。患儿母亲一直痛哭并自责没有照看好孩子。

请问：

1. 患儿存在的主要护理问题有哪些？
2. 因患儿年龄小，不配合检查治疗并哭啼，护士应如何做好同患儿及其家长的沟通？
3. 护士应如何对患儿及家属做好安全用电指导？

【概述】

触电又称电击伤（electrical injury），是指一定量的电流通过人体引起的组织损伤和功能障碍，甚至发生心搏呼吸骤停。触电分为超高压电伤或雷击、高压触电、低压触电3种类型。触电由不规范用电、缺乏安全用电知识及意外灾害事故所致。触电对人体的损害程度与电压高低、电流、电流类型、接触部位、通电时间及电流在人体中的通路密切相关。

1. 病因　电击伤常见于缺乏安全用电知识及意外灾害事件所致，同时也常见于人们的不规范用电。其原因包括：①人体直接接触电源，如接触变压器或家用电器漏电等。②电流经空气或其他易导电的介质进入人体，如各种灾害使电线断裂，高压线落地后10m内都会存在触电危险。

2. 发病机制　触电时电流通过产热和电化学作用引起人体器官组织损害和生理功能障碍，造成人体灼伤甚至“炭化”。电击伤的致命作用包括：①电流作用于心脏引起室颤，导致心脏停搏，这是最多见的低压触电致死原因，其中50～60Hz的低压交流电最易产生致命性的心室颤动。②电流作用于中枢神经可对呼吸中枢和延髓造成损害，电流通过大脑、延髓可致神志改变，还可引起呼吸中枢麻痹、呼吸暂停、窒息、心搏骤停，是高压触电死亡的主要原因。

3. 分类　根据触电方式的不同，可分为单线触电、双线触电、跨步电压触电3种。

（1）单线触电　又称“一相触电”，在日常生活中最常见。指人体接触一根电线后电流通过人体，再从人体与地面接触（双足）流出，从而形成电流通路。

（2）双线触电　亦称“二相触电”，当人体两点同时接触到同一电路的两根电线时，电流从接触点的一端流向另一端而引起触电。若人体两点接触两根不同电位的电线，电流就会从高电位一根向低电位的一根流入人体，造成触电。

（3）跨步电压触电　指当一根电线与地面接触后，就会以此电线的落地点为圆心，同时在20m以内的地上形成许多直径大小不等的同心圆周，而这些不同直径的圆周内电压却各不相同，离电线落地点越近的圆周电压越高，越远则越低。特别是当人走进离电线落地点直径10m以内的区域时，两脚迈开约0.8m，就会形成电位差，从而造成触电事故。

【护理评估】

1. 健康史 具有直接或间接触电史，可向触电者或陪同者详细询问触电经过，包括触电的时间、地点以及电源情况。雷击一般常见于旷野、山区或在大树下避雨等。

2. 症状与体征

（1）局部症状 主要表现为电流通过组织产热引起烧伤，烧伤程度由电压高低决定。

①高压电烧伤特点：烧伤面积不大，但可深达肌肉、血管、神经和骨骼，有“口小底大，外浅内深”的特征，创面的最突出特点为皮肤的创面很小，但皮肤下深度组织损伤却很广泛；入口和出口可能不止一个，常有一处进口和多处出口；肌肉组织常呈夹心性坏死，肌肉组织的损伤、水肿和坏死使肢体肌肉筋膜下组织压力增加，出现神经血管受压体征，脉搏减弱，感觉及痛觉消失，发生间隙综合征；电流可造成血管壁变性、坏死、破裂或血管栓塞，引起继发性局部组织坏死，肢体坏死。

②低压电烧伤特点：症状常见于电流进入点和流出点；程度较轻，伤口小，呈椭圆形或圆形；创面呈焦黄或灰白色，干燥，边缘整齐，与正常皮肤分界清楚；一般不损伤内脏。

（2）全身表现

①轻症：常见于短时间接触低电压、低电流的电源。表现为痛性肌肉收缩、惊恐、头晕、心悸、呼吸及心跳加速等，体格检查一般无阳性体征。

②重症：常见于接触高压电或电阻小、电流大的电源，或触电后未能及时脱离电源。患者可出现短期精神异常、意识丧失、心律失常、肢体瘫痪、凝血功能障碍、继发性出血或血供障碍、胃肠道出血、局部组织坏死继发全身感染、高钾血症、酸中毒、急性肾衰竭、肺水肿、周围神经病、永久性失明或耳聋、内脏破裂或穿孔、休克、心搏呼吸骤停等。有些严重患者可能电击当时症状不重，但1小时后却突然恶化。

3. 辅助检查

（1）血常规及生化检查 触电后2~6小时，可出现肌酸磷酸激酶（CPK）及其同工酶（CK－MB）、乳酸脱氢酶（LDH）、谷草转氨酶（GOT）的活力增高，24~48小时后逐渐恢复正常。血清肌酸磷酸激酶升高提示肌肉损伤。

（2）尿常规 尿液检查见血红蛋白尿或肌红蛋白尿提示发生急性肾衰竭。

（3）心电图检查 电击损伤心肌，心电图可出现频发性或多源性室性早搏、心肌梗死、心室颤动等表现。

4. 社会心理状况 触电者常出现惊恐、焦虑等不安心理。

【病情判断】

根据明确的触电史及现场情况，即可做出判断。体表可有一处或多处电灼伤所致组织坏死、焦化或炭化伤痕，可伴有精神紧张、头晕、乏力、心悸、抽搐、发绀等。应详细了解有无高处坠落或被电击后抛开的情况，重视脊髓损伤、骨折和内脏损伤的可能性。有些触电患者处于“假死状态”，要认真鉴别，不可轻易放弃对触电者的抢救。

【常见护理问题】

1. 焦虑或恐惧 与电击伤后出现短暂的电休克、担心植皮、截肢等有关。

2. 皮肤完整性受损　与皮肤烧伤，失去皮肤屏障功能有关。

3. 心排出量减少　与电烧伤后心律失常有关。

4. 体液不足　与大面积电击伤后大量体液自创面丢失、血容量减少有关。

5. 潜在的并发症　急性肾衰竭、感染、继发性出血、高钾血症等。

【救治与护理】

救护原则为立即切断电源，脱离危险区，对心跳呼吸骤停者立即进行心肺复苏，正确处理各种并发症，妥善处理电烧伤创面。

扫码“看一看”

1. 现场救治

（1）迅速切断电源　根据触电现场情况，迅速采取最安全、最有效的方法切断电源或脱离电场。1）关闭电闸：低压交流电触电，立即关闭电闸是最简单、安全有效的方法。高压触电应迅速通知供电部门。2）挑开电线：电闸离触电现场较远时，用不导电物体，如绝缘物或干燥的木棒、竹棍等将电线挑开，并妥善处理挑开的电线。3）切断电线：在野外或远离电闸或存在电磁场效应的触电现场，当不便将电线挑开时，可用干燥绝缘的木柄刀、斧子或锄头等将电线斩断，并恰当处理电线残端。4）拉开触电者：不能直接接触触电者，急救者可穿胶鞋，站在木凳上，用干燥的绳子、围巾、衣服或布条等拧成条状，套在触电者身上将其拉开。若触电者俯卧在电线或漏电的电器上，可用木棒将触电者移出触电现场。5）注意事项：①脱离电源过程中避免给触电者造成其他伤害。如人在高处触电时，应采取有效的防护措施，防止脱离电源后触电者从高处坠下。②抢救者必须注意自身安全，确保自己与触电者绝缘，未切断电源前绝不可用手直接牵拉触电者。脚下可垫干燥的木块、橡胶塑料块等绝缘物品，使自己与地面绝缘。③野外高压电线触电，为了安全最好选择在20m以外切断电源。④雨天抢救触电者时，要格外注意绝缘器材可能因潮湿而失去绝缘性能。

考点提示

脱离电源的方法。

（2）轻度触电救治　短时间接触低电压或低电流者，若神志清楚，可就地平卧休息，观察1～2小时，尽量不站立或走动，以免加重心脏负荷。

（3）重度触电救治　接触高电压、强电流后未能及时脱离电源且发生心搏呼吸骤停者，立即现场心肺复苏，不能轻易终止复苏，有室颤者尽早进行电除颤。设法呼救，尽早转移至医院，途中继续监护治疗，有条件者可吸氧、输液。

2. 院内救治

（1）维持有效的呼吸　自主呼吸消失者立即行气管插管，使用呼吸机辅助呼吸，检查并及时清除口鼻腔分泌物，保持患者呼吸道通畅。

（2）维持有效的循环　低血容量性休克或组织严重电烧伤的患者，应迅速建立静脉通道进行补液。严密心电图监护，以便及时发现心律失常，出现室颤时应尽早给予电除颤。同时可考虑用药：①利多卡因：为治疗室性异位心律失常的首选药。触电后发生室颤时，电除颤的同时给予利多卡因，常有较好疗效。利多卡因首次用量为1mg/kg体重，总量不超过3mg/kg体重。②肾上腺素：为心肺复苏的首选药，1～5mg静脉注射，必要时重复，可增强心肌收缩力，改善冠状动脉和脑血管的血供，并能使细颤转为粗颤，提高除颤成功率。

（3）积极补液治疗　建立有效的静脉通路，合理补液。高压触电时，深部组织损伤大，体液渗出多，一般输液量要比体表烧伤公式计算量高4倍以上。酸中毒者可选用5%碳酸氢钠溶液静脉滴注。心肺复苏成功者尽快进行脑复苏，在头部及全身大血管处放置冰袋降温，静脉滴注20%的甘露醇降低颅内压，预防脑水肿。

（4）预防急性肾衰竭　触电致电烧伤时，坏死肌肉可释放大量毒性物质和异性蛋白（肌红蛋白、血红蛋白），在酸血症条件下更易沉积和堵塞肾小管，引起急性肾衰竭的发生，应尽早应用利尿剂。一旦出现血红蛋白尿，及时应用甘露醇，同时碱化尿液。

（5）创面的处理　用无菌溶液冲洗烧伤创面后用无菌敷料包扎。若局部组织坏死，应在3~6天除去焦痂。由于深部组织的损伤坏死，易发生厌氧菌感染，换药时可用过氧化氢溶液冲洗，必要时扩创，但不缝合。常规注射破伤风抗毒素，必要时使用抗生素预防感染。

（6）筋膜松解　大块软组织电烧伤引起局部水肿和小血管内血栓形成者，需进行筋膜松解术，以减轻电灼伤部位周围压力，改善肢体远端血液循环，严重者需截肢处理。

3. 护理要点

（1）即刻护理　在脱离电源的前提下，迅速为心搏骤停者实施心肺复苏，尽早建立人工气道和机械通气，吸氧，配合医生完成抢救护理工作。

（2）输液护理　尽快为患者建立静脉通路，遵医嘱补液，恢复有效循环血量。如患者心电图异常，适当控制输液量，以防心肺负担加重。肌红蛋白释出的患者，可出现葡萄酒色尿或酱油色尿，为预防肾衰竭，开始输液速度宜快，可使用20%甘露醇利尿，5%的碳酸氢钠可碱化尿液。

（3）病情观察　持续24小时心电监护，观察心律和心率的变化。心脏听诊每次应在5分钟以上，以便及时发现心律失常。观察患肢远端末梢循环，如皮肤的颜色、温度、有无动脉搏动及搏动强弱以及有无胀痛、麻木等血运障碍。定时为患者测量体温、脉搏、血压、呼吸，尤其注意呼吸频率和节律的改变。观察并记录尿量、颜色的变化，保持患者尿量在50~100ml/h，注意患者有无肌红蛋白尿、血红蛋白尿出现。注意神志的变化，警惕出现烦躁、嗜睡、昏迷以及瞳孔大小的变化等，意识障碍者要防止坠床。

（4）创面护理　为患者清创后创面要暴露，以便随时观察创面情况。创面局部可涂磺胺嘧啶银混悬糊剂，以保持创面干燥，预防糜烂。注意观察创面颜色、气味以及有无发绀或坏死，警惕糜烂性坏死致血管大出血。患者床旁备止血带和无菌纱布，用于紧急止血。重症患者应手术治疗，可采取游离皮瓣、游离肌皮瓣、游离大网膜覆盖，甚至截肢术。

（5）卧床休息　头面部电烧伤者，给予半卧位；肢体电烧伤者应抬高患肢，促进静脉血液回流。皮瓣手术后体位制动，防止皮瓣蒂扭转而影响血运。

（6）合并伤护理　触电后自高空坠落者，可能会出现颅脑损伤、内脏破裂、血气胸或骨折等，应及时做好抢救工作。

（7）心理护理　安慰焦虑的患者，教会患者自我放松疗法，动员患者家庭支持，给予患者更多的关心和爱护。

（8）基础护理　危重患者卧床期间做好口腔、皮肤的护理，吸氧，保持呼吸道通畅，伤口敷料保持清洁干燥。

【健康指导】

指导术后出院患者坚持功能锻炼，如手指皮瓣移植后练习抓握功能。皮瓣移植、截肢者要定期复诊。儿童或意识淡薄者做好安全用电教育，勿私自安装电器或检修电路，不使用违章、破旧或漏电电器，雷雨天不在大树下避雨或拨打电话，遇火警或台风袭击时及时切断电源。

第四节　蛇咬伤

案例导入

患者，男，40岁，于草丛赤足行走时被蛇咬伤右足急诊入院，患者呼吸急促，惊恐状，右足伤口处红肿、出血不止。当班护士小赵配合医生处理患者伤口。

请问：

1. 护士小赵应如何协助医生排毒？
2. 护士小赵如何同患者沟通以消除患者的恐惧？

【概述】

蛇咬伤（snake bite）属于生物因素作用于机体引起的组织结构破坏和功能障碍，蛇毒注入人体后进入血液和淋巴循环引起全身中毒症状。蛇可分为有毒蛇和无毒蛇两大类，我国毒蛇有50余种，以蝮蛇、蝰蛇、五步蛇、金环蛇、银环蛇、竹叶青蛇、眼镜王蛇等较为常见，东南沿海有海蛇。我国的蛇咬伤主要发生在南方农村和山区，以夏秋季节多见，咬伤部位以四肢多见。毒蛇咬人时，从其唇腭上的一对唇上腺排出毒液，经过毒牙上的导管注入人体，通过淋巴和静脉回流到达全身，引起严重的全身中毒症状。毒蛇咬伤常见于野外工作者、农民、渔民及蛇饲养人员。按毒性和对机体的作用蛇毒可分为神经毒素、血液毒素和混合毒素。

1. 神经毒素　代表毒蛇有海蛇、金环蛇、银环蛇等。该类蛇毒对中枢神经和神经肌肉节点有选择性毒性作用，可麻痹感觉神经末梢引起患肢麻木，可阻断运动神经与横纹肌之间的神经传导，引起横纹肌弛缓性麻痹。

2. 血液毒素　代表毒蛇有蝰蛇、五步蛇、竹叶青蛇等。血液毒素种类多，成分复杂，对血细胞、血管内皮细胞及组织均有破坏作用，可引起出血、溶血、休克或心力衰竭等。

3. 混合毒素　代表毒蛇有蝮蛇、眼镜蛇、眼镜王蛇等，兼有神经毒素和血液毒素的特点，其中蝮蛇以血液毒素为主，眼镜蛇以神经毒素为主。

【护理评估】

1. 健康史　有蛇咬伤史，注意询问患者被蛇咬伤的时间、地点、环境及蛇的特征。一般毒蛇头部多呈三角形，色彩斑纹鲜明，被咬处皮肤留下一对大而深的牙痕，有全身中毒症状。无毒蛇蛇头呈椭圆形，色彩斑纹不鲜明，咬伤处皮肤只留下成排细而小的牙痕且呈锯齿状，无全身中毒症状。若患者不能区分是有毒蛇还是无毒蛇，一律按有毒蛇急救。

2. 症状与体征

（1）神经毒素的症状　伤口周围可出现麻木，感觉丧失。约在伤后半小时，患者感觉头晕、嗜睡、恶心、呕吐及乏力。重者出现吞咽困难、声嘶、失语、眼睑下垂及复视。最后可出现呼吸困难、血压下降及休克、全身瘫痪。神经毒素吸收快，危险性大，又因局部症状轻，容易被忽略。咬伤后1～2天内为危险期。

（2）血液毒素的症状　咬伤部位迅速肿胀，伤口剧痛，出血不止。伤口周围皮肤伴有水疱或血疱，皮下有瘀斑，组织坏死并不断向近端蔓延，淋巴结肿大。重症患者全身广泛性出血，如结膜下瘀血、鼻出血、呕血、血尿等。甚至有个别患者出现胸腔、腹腔出血或颅内出血，最后导致失血性休克。患者可伴有头晕、恶心、呕吐、腹泻等，关节疼痛及高热。由于发病急，病程持久，所以危险期较长，耽误救治则后果严重。

（3）混合毒素的症状　兼有神经毒素和血液毒的症状。局部症状以血液毒表现为主，如局部红肿、瘀斑、血疱、组织坏死或淋巴结炎等；全身症状以神经毒表现为主。

3. 辅助检查

（1）凝血功能检查　可见血小板减少，凝血因子Ⅰ减少，凝血酶原时间延长。

（2）肾功能检查　可见血肌酐增高，肌酐磷酸激酶增加，肌红蛋白尿等。

4. 社会心理状况　患者常出现焦虑、恐惧、绝望等不良心理反应。

【病情判断】

有确切的毒蛇咬伤史，咬伤处有牙痕，被咬伤部位疼痛、肿胀或麻木。

【常见护理问题】

1. 焦虑或恐惧　与被毒蛇咬伤、知识缺乏、生命受到威胁及担心预后有关。

2. 皮肤完整性受损　与毒蛇咬伤、组织结构破坏有关。

3. 躯体活动障碍　与蛇咬伤肢体疼痛、肿胀有关。

4. 潜在并发症　休克、呼吸衰竭、肾衰竭等。

【救治与护理】

救护原则为迅速远离毒蛇，防止再咬伤；迅速在伤口近心端环形缚扎，阻断毒素吸收；尽快伤口排毒；全身应用蛇药、抗蛇毒血清等中和蛇毒；加强对症及支持治疗，预防并发症。

1. 现场救治

（1）阻断毒素吸收

①患肢制动：嘱患者勿惊慌乱跑，以免加速毒素的吸收和扩散，患肢制动放低。

②环形缚扎：立即在伤口的近心端5～10cm处用止血带或布带等做环形缚扎以阻断毒素吸收。缚扎松紧以阻止静脉和淋巴回流且不影响动脉血流为宜。为避免组织坏死，应每隔20分钟放松止血带1～2分钟。

（2）伤口排毒

①冲洗伤口：用大量冷水冲洗伤口及周围皮肤，用手自近心端向远心端向伤口方向挤压，排出伤口内毒素。

②伤口排毒：用锐器在咬痕处挑开伤口，深达真皮下，扩大创口排毒。血液毒蛇咬伤时禁止切开，防止流血不止。若救援者吮吸伤口排毒，应确保伤口无溃疡等，且随吸随漱口。野外无条件时可用火柴烧灼伤口破坏蛇毒。

> **考点提示**
> 阻断蛇毒吸收和排毒的方法。

（3）转送患者　转运途中注意病情变化，伤肢不宜抬高，定时放松止血带。

2. 院内救治

（1）伤口排毒 院内救治可用肥皂水、生理盐水、1∶5000 的高锰酸钾溶液或3%过氧化氢溶液冲洗伤口，用拔火罐或吸乳器在伤口处反复抽吸，加快毒液排出。

（2）局部降温 可将伤肢浸于4～7℃的冷水中3～4小时，随后改用冰袋冷敷，一般维持24～36小时，可减轻疼痛，且减慢毒素吸收，并降低毒素中酶的活力与代谢，但应注意预防降温导致局部组织的坏死。

（3）全身治疗：①抗血清疗法，抗蛇毒血清为首选特效药，伤后20～30分钟内应用最好。常用的有抗眼镜蛇毒血清、抗五步蛇毒血清等。抗蛇毒血清分单价和多价两种，单价抗蛇毒血清对已知蛇毒种类的疗效较好，否则使用多价血清。用前做过敏试验，结果阳性者使用脱敏注射法。②口服或外敷解蛇毒中成药，常用蛇药有广州蛇药、上海蛇药、南通蛇药等。新鲜草药外敷对毒蛇咬伤亦有效，如半边莲、白花蛇舌草、七叶一枝花等。③普通用药，应用甘露醇、呋塞米等脱水利尿，促使血内蛇毒排泄；使用破伤风抗毒素和抗菌药预防感染；使用肾上腺皮质激素消炎、消肿、止痛并抑制蛇毒扩散；使用胰蛋白酶可直接破坏蛇毒。

3. 护理要点

（1）病情观察 严密监测患者生命体征、意识、尿量等，注意肢体肿胀、伤口引流情况。补液时注意心肺功能，以防快速、大量输液导致心肺负担加重。

（2）伤口护理 保持患肢下垂位，维持伤口引流通畅。用3%的过氧化氢溶液或1∶5000高锰酸钾溶液冲洗伤口，再用高渗盐水或1∶5000高锰酸钾溶液湿敷伤口，勤换药，及时清除变性、坏死组织，预防伤口感染。遵医嘱使用胰蛋白酶2000U＋0.05%普鲁卡因或注射用水20ml，在伤口周围做局部浸润或在伤口上方做环状封闭，有直接分解蛇毒的作用，间隔12～24小时可重复注射。也可用0.25%普鲁卡因20ml＋地塞米松5mg在肿胀上方做环形注射，有消肿、抗炎、止痛和减轻过敏的作用。

（3）禁饮刺激性饮料 受伤期间不喝酒或咖啡等刺激性饮料，以免加快血液循环，加快毒素吸收和扩散。患者如口渴，可给予足量清水饮用。

（4）对症及支持治疗 遵医嘱快速输液或应用利尿剂，促使毒素随尿液排出，减轻肾脏损害；若患者出现血红蛋白尿，遵医嘱静脉滴注5%碳酸氢钠，以碱化尿液，预防急性肾衰竭；应用抗生素或破伤风抗毒素预防感染；预防休克发生。

（5）心理护理 患者及家属常出现焦虑、恐惧，安慰患者及家属，保持患者情绪稳定，积极配合治疗和护理。

【健康指导】

①野外工作者不要赤足行走，尽可能穿长筒靴及长裤，戴手套。②路过草丛茂密处，可用木杆打草惊蛇来驱赶毒蛇。③废弃的房子、洞穴等常有蛇穴，勿随意进入或用手摸索。④露营时随身携带蛇药，选择空旷干燥地面，避免扎营于杂物或石堆附近，晚上在营帐周围点燃火焰驱蛇。⑤夜间走路要带上手电筒等照明工具。⑥勿轻易尝试抓蛇或玩蛇。⑦宣传教育毒蛇咬伤的自救和互救方法。

第五节　蜂蜇伤

【概述】

蜂蜇伤分为蜜蜂蜇伤和黄蜂蜇伤，蜂的尾刺即蜂针连接毒腺，蜇人时将蜂毒注入体内，引起局部和全身症状。蜂蜇伤常见于夏季，无意触碰到蜂窝或儿童故意捅蜂窝则会引起群蜂蜇伤。

【护理评估】

1. 健康史　有蜂蜇伤史，注意询问蜇伤的时间、地点、部位以及蜂的种类。

2. 症状与体征　蜜蜂蜇伤后，局部常出现红肿、疼痛，数小时后可自行消退。蜂刺留在伤口内时间过久，可引起局部化脓。黄蜂的毒性剧烈，蜇伤后局部肿痛明显，可引起全身症状，伤口一般不留蜂刺。群蜂蜇伤后症状更严重，除局部皮肤红肿外，还可出现头晕目眩、恶心呕吐、呼吸困难、烦躁不安、面部肿胀，甚至出现昏迷或休克。有些患者也会出现对蜂毒的过敏表现，如荨麻疹、水肿、哮喘或过敏性休克。

3. 辅助检查　重症患者可出现血红蛋白尿或急性肾衰竭。

4. 社会心理状况　被大黄蜂蜇伤的患者常出现恐惧心理，患儿的父母会过度焦虑、担忧。

【病情判断】

根据确切的蜂蜇伤史，伴有蜇伤部位的红肿、疼痛，红肿的中心可见一黑色小点，为滞留的蜂刺，即可诊断为蜂蜇伤。

【常见护理问题】

1. 气体交换受损　与蜂蜇伤引起过敏性哮喘等有关。

2. 疼痛　与蜂毒刺激有关。

3. 焦虑或恐惧　与被群蜂蜇伤多处或面部蜇伤引起明显肿胀有关。

4. 自我形象紊乱　与面部蜂蜇伤引起肿胀有关。

5. 潜在并发症　急性肾衰竭、过敏性休克等。

【救治与护理】

救护原则为迅速使患者脱离蜂群，保持呼吸道通畅，及时转送至医院，清洗伤口，对症和支持治疗，预防并发症。

1. 现场救治　帮助患者脱离蜂群，注意遮挡身体暴露部位，防止再蜇伤；尽快拔除蜂刺，挤出毒血，减少毒素的吸收，并及早转送至医院救治。

2. 院内救治　用小刀片或针头将刺挑除。蜜蜂蜇伤者，局部以弱碱液冲洗，如3%的氨水、肥皂水、2%～3%碳酸氢钠溶液，以中和酸性毒素，再用某种蛇药糊剂敷于伤口上，并口服蛇药片。黄蜂蜇伤者局部以弱酸液冲洗，或用沾有食醋的纱布敷贴，以3%依米丁（吐根碱）1ml溶于5ml注射用水后做患处注射。过敏者及时应用肾上腺素抗过敏，呼吸困难者保持呼吸道通畅并吸氧，休克者及时抗休克治疗。眼周围蜇伤者可伤及角膜或巩膜，应请眼科医生处理。

3. 护理要点

（1）保持呼吸道通畅　蜂蜇伤引起过敏者，遵医嘱应用肾上腺皮质激素抗过敏，保持患者呼吸道通畅并吸氧。

（2）伤口护理　注意区分蜂的种类，遵医嘱选择合适的溶液冲洗伤口，破坏毒素，应用抗生素预防伤口感染。

（3）病情观察　重症患者注意监测生命体征变化情况，注意尿液的颜色和性状是否改变。

（4）心理护理　过敏、呼吸困难、面部肿胀者易出现焦虑、恐惧心理，应安慰患者，解释用药的目的和意义，取得患者的信任，稳定患者的情绪。

【健康指导】

夏季通过花丛等地方注意远离蜜蜂或遮挡暴露的皮肤，儿童不要故意捅蜂窝，一旦被群蜂蜇伤应及早到医院治疗。

本章小结

本章主要介绍了淹溺、中暑、触电、蛇咬伤和蜂蜇伤五种常见意外伤害的病因、护理评估、救治与护理措施。

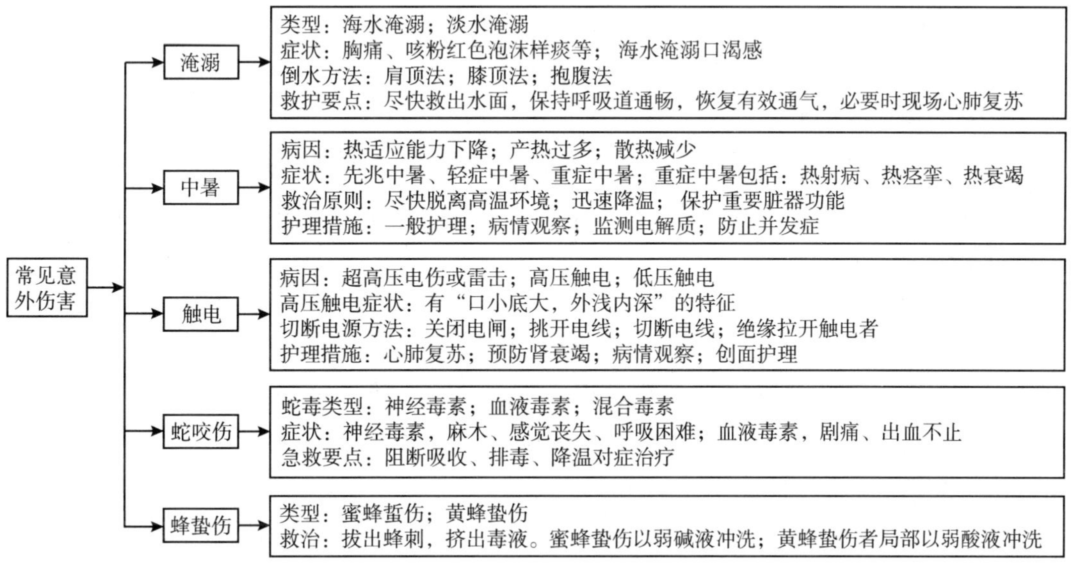

习　题

一、选择题

【A1/A2 型题】

1. 热痉挛患者最常见的痉挛肌群是

A. 膈肌　　B. 腓肠肌　　C. 腹直肌

D. 咀嚼肌　　E. 四肢肌肉

2. 现场抢救触电患者的首要步骤是

A. 处理电灼伤　　B. 心肺复苏　　C. 切断电源

D. 畅通气道　　E. 吸氧

3. 溺水患者救上岸后急救的首要步骤应是

A. 吸氧　　B. 吹气　　C. 电除颤

D. 建立静脉通道　　E. 保持呼吸道通畅

4. 当气温超过35℃时，人体最重要的散热方式是

A. 辐射　　B. 传导　　C. 蒸发

D. 对流　　E. 排泄

5. 热射病的“三联征”指的是

A. 痉挛、疼痛、头晕　　B. 大汗、头晕、眼花　　C. 发绀、尿少、高热

D. 恶心、呕吐、腹胀　　E. 高热、无汗、意识障碍

6. 高热环境下大量补充淡水容易产生

A. 热射病　　B. 热痉挛　　C. 热衰竭

D. 先兆中暑　　E. 轻度中暑

【A3/A4 型题】

7. 李某，男，30 岁，因毒蛇咬伤左小腿急诊入院，护士小王为患者冲洗伤口时不能选择的冲洗溶液是

A. 清水　　B. 肥皂水　　C. 温开水

D. 过氧化氢溶液　　E. 生理盐水

8. 张某，男，50 岁，夏季烈日下在建筑工地劳动时，突感剧烈头痛，工友迅速拨打急救电话，医护人员赶到时发现张某已进入浅昏迷状态，测量体温 40℃，面部无汗，患者张某最可能发生了

A. 热痉挛　　B. 热衰竭　　C. 热射病

D. 机体蓄热　　E. 轻症中暑

9. 郭某，男，20 岁，夏季中午和同学在篮球场打球时出现头晕、头痛、口渴、面色苍白、出冷汗，被同学立即送往医院急诊。查体：体温 37.3℃，脉搏 115 次/分，血压 85/60mmHg，郭某最可能出现了

A. 热衰竭　　B. 热射病　　C. 热痉挛

D. 日射病　　E. 先兆中暑

10. 王某，男，43 岁，在农田割草时不慎被毒蛇咬伤左手，患者自救的首要步骤是

A. 用嘴吮吸排毒　　B. 尿液冲洗伤口　　C. 向伤口方向挤压

D. 镰刀调开伤口排毒　　E. 绳子环形缚扎伤口近心端

11. 患者，女，35 岁，于丛林露营时被毒蛇咬伤右足部，患者随即大呼救命，惊慌乱跑，紧张不安伴呼吸急促，此时患者最可能出现的心理问题是

A. 焦虑　　B. 恐惧　　C. 自卑

D. 绝望　　E. 抑郁

12. 患者，女，35 岁，于闷热的夏天在车间做工时，连续工作 6 个小时而出现大汗淋

漓，心动过速伴血压下降，患者最可能发生了

A. 热痉挛　　B. 日射病　　C. 热衰竭

D. 热辐射　　E. 热射病

（13～15 题共用题干）

患者，男，37 岁，农民工，夏天高温下在建筑工地劳动时，突然晕倒在地，被工友立即送往附近医院。查体：心率 125 次/分，呼吸 27 次/分，体温 41℃，血压 90/60mmHg，未引出病理反射，心电图正常，血糖 5.0mmol/L，脑电图正常，血浓度钠 148mmol/L，血钾 3.7mmol/L，血常规正常。

13. 该患者最可能发生了

A. 低血糖反应　　B. 高渗性脱水　　C. 急性脑膜炎

D. 低钾血症　　E. 中暑

14. 患者病室温度宜控制在

A. 10～15℃　　B. 10～20℃　　C. 15～20℃

D. 20～25℃　　E. 25～30℃

15. 为患者物理降温时通常在 1 小时内使肛温降至

A. 37℃　　B. 39℃　　C. 37.5℃

D. 38℃左右　　E. 37～37.5℃

二、思考题

1. 重症中暑分几种类型？有什么区别？

2. 淡水淹溺和海水淹溺的病理改变特点有什么区别？

3. 中暑患者降温的护理要点有哪些？

4. 淹溺者倒水的方法有哪些？如何操作？

5. 患者，女，50 岁，山间采药时被毒蛇咬伤右前臂，可见大而深的牙痕，伤口流血不止，周围皮肤出现瘀斑、血疱，患者大声呻吟，痛哭。

请问：

（1）你作为现场第一目击者，该如何实施急救？

（2）如何安慰患者的情绪？

（3）如何对患者进行健康指导？

（余小柱）

扫码“练一练”

扫码“学一学”

第五章　严重创伤

学习目标

1. **掌握**　止血、包扎、固定、搬运技术，多发伤、复合伤救治。
2. **熟悉**　创伤评分系统的使用，多发伤、复合伤的临床特点。
3. **了解**　创伤后患者的病理生理变化。
4. 学会分析判断各种严重创伤的伤情，能实施现场急救及各种急救配合。
5. 具有尊重关心患者的职业素养和遵循“抢救生命第一”的急救原则。

第一节　概　述

案例导入

患者，男，56岁，在建筑工地上从高空坠落，伤后1小时入院。查体：血压80/60mmHg，呼吸30次/分，脉搏125次/分。面色苍白，意识不清，呼吸急促，瞳孔不等大（左侧>右侧），对光反射迟钝，右眼部青紫、肿胀，右外耳道及口鼻出血，左大腿有开放性伤口，出血明显，股骨上段部位畸形。

请问：

1. 伤员是否为多发伤？依据有哪些？

2. 在医护人员现场急救的过程中，家属情绪激动，认为应迅速将患者转送到医院，不应再检查耽误时间。作为现场急救护士，你如何与患者家属进行有效沟通？

3. 在患者的现场救治中应特别警惕哪些问题？

一、创伤分类

创伤有广义和狭义之分，机械、物理、化学或生物等因素造成的机体损伤为广义的创伤；机械性致伤因素作用于机体导致的组织结构完整性破坏或功能障碍为狭义的创伤。

1. 按致伤因素分　烧伤、冻伤、挤压伤、火器伤、冲击伤、爆震伤、核放射伤及多种因素所致的复合伤等。

2. 按受伤部位分　颅脑伤、颌面部伤、颈部伤、胸（背）部伤、腹（腰）部伤、骨盆伤、脊柱脊髓伤以及四肢伤等，同时应注意明确是否有软组织损伤、骨折、脱位或内脏破裂等组织器官的损伤。

3. 按伤后皮肤完整性分　闭合性损伤和开放性损伤，挫伤、扭伤、挤压伤、震荡伤、闭合性骨折、闭合性内脏伤等皮肤保持完整，无开放性伤口属闭合性损伤；擦伤、撕裂伤、砍伤、刺伤、切割伤等有皮肤破损属开放性损伤。在开放伤中，又可根据伤道类型分为贯通伤（既有入口又有出口）、盲管伤（只有入口没有出口）、切线伤、反跳伤。一般情况下，开放伤容易发生伤口感染，但某些闭合伤也可造成严重感染如肠破裂等。

4. 按伤情轻重分 轻度损伤、中度损伤、重度损伤。局部软组织伤，意识清楚，仍可坚持工作，无生命危险或只需小手术者为轻度损伤；一般无生命危险，生命体征稳定，但需严密观察病情变化，尽可能在伤后12小时内处理的创伤，如广泛软组织损伤、四肢开放性骨折、肢体挤压伤等属于中度损伤；随时有生命危险，需紧急处理的创伤，如：①收缩压<11.97kPa（90mmHg）、脉搏>120次/分、呼吸>30次/分或<12次/分；②头、颈、胸、腹或腹股沟部穿透伤；③意识丧失或意识不清；④腕或踝以上创伤性断肢；⑤连枷胸；⑥有两处或两处以上长骨骨折；⑦3m以上高空坠落伤，属于重度损伤。

二、创伤后的病理生理变化

为维持机体自身内环境的稳定，在致伤因素作用下，机体迅速产生一系列的局部和全身的防御性反应，局部反应和全身反应往往同时存在，根据不同的损伤，机体的反应也不相同。

1. 局部反应 由于创伤导致组织结构破坏，或细胞变性坏死、微循环障碍，或病原微生物入侵及异物存留等导致。主要表现为局部炎症反应，其基本病理过程与一般炎症反应相同。反应的轻重与致伤因素的种类、作用时间、组织损害的程度以及污染的轻重和是否有异物的存留等有关。

2. 全身反应 由于创伤导致机体出现一系列神经内分泌活动增强，从而引发的各种功能和代谢改变的过程。其表现是一复杂的过程，包括神经内分泌、物质能量代谢、凝血系统、免疫系统以及重要的生命器官及一些炎症介质、细胞因子等。

（1）神经内分泌系统变化 是机体创伤后首先出现的应激反应，通过下丘脑-垂体-肾上腺皮质轴和交感神经-肾上腺髓质轴产生大量的儿茶酚胺、肾上腺皮质激素、抗利尿激素、生长激素和胰高血糖素；肾素-血管紧张素-醛固酮系统也同时被激活。以上3个系统相互协调，共同调节全身器官功能和代谢，激发机体的代偿能力对抗致伤因素导致的损害。

（2）代谢变化 因机体内分泌系统变化的作用，创伤后机体总体上处于一种分解代谢的状态，表现为基础代谢率增高，糖、蛋白质、脂肪分解加速，糖异生增加，负氮平衡及水、钠潴留以及钙磷代谢异常等。

（3）免疫系统 可因创伤出现功能紊乱，首先是中性粒细胞趋化功能下降，吞噬和杀菌作用受抑制，巨噬细胞分泌的补体成分及纤维连接蛋白含量降低，对吞噬细胞的调理作用减弱。其次，严重创伤后，体内淋巴细胞数量也减少，尤以T淋巴细胞减少为主等一系列免疫功能降低导致机体易感性增加，而感染又是创伤后常见和严重的并发症。

3. 组织修复和创伤愈合 在创伤中具有极为重要的意义。组织修复的基本过程大致分为局部炎症反应阶段、细胞增殖分化和肉芽组织生成阶段以及组织塑性阶段。创伤愈合的类型可分为一期愈合即组织修复以原来的细胞为主和二期愈合即以纤维组织修复为主。局部伤口的感染、损伤范围大，坏死组织多或有异物存留的伤口等局部因素，全身营养不良、免疫功能低下及严重并发症等全身因素均可影响创伤愈合，在创伤处理时，应积极采取相应措施予以纠正。

严重创伤后，导致组织和器官损伤，出现局部及全身器官功能障碍以及代谢紊乱，易发生感染、休克、脂肪栓塞综合征、应激性溃疡、凝血功能障碍、器官功能障碍等较多并发症，可影响伤情发展或预后，因此应警惕创伤后并发症，做到密切观察，早期诊断，积极采取有效措施预防和处理。

三、创伤评分系统

创伤评分是以量化标准来判定伤员损伤的严重程度，及时进行分类救治，指导创伤救治，预测创伤结局以及评估救治质量。目前已建立的创伤评分系统，按病情评估作用可分为量化系统和预后/比较系统；按数据依据来源分为生理评分、解剖评分和综合评分；按使用场合可分为院前评分、院内评分和 ICU 评分。在事故现场或救护途中，急救人员使用创伤评分对患者的伤情严重程度做出迅速判断和评估，方法简单、实用，且在出现大量伤者的情况下也可作为分类、转运、收治的参考。

【创伤指数】（trauma index，TI）

选择受伤部位、损伤类型、血压、脉搏、呼吸、意识五个参数，按照它们的异常程度各评 1、3、5 或 6 分，相加求得积分（5 ~ 24）即为 TI 值，分数越高伤情越重。TI 9 分或 9 分以下为轻度伤，10 ~ 16 分为中度伤，>17 分为重度伤，应住院治疗，具体评分内容见表 5 – 1。

表 5 – 1　创伤指数（TI）

指标	记分			
	1	3	5	6
部位	肢体	背	胸或腹	头颈
创伤类型	切割伤或挫伤	刺伤	钝伤	火器伤
血压（kPa）	>13. 30	9. 33 ~ 13. 33	6. 67 ~ 9. 33	<6. 67
脉搏（次/分）	正常	>100	>140	触不到
呼吸	胸痛	呼吸困难	窘迫	停止
意识	嗜睡	淡漠	浅昏迷	深昏迷

【院前分类指数】（pre – hospital index，PHI）

Koehler 等人于 1986 年用收缩期血压、脉率、呼吸状态、意识 4 项生理指标作为参数，每项又分为 3 或 4 个级别，伤员 4 个参数得分之和即为 PHI 分值，如胸或腹部有贯通伤者另加 4 分。总分 0 ~ 3 者为轻伤，死亡率为 0，手术率为 2%；4 ~ 20 分者为重伤，死亡率为 16%，手术率为 49. 1%。PHI 是创伤现场准确判别轻伤和重伤的一种新的、简便可靠的创伤严重分类评分法，优于其他院前评分方案（表 5 – 2）。

表 5 – 2　院前分类指数（PHI）

参数	分值	评分	参数	分值	评分
收缩压（mmHg）	>100	0	呼吸（次/分）	正常	0
	86 ~ 100	1		费力或表浅	3
	75 ~ 85	2		<10 或需插管	5
	0 ~ 74	3	意识	正常	0
脉搏（次/分）	51 ~ 119	0		模糊或烦躁	3
	≥120	3		不可理解的言语	5
	小于 5	5			

【GRAMS 评分】

Gormican 用循环、呼吸、腹部（包括胸部）、运动和语言 5 个参数的英文字头 CRAMS 为名建立了本方案，1985 年 Clemmer 又加以改进（表 5－3）。本评分是生理指标和外伤部位相结合的院前评分方案，CRAMS 评分总分值为 5 个项目相加的总和，分值范围为 0～10 分。≥7 分的患者属于轻伤，死亡率为 0.15%；≤6 分为重伤，死亡率为 62%。

表 5－3　修正后的 GRAMS 评分

项目	分值		
	2	1	0
循环（C）	毛细血管充盈正常和收缩压≥13.3kPa	毛细血管充盈迟缓和收缩压为 11.3～13.2 kPa	毛细血管充盈消失和收缩压＜11.3kPa
呼吸（R）	正常	异常（费力、浅或呼吸＞35 次/分）	无自主呼吸
胸腹（A）	腹或胸无压痛	腹或胸有压痛	胸肌抵抗、连枷胸、板状腹、胸、腹贯通伤
运动（M）	正常或服从命令	只对疼痛刺激有反应	无反应
语言（S）	正常（对答切题）	言语错乱或语无伦次	发音听不懂或不能发音

四、创伤救护技术

【止血】

正常成人全身血容量占体重的 7%～8%。失血量达 20% 左右，出现失血性休克的症状；失血量≥30%，伤者将发生严重失血性休克。发现伤者有出血时要立即止血，大出血往往会导致伤者迅速陷入休克、甚至死亡，因此争取时间进行止血，对抢救伤者的生命具有非常重要的意义。动脉出血伤口血液为鲜红色，呈喷射状搏动性向外涌出；静脉出血伤口血液多为暗红色，呈持续涌出；毛细血管损伤多为渗血，血液呈鲜红色自伤口缓慢流出。常用的止血方法有指压止血法、加压包扎止血法、填塞止血法、屈曲肢体加垫止血法和止血带止血法等。

1. 指压止血法　是一种迅速临时性应急止血法，主要用手指将出血处近心端用力压向骨面，达到止血目的。此法仅能短时间控制出血，应根据情况适时改用其他止血方法。如头颈部大出血，可压迫一侧颈总动脉、颞动脉或颌动脉，上臂出血可压迫腋动脉或肱动脉，下肢出血可压迫股动脉等。

（1）头顶部出血　压迫同侧耳屏前方颧弓根部的搏动点（颞浅动脉），将动脉压向颞骨（图 5－1）。

（2）颜面部出血　压迫同侧下颌骨下缘、咬肌前缘的搏动点（面动脉），将动脉压向下颌骨，阻断面动脉血流（图 5－2）。

（3）头后部出血　压迫同侧耳后乳突下稍后方的搏动点（枕动脉），将动脉压向乳突，阻断枕动脉血流。

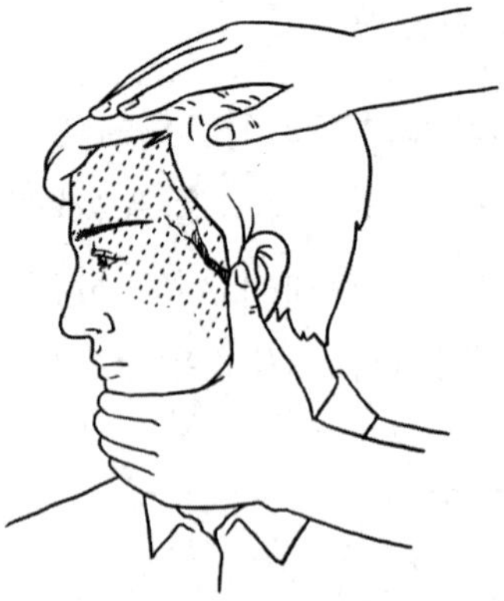

图5－1　头顶部出血

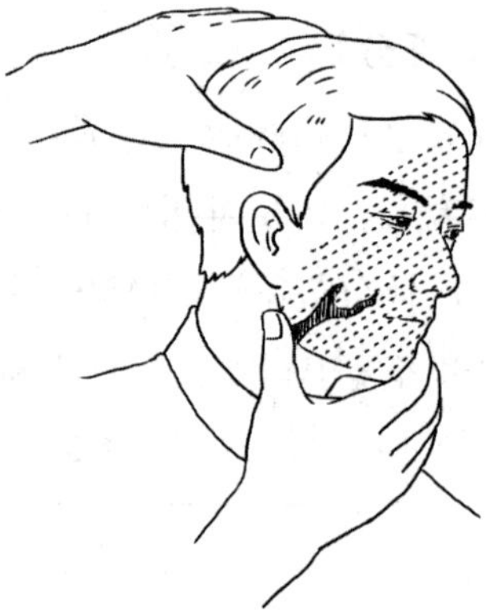

图5－2　颜面部出血

（4）头颈部出血　用拇指或其他四指压迫同侧气管外侧与胸锁乳突肌前缘中间之间的搏动点（颈总动脉），用力压向第五颈椎横突，阻断颈总动脉血流。压迫颈总动脉止血时绝对禁止同时压迫双侧颈总动脉，以免引起脑缺氧（图5－3）。

（5）肩部、腋部出血　压迫同侧锁骨上窝中部的搏动点（锁骨下动脉），将动脉压向第1肋骨。

（6）前臂出血　用拇指压迫同侧上臂中段内侧的搏动点（肱动脉），将动脉压向肱骨干（图5－4）。

（7）手部出血　用两手的拇指和示指分别压迫伤侧手掌腕横纹稍上方的内、外侧搏动点（桡动脉和尺动脉）。因为桡动脉和尺动脉在手掌部有广泛吻合支，所以必须同时压迫双侧（图5－5）。

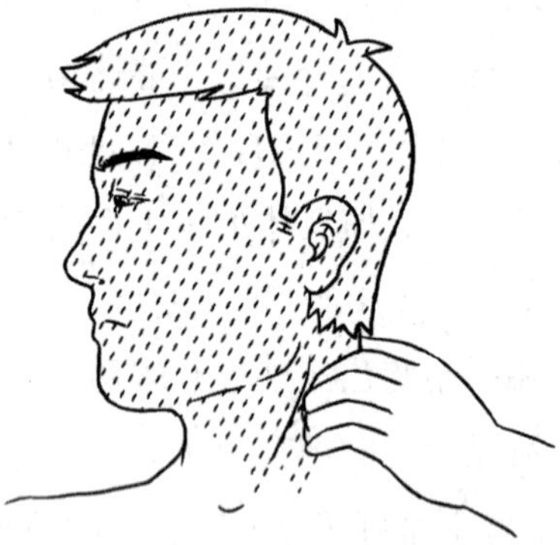

图5－3　头颈部出血

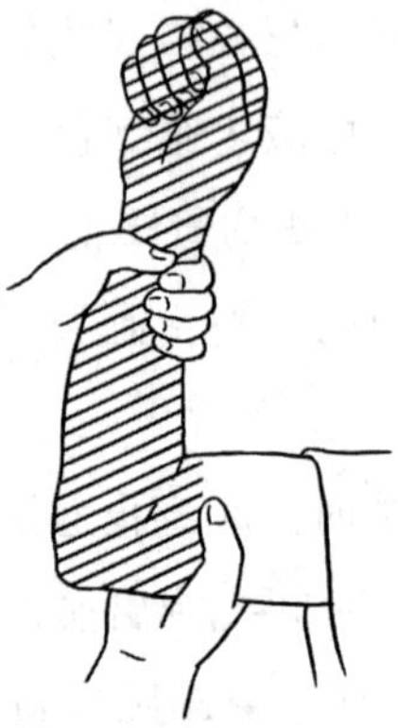

图5－4　前臂出血

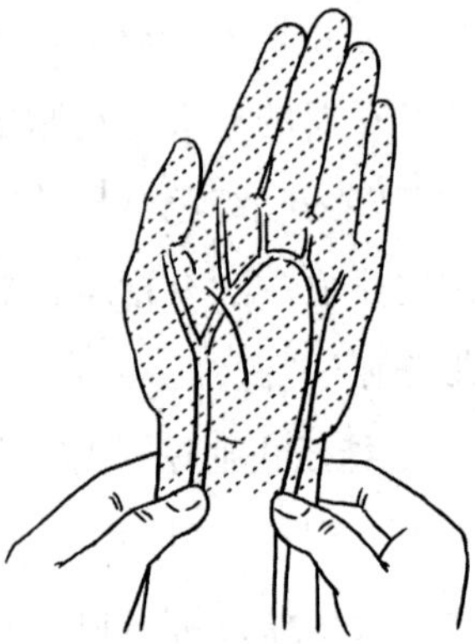

图5－5　手部出血

（8）大腿出血　在同侧腹股沟韧带稍下方摸到股动脉的搏动，用拳头或两手的拇指交叠用力将动脉压向耻骨上支（图5－6）。

（9）小腿出血　在同侧腘窝中部压迫腘动脉。

（10）足部出血　在同侧踝关节前方，分别摸到足背中部近脚踝处的胫前动脉搏动点，足跟与内踝之间的胫后动脉搏动点，分别将其压向趾骨和跟骨，即足背动脉、胫后动脉（图5－7）。

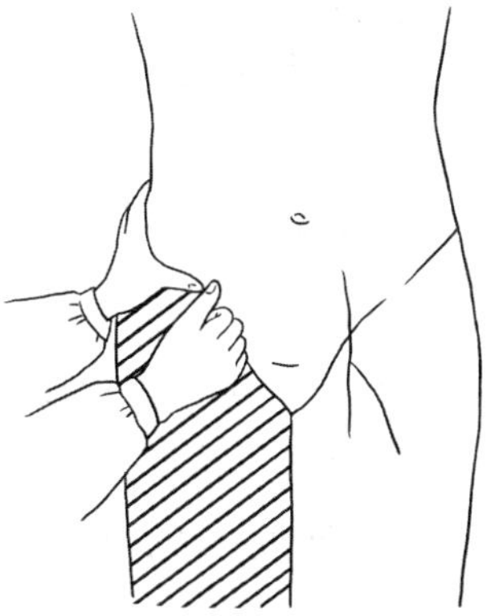

图5-6　大腿出血

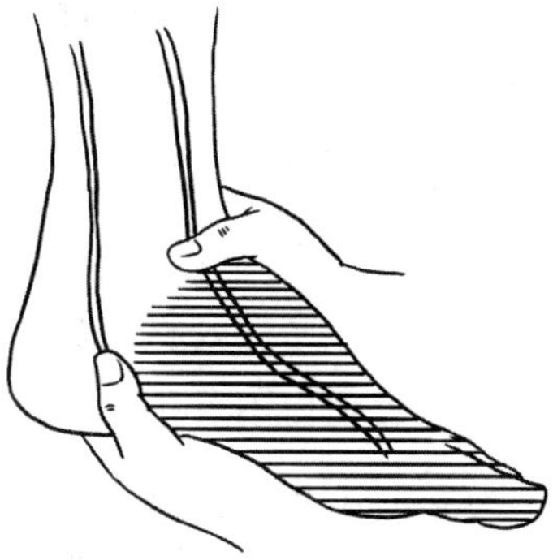

图5-7　足部出血

2. 加压包扎止血法　最为常用。用足够的敷料将无菌面贴向伤口，再用绷带或三角巾适度包扎，包扎的压力要均匀，范围应够大，一般用于小动脉、小静脉和毛细血管出血的止血。包扎后将患肢抬高，以增加静脉回流和减少出血。

3. 填塞止血法　用于肌肉、骨端等渗血。将无菌敷料填入伤口内压紧，再加压包扎，此方法应用范围较局限，如腋窝、肩部、大腿根部等出血，但是存在止血不够彻底且可能增加感染，以及在清创取出填塞物时，因血凝块随填塞物被取出，又可出现较大出血的危险。

4. 屈曲肢体加垫法　适用于肘、膝关节以下肢体受伤出血。在肘窝或腘窝处垫以棉垫卷、绷带卷（或用毛巾、衣物代替）等，然后用力屈曲肘关节或膝关节，借衬垫物压住动脉，并用绷带、三角巾将肢体固定于屈曲位。使用前必须先确定局部有无骨关节损伤。此法可压迫血管、神经等组织，在伤员搬运时造成不便，需谨慎使用

5. 止血带止血法　是四肢常用的一种以橡皮管紧急止血法。在出血部位上方将肢体缠紧即可。若无橡胶管时，用布带、绳子等也可以止血。如使用正确，止血可靠。

（1）橡皮止血带止血法　将患肢抬高或置于操作者肩部，先在扎止血带部位（伤口上方）用棉垫、衣物、毛巾等作为衬垫。左手拇指、示指和中指紧握止血带的头端，手背向下，右手将止血带适当拉紧拉长，将长的尾端绕肢体一圈后压住头端，再绕肢体一圈，然后将带塞入左手的示指与中指之间，示指中指紧夹住止血带向下牵拉成为一个活结（图5-8）。

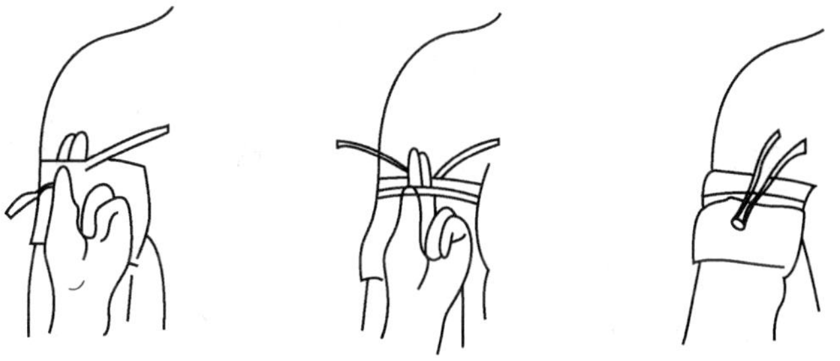

图5-8　止血带止血法

（2）勒紧止血法　用绷带或三角巾叠成带状在伤口近心端勒紧止血，第一道绕扎为衬垫，第二道压在第一道上面，并适当勒紧。

（3）充气止血带止血法　在伤口的近心端垫好衬垫（绷带、毛巾、平整的衣物等），然后将止血带缠在肢体上，最后打开充气阀开关，冲气至压力表指针到300mmHg（上肢）或500mmHg（下肢）。记录止血带安放时间。

（4）使用止血带的注意事项　一般用于四肢较大动脉的出血，经加压包扎止血无效者。但此方法可能导致加重肢端坏死，产生急性肾功能不全的可能。

①部位准确：止血带应放在伤口的近心端，尽量靠近伤口但不能直接接触伤口且应避免神经受压。上臂止血不可扎在中、下1/3处，以防损伤桡神经。

②下加衬垫：上止血带前，先要用毛巾或其他布片、棉垫作衬垫，止血带不能直接扎在皮肤上；紧急时，可将裤脚或袖口卷起，止血带扎在其上。

③压力适当：压力以出血停止，远端动脉搏动消失为度。止血带的压力标准，上肢为250～300mmHg，下肢为300～500mmHg。

④定时放松：结扎时间过久，可引起肢体缺血坏死。止血带使用总时间一般不宜超过5小时，每隔0.5～1小时放松2～3分钟。放松期间，应用指压法临时止血。

⑤标记明显：要有上止血带的标志贴在前额或胸前易发现部位，注明止血带的时间和部位。用止血带止血的伤者应尽快送医院处置，防止出血处远端的肢体因缺血而导致坏死。

【包扎】

迅速、牢固以及无菌包扎，可达到保护伤口、减少感染、压迫止血、固定骨折和减少疼痛的作用，最常用的包扎材料是绷带、三角巾以及四头巾；无上述物品时，也可就地取材，用干净毛巾、包袱布、手绢、衣服、床单等进行包扎。

1. 绷带卷包扎法　绷带借助物理作用达到固定与治疗患部的目的，如固定敷料和夹板的位置、骨与关节损伤的固定等。包扎绷带是外科最常用基本技术之一，要求符合牢固、舒适、整齐、美观、节约原则，每个医护学生都应掌握它。绷带基本包扎有以下6种基本法。

（1）环形包扎法　适用于圆柱形或肢体较小部位的包扎，如手、足、腹、额部，以及包扎的起止部位（图5－9）。

（2）螺旋形包扎法　适用于周径近似均等的部位，如上臂、手指、大腿等（图5－10）。

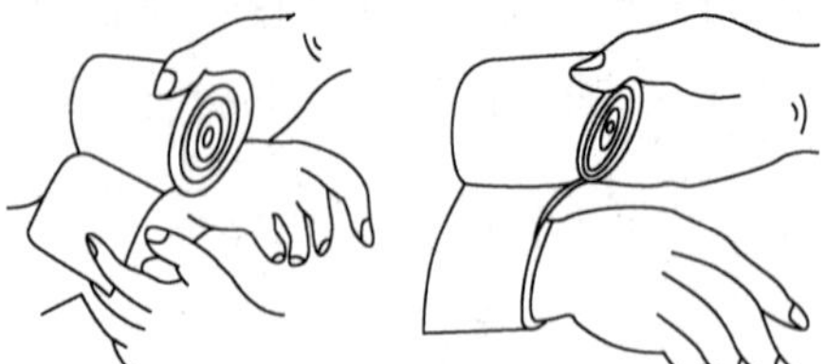

图5－9　环形包扎法

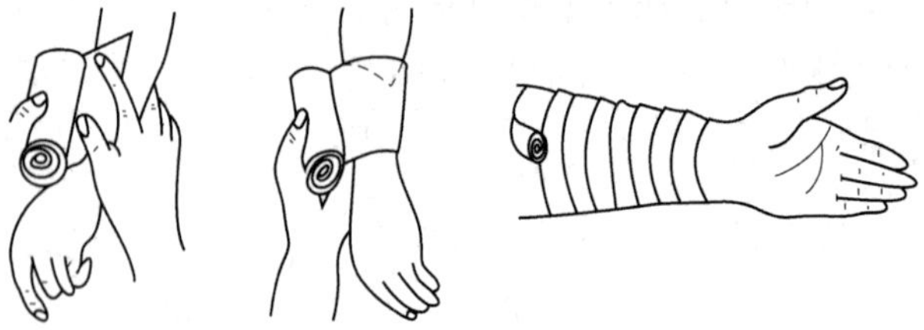

图5－10　螺旋形包扎法

（3）蛇形包扎法　适用于伤员一个肢体多处受伤，而急救时绷带缺乏，节约绷带，节省时间时应用，也用于小夹板暂时固定。包扎时每周绷带不互相掩盖。此法不够牢固，易松脱（图5－11）。

（4）螺旋返折包扎法　用于周径不等部位，如前臂、小腿、大腿等。先环形包扎再做螺旋包扎，然后以一手拇指按住卷带上面正中处，另一手将卷带自该点返折向下，盖过前周1/3或2/3，每次返折整齐排列成一直线，但返折不应在伤口骨隆突处（图5－12）。

（5）“8”字形包扎法　用于锁骨骨折和关节的固定。如肘关节，腕、肩关节等。“8”字绷带包扎法用于肩髋关节时又称“人”字形绷带包扎法（图5－13）。

（6）回返式包扎法　用于指端、头顶或残端，为一系列左右前后回返绷扎，将该顶端全部遮盖后，再做环形绷扎两周（图5－14）。

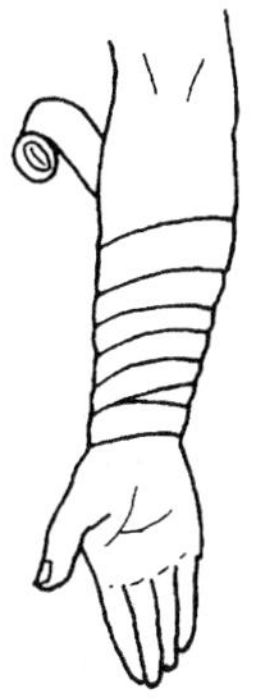

图5－11　蛇形包扎法

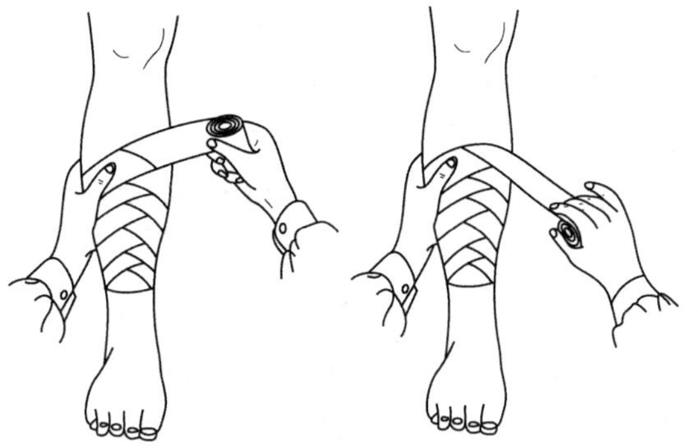

图5－12　螺旋返折包扎法

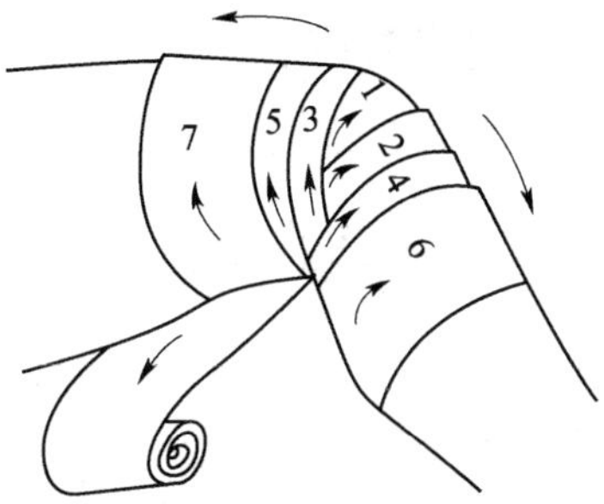

图5－13　“8”字形包扎法

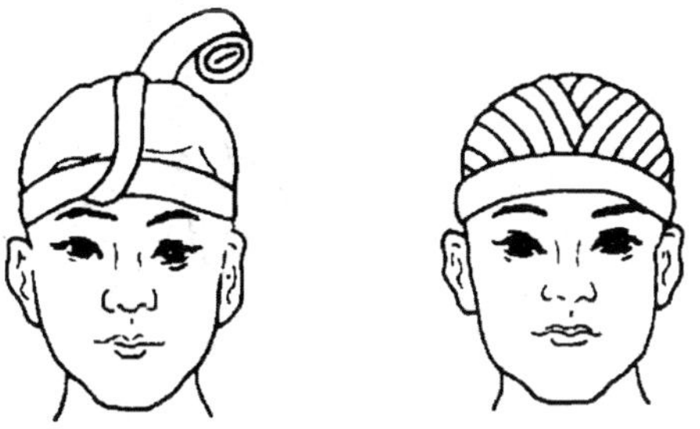

图5－14　回返式包扎法

（7）绷带包扎注意事项　①绷扎前准备绷扎部位必须干净，对皮肤皱襞处，如腋下、乳下、腹股沟处更为重要，应用棉垫、折叠的纱布遮盖，骨隆突处用棉垫保护；②绷带包扎时，患者取舒适体位，肢体保持功能位；③绷带选用宽度，手指为3cm，手、前臂、头、足为5cm，上臂、腿用7cm，躯体为10～15cm；④自远心端向近心端绷扎，包扎松紧要适度，绷扎时用力均匀，并重叠1/3～1/2，不易滑脱，太紧血流障碍，过松敷料易松脱或移动，达不到治疗效果；⑤指趾端应暴露在外以便观察血运；⑥绷扎完毕，固定或打结不应在伤处及发炎表面骨突起处、四肢内侧面、患者坐卧受压部位。

（8）绷带拆除　拆除先自固定端，以绷扎相反方向松解，两手相互传递绕一下，在紧急情况和绷带已被伤口分泌物浸透、干涸时，可用绷带剪剪开。

2. 三角巾包扎法　三角巾作用广泛，适于全身大部分部位，平时和战时均可应用，操作简便，费时少，但不易包紧。常用基本包扎方法有：头巾式、风帽式、面具式、围巾式、燕尾式单双肩包扎、单胸包扎、双胸双背包扎、裤衩式和蛇头式包扎等。运用三角巾包扎时，边要固定，角要拉紧，中心要伸展，敷料要贴准。

（1）头面部伤包扎

①头顶帽式包扎法：将三角巾的底边叠成约两横指宽，边缘置于伤病员前额齐眉处，顶角向后。三角巾的两底角经两耳上拉向头后部交叉并压住顶角。再绕回前额齐眉打结。

顶角拉紧，折叠后嵌入头后部交叉处内（图5-15）。

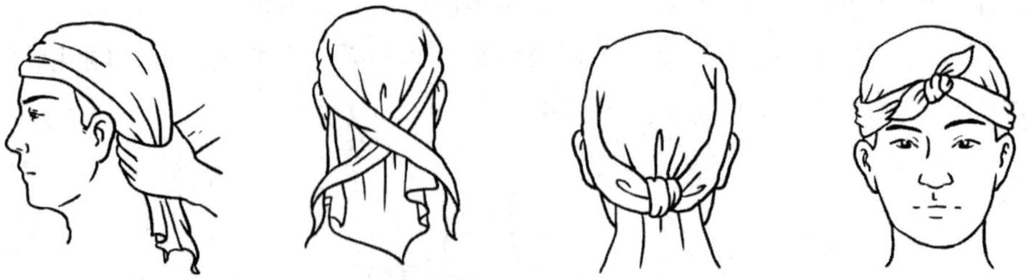

图5-15 头顶帽式包扎法

②面具式包扎法：用于颜面部外伤。把三角巾一折为二，顶角打结放在头正中，两手拉住底角罩住面部，然后双手持两底角拉向枕后交叉，最后在额前打结固定。在眼、口、鼻处提起三角巾，用剪刀剪洞开窗（图5-16）。

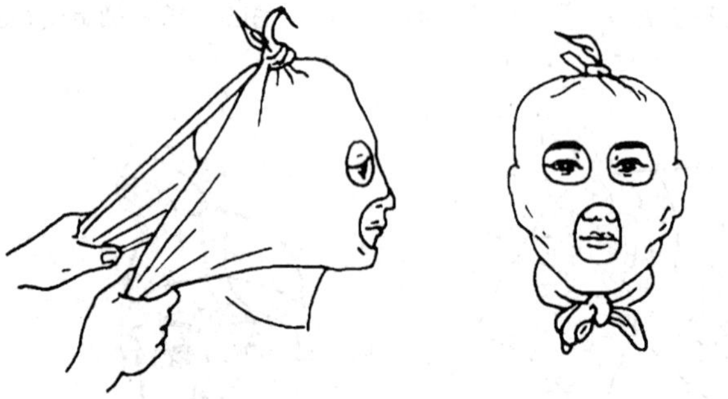

图5-16 面具式包扎法

③眼部包扎法：单眼包扎时，将三角巾折成四指宽的带状巾，以2/3向下斜放在伤眼上，将下侧较长的一端经枕后绕到额前压住上侧较短的一端后，长端继续沿着额部向后绕至健侧颞部，短端反折环绕枕部至健侧颞部与长端打结。包扎双眼时，可将三角巾叠成4指宽的带状巾，中点放于颈后，两端分别从耳下绕至面部，在两眼处交叉，盖住双眼后从耳上绕向头后部打结（图5-17）。

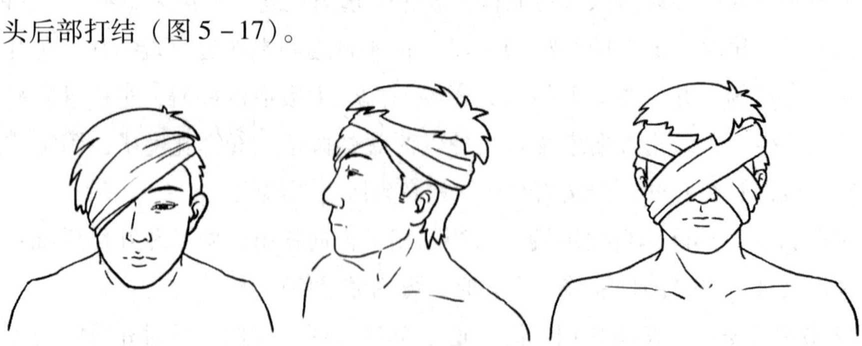

图5-17 双眼包扎法

（2）肩部伤包扎

①单肩燕尾式包扎法：三角巾折叠成燕尾式，大片在后压住小片，放于伤侧肩上，燕尾夹角对准伤侧颈部。燕尾底边两角包绕上臂上部并打结。拉紧两燕尾角，分别经胸、背部至对侧腋前或腋后线处打结（图5-18）。

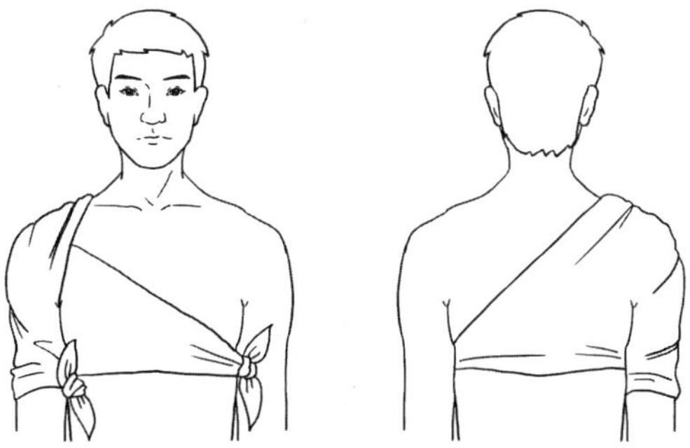

图 5－18　单肩燕尾式包扎法

②双肩燕尾式包扎法：适用于双胸外伤者。将三角巾叠成燕尾状（夹角约为 100°），并在底部反折一道边，横放于患者胸前，燕尾夹角向上对准患者颈部，两燕尾角分别放于两肩上并拉至颈后，将燕尾顶角系带与底边在背后打结，然后将一燕尾角绕横带后上提拉紧再与另一燕尾角打结。应用三角巾、燕尾巾包扎伤员背部的方法与胸部包扎相同，只是位置相反，结打于胸部。

（3）腹部及臀部伤包扎法

①腹部三角巾包扎法：将三角巾底边向上，顶角向下横放在腹部。两底角围绕到腰部后打结。顶角由两腿间拉向后面与两底角连接处打结。

②双侧臀部蝴蝶式包扎法：把两条三角巾的顶角连接处置于腰部正中，然后将两三角巾的一底角围腰打结。再取另两底角分别绕过大腿内侧，与相对的边打纽扣结。

（4）四肢伤包扎法

①上肢三角巾包扎法：将三角巾一底角打结后套在伤侧手上，结的余头留稍长些备用；另一底角沿手臂后侧拉到对侧肩上，顶角包裹伤肢，前臂曲至胸前，拉紧两底角打结，并起到悬吊作用（图 5－19）。

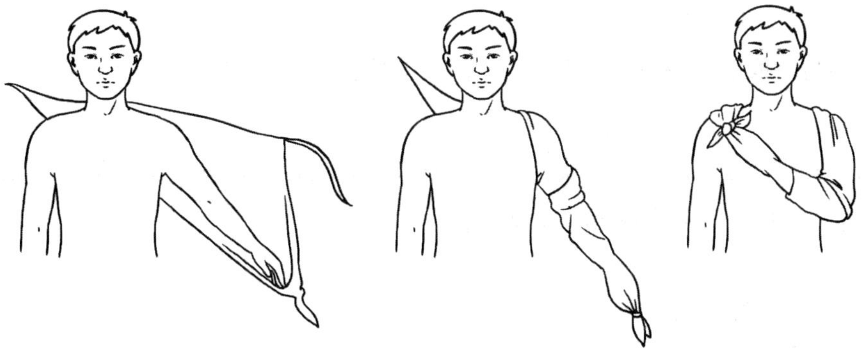

图 5－19　上肢三角巾包扎法

②手（足）三角巾包扎法：将手平放于三角巾中央，手指对着三角巾的顶角，底边位于腕部，顶角返折盖住手部，左右交叉后压住顶角，绕手腕打结。足部包扎与手部相同（图 5－20）。

③膝部（肘部）带式包扎法：将三角巾折叠成适当宽度的带状。将中段斜放于伤部，两端向后缠绕，返回时分别压于中段上下两边，包绕肢体 1 周打结。

④上肢悬吊包扎法：适用于手腕、手臂、肘部上肢中间部分的悬吊。将三角巾底边的一端至于患者健侧肩部，顶角对准肘部，伤肢屈曲成角 90°左右，将前臂放在三角巾上，然

后将三角巾向上返折包住患肢，将底边拉向患侧肩部，在颈后与另一端打结。最后将三角巾顶角返折固定（图5－21）。

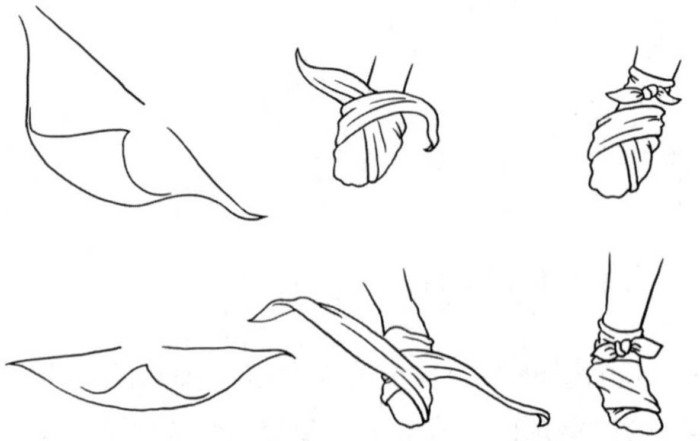

图5－20　手（足）三角巾包扎法

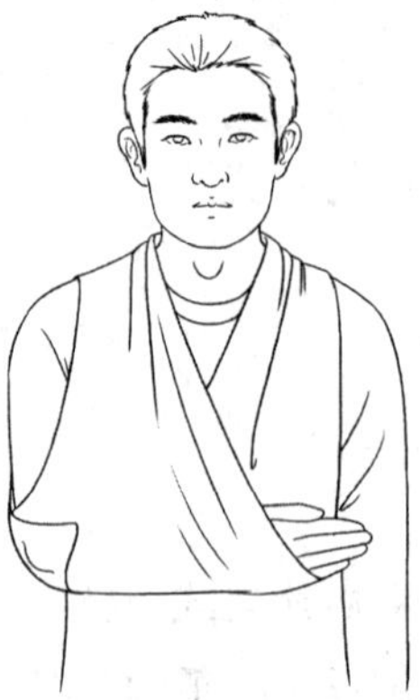

图5－21　上肢悬吊包扎法

3. 四孔带包扎　用于鼻部、前额、枕骨和下颌受伤。

4. 胸腹带包扎　适于胸部及腹部受伤及手术后应用。

此外在紧急情况下可就地取材，灵活机动地用衣服、帽子、毛巾等作为包扎材料。

【固定】

固定能使骨折断端不再移位或刺伤皮肤、肌肉、神经、血管以减少伤害、痛苦及并发症。常用的固定材料为小夹板，但进行战地急救时，不可能携带很多固定材料，可以身体作为固定支架，将上肢用三角巾固定在胸前，或将腱肢作为伤肢固定物，或就地取材，利用竹片、木板、树枝、扁担、枪支、炮弹箱板等任何可以得到的材料进行临时固定。以下为几种骨折的临时固定法。

1. 上臂骨折固定　用一块适合的夹板在断骨外侧上、下两头扎缚固定，然后用三角巾悬吊前臂于肩部，并紧贴于胸前（图5－22）。

2. 前臂骨折固定　用小夹板2块，在前臂背侧上、下两端扎缚固定，然后用三角巾悬吊在胸前。

扫码“看一看”

3. 大腿骨折固定　取长短两块夹板，分别放在伤腿内外两侧，绑扎固定（图5－23）。在无固定器材情况下可将伤腿固定在健肢上。

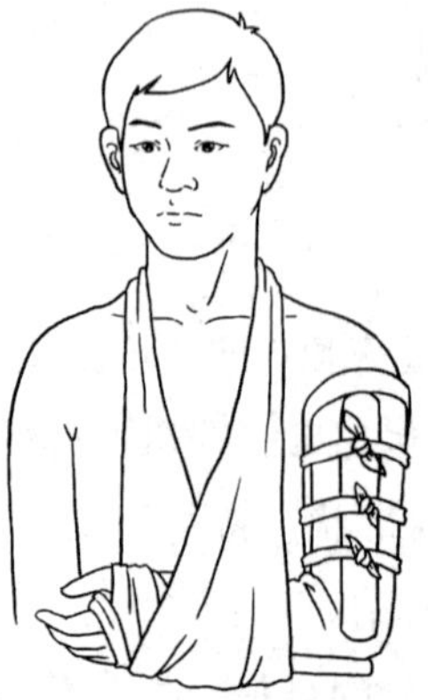

图5－22　上臂骨折固定

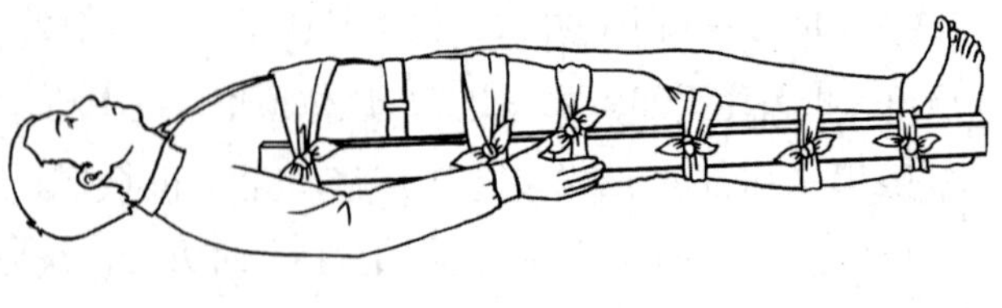

图5－23　大腿骨折固定

4. 小腿骨折固定 取长短相等夹板两块，分别放在伤肢内外两侧，绑扎固定。

5. 脊柱骨折固定 脊柱骨折的伤员应让其立即俯卧在硬担架或木板上，固定不动，送救护站处理。

6. 注意事项 开放性骨折有出血应先止血再固定，勿将外露的骨端送回伤口，夹板勿压伤皮肤、肌肉，扎缚应松紧适宜；发现骨折应立即固定，四肢骨折先固定上端，后固定下端，以防移位。

【搬运】

搬运的目的是把伤员送到安全地带，送入医院救护站做进一步处理。在搬运时，须做到方法正确，动作敏捷，选用合适的方法和交通工具。以下是几种常用的搬运方法。

1. 担架搬运法 是最常用的方法，适用于路程长、病情重的伤员。搬运时由3～4人为一组，将伤员移上担架；伤员头向外，足部向前，以便后面的搬运人员观察其病情变化。如伤员有呼吸困难、不能平卧的，可垫高背部，采取半卧位，以利于缓解其呼吸困难；腹部受伤，应屈曲双下肢，脚底踩在担架上，以松弛肌肤，减轻疼痛；背部受伤则使其采取俯卧位；脑出血患者，应稍垫高其头部。救护者要保持行动一致，平稳前进。

2. 徒手搬运法 如在现场没有担架，且搬运路途较近、伤者病情较轻的，可采用此搬运方法。

（1）单人徒手搬运法

①扶行法：救护者站在伤者身旁，将其一侧上肢绕过救护者颈部，用手抓住伤者的手，另一只手绕到伤者背后，搀扶行走。适用于清醒伤、无骨折，伤势不重，能自己行走的伤员。

②背负法：救护者背朝向伤员蹲下，将伤员双臂从救护者肩上伸到胸前，两手紧握。救护者抓住伤者的大腿，慢慢站起。适用于老、幼、体轻、清醒、溺水的伤者。上、下肢，脊柱骨折的伤员不能用此法。

③拖行法：救护者抓住伤员的踝部或双肩，将其拖出现场。自己不能移动，现场又非常危险需立即离开时，可用此法；非紧急情况下，勿用此法。拖拉时不要弯曲或旋转伤员的颈部和后背，以免造成二次伤害。适用于体重体型较大的伤员。

④抱持法：救护者站在伤者的一侧，一手托其大腿，另手绕托其背部，然后将其轻轻抱起。适于年幼、体轻无骨折、伤势不重者，是短距离搬运的最佳方法。伤者如有脊柱或大腿骨折禁用此法。

（2）双人徒手搬运法

①轿杠式：适用清醒伤患者，能用一臂或双臂抓紧救护者的伤患者，两名救护者面对面各自用右手握住自己的左手腕，再用左手握住对方右手的手腕，然后蹲下让伤者将两上肢分别放到两名救护者的颈后，再坐到相互握紧的手上。两名救护者同时站起，行走时同时迈出外侧的腿，保持步调一致。

②椅托式：适用体弱而清醒的伤者。两名救护者面对面蹲在伤者的两侧，分别将靠近伤者一侧的手伸到伤者背后握住对方的手腕。各自将另一只手伸到伤者的大腿中部（腘窝

处），握住对方的手腕。同时站起，行走时同时迈出外侧的腿，保持步调一致。

③双人拉车式：适于意识不清的伤者移上椅子、担架或在狭窄地方搬运伤者。两名救护者，一人站在伤员的背后将两手从伤者腋下插入，把伤者两前臂交叉于胸前，再抓住伤者的手腕，把伤者抱在怀里，另一人反身站在伤者两腿中间将伤者两腿抬起。两名救护者一前一后地行走。

④双人扶腋法：适于清醒伤患者、双足受伤者。（由于此法简便省力，常在运动会时被采用）。

⑤用靠椅抬走法：使伤者坐在椅上，一人在后抬靠椅背部，另一人在前抬椅脚。

（3）三人或四人徒手搬运法　适用于脊柱骨折的伤者。三人同侧分别抱住伤者的头、颈、肩、后背、臀部、膝部及踝部，抬起伤者，齐步前进，以保持伤者躯干不被扭转或弯曲。三人异侧运送，两名救护者站在伤者的一侧，分别在肩、腰、臀部、膝部，第三名救护者可站在对面，两臂伸向伤者臀下，握住对方救护者的手腕，三名救护者同时单膝跪地，分别抱住伤者肩、后背、臀、膝部，然后同时站立抬起伤者。

3. 特殊伤员的搬运

（1）颅脑损伤的搬运　颅脑损伤（包括脑膨出）搬运时伤员应向健侧卧位或稳定侧卧位，以保持呼吸道通畅，头部两侧应用衣卷固定，迅速送医院救治。

（2）脊柱骨折的搬运　脊柱骨折的伤者，固定骨折，搬运时要防脊椎弯曲或扭转，不能用普通软担架。

（3）颈椎骨折的搬运　3～4人搬运，搬运法同脊柱骨折，颈两侧用沙袋固定或用颈托（临时颈托也可），然后再搬运。

（4）开放性气胸的搬运　首先封闭、固定胸部伤口，取半卧位并斜向伤侧，迅速运送到医院进行进一步救治。

（5）腹部内脏脱出的搬运　应首先用大块的无菌生理盐水浸湿的纱布覆盖，然后用大小合适的治疗碗扣住脱出的内脏，最后用三角巾固定治疗碗，伤者取仰卧位，膝下垫高或根据伤口选用适宜的体位进行搬运。

第二节　多发伤、复合伤

案例导入

患者，男，56岁，在建筑工地上不慎从高空坠落，伤后1小时入院。查体：血压80/60mmHg，呼吸30次/分，脉搏125次/分。面色苍白，意识不清，呼吸急促，瞳孔不等大（左侧>右侧），对光反射迟钝，右眼部青紫、肿胀，右外耳道及口鼻出血，左大腿有开放性伤口，出血明显，股骨上段部位畸形。

请问：

1. 伤员是否为多发伤？依据有哪些？

2. 在医护人员现场急救的过程中，患者家属情绪激动，认为应迅速将患者转送到医院，不应再检查耽误时间。作为现场急救护士，应如何与患者家属进行有效沟通？

3. 在患者的现场救治中应特别警惕哪些问题？

一、多发伤

【概述】

多发伤是指同一致伤因素引起的两个或两个以上的解剖部位或脏器损伤，且至少有一处损伤是危及生命的，受伤部位可以是身体的任何器官。其严重程度依据损伤创伤程度评分（ISS）值而定，凡 ISS > 16 分者定为严重多发伤。病因为各种原因的撞击、挤压等，如高处坠落、交通事故、水浪和气浪及挤压伤等钝性损伤。锐力损伤平时多见于刀刺伤和锐器伤，战时多见于枪弹伤和爆炸伤。多发伤可以分为头颅伤、颈部伤、胸部伤、腹部伤、软组织伤等，可危及生命的损伤如多发性多段肋骨骨折、心包损伤、血气胸、肺挫裂伤、大血管损伤、气管损伤、膈肌破裂、腹腔大出血或内脏器官破裂、骨盆等多处骨折、四肢或全身广泛撕裂伤等。

扫码“看一看”

【临床特点】

伤情变化快、死亡率高，伤后机体处于全面应激状态，多部位创伤相互影响易致伤情迅速恶化，伤情加重继而危及生命，严重的颅脑外伤和胸部损伤是其主要的死亡原因；伤情严重、伤及多处、损伤范围大、出血多，甚至可直接干扰呼吸和循环系统功能而威胁生命，休克发生率甚高；受伤部位多、伤情复杂、容易漏诊。

需警惕多发伤的三个死亡高峰：第一死亡高峰为伤后数分钟内，为即时死亡，原因主要为脑、脑干、高位脊髓的严重创伤或心脏主动脉等大血管撕裂，往往来不及抢救；第二死亡高峰为伤后 6 ~ 8 小时之内，这一时间称为抢救的“黄金时间”，原因主要为脑内、硬膜下及硬膜外的血肿、血气胸、肝脾破裂、骨折及大出血等，如抢救及时且措施得当，大部分伤者可免于死亡，这类伤者是抢救的主要对象；第三死亡高峰为伤后数天或数周，原因为严重感染或器官功能衰竭，无论在院前或院内抢救多发伤患者时，都必须注意预防第三个死亡高峰。

【救治与护理】

面对大量伤情复杂且严重的伤者，首先要采取急救措施，有多发伤时要先抢救危及生命的损伤，包括大出血、呼吸道梗阻、心搏骤停、张力性气胸、腹部实质性脏器出血、脑疝等。在救治中坚持“危重者优先、救命第一”的原则。

1. 现场急救

（1）首先要完成 VIPC　V（Ventilation，通气）要求保持呼吸道通畅及充分通气供氧；I（Infusion，输液）指通过输液、输血扩充血容量及细胞外液，预防或纠正伤者休克发生；P（Pulsation，脉搏）指对心泵功能的监测，多发伤伤者发生休克时，除考虑低血容量休克外，还要考虑到心源性休克，有时两种情况同时存在，在严重多发伤抢救中，要监测心电图及必要的血流动力学的变化，如中心静脉压（CVP）和平均动脉压（MAP）；C（Control bleeding，控制出血）是指在多发伤抢救中紧急控制明显或隐蔽性出血。

（2）边处理、边诊断，优先处理迅速致死又可逆转的严重情况　在补液的同时，伤者生命体征基本稳定的情况下，对其进行较全面的检查和诊断非常重要。在紧急情况下，可在几分钟内根据伤情，对呼吸、循环、消化、泌尿、脑、脊髓以及四肢骨骼各系统进行必要的检查，然后按各部位伤情的轻重缓急安排抢救顺序。先处理后诊断、边处理边诊断，可迅速致死而又可逆转的严重情况先处理，如呼吸道堵塞引起的通气障碍；低血容量、心力衰竭和心搏停止、开放性气胸等引起的循环障碍以及其他情况。

（3）多发伤的进一步诊治　某些隐蔽的深部损伤初期临床表现常不明显，因此应进行再评估，重点包括腹腔脏器有无破裂以及有无延迟性腹内、胸内和颅内出血。

（4）确定性手术　多发伤患者均有两个以上部位需要手术处理，手术是抢救成功的关键。应该紧急组成抢救组，根据各部位创伤对患者生命威胁的程度决定手术的顺序，护理人员应协助医生做好紧急手术准备。

2. 院内救护　有些危及生命的多发性创伤，需在急诊室完成手术或抢救处理。手术应在抢救生命、保存脏器和肢体的基础上尽可能地维持功能。保持呼吸道通畅，视病情给予气管插管、人工呼吸、吸氧。紧急情况可做环甲膜穿刺、气管切开。

（1）继续保持有效呼吸　视病情可给予气管插管、气管切开、机械通气等。

（2）继续抗休克　双通道补液扩容，必要时输血。

（3）控制活动性出血　可在原包扎的外面再用敷料加压包扎，并抬高出血肢体。对活动性较大的出血应迅速钳夹止血；对内脏大出血应在积极抗休克的同时，行剖腹探查止血。

（4）对症处理　开放性创伤常规加用破伤风抗毒素；予以疼痛评分，并及时报告医生，遵医嘱予以镇静止痛药物；使用有效抗生素抗感染治疗等。

（5）骨科处理　多发伤患者90%以上合并骨折，骨盆骨折易引起出血性休克，可直接危及患者生命。待急诊处理后，尽早送专科或监护病房救治。

（6）密切观察伤情变化　配合医生做进一步的检查及治疗。

3. 护理措施　在多发伤救治的全过程中，早期是抢救生命阶段，中期是防治感染和多器官功能衰竭阶段，后期是矫正和治疗各种后遗症和畸形阶段。此三阶段是紧密相连的，因此护理人员在整个急救过程中要密切观察，协助医生采取有效的急救措施，挽救患者的生命。

（1）即刻护理　迅速将患者脱离险境；及时清除呼吸道异物和分泌物，保持呼吸道通畅，给予氧气吸入，必要时气管插管或切开、使用呼吸机机械通气；立即给予止血、包扎、固定。

（2）一般护理　在病情允许情况下，患者可进食高蛋白、高热量、高维生素的易消化食物。协助患者取舒适卧位，指导床上合理活动。做好皮肤护理，预防压疮。

（3）病情监测　①密切观察患者神志、瞳孔、创面、生命体征的变化。②监测辅助检查结果和患者的症状、体征，及时对症处理。③详细记录患者病情变化。

（4）补液、抗休克治疗　观察患者神志、血压、尿量，有无活动性出血等情况，做好积极抗休克处理。

（5）对症护理　高热患者，予以降温；疼痛者遵医嘱谨慎应用止痛药物等。

（6）心理护理　与患者家属交流沟通，及时予以心理疏导，鼓励积极配合治疗，并给予患者社会和家庭系统的支持。

（7）健康教育 予以患者及家属安全教育及相关疾病知识的讲解，指导患者肢体功能锻炼。

二、复合伤

同时或先后遭受两种以上（含两种）不同性质的致伤因素作用而引起的复合损伤，称为“复合伤”（Combined Injuries）。常见的复合伤为创伤复合伤、化学复合伤以及放射复合伤等。复合伤的临床特点：①常以一伤为主。复合伤中的两种或更多的单一伤中，就伤情严重程度而言，常有一种损伤为主要损伤，其他为次要损伤。②伤情可被掩盖，从而造成误诊、漏诊。③多有复合效应。

【各种类型的复合伤】

1. 创伤复合伤 是指伤者同时或相继受到不同类型的损伤。平时的各类爆炸事故、常规武器战争中常发生火器伤和烧伤复合伤，各类爆炸还可引起爆震、燃烧和窒息，导致烧伤复合伤。创伤复合伤死亡率高，伤者几小时内可死于大出血、窒息，最初几天内可因休克和急性器官功能衰竭而死亡，后期因感染和多器官功能衰竭而死亡；伤者休克发生率高，且程度较为严重；感染较早发生且重，持续时间长，常伴全身性的感染；心肺的损伤较为突出，肾功能障碍更常见。

2. 放射复合伤 伤者同时或相继受到放射损伤和一种以上其他非放射损伤，称为放射复合伤，这类损伤属于核爆炸引起的特殊的重要伤类。光辐射、核辐射、冲击波为核武器的主要杀伤因素，这 3 种因素在不同条件下复合作用，会导致烧冲复合伤、放烧复合伤以及放冲复合伤。

核爆炸本身损伤已很重，一旦发生复合伤，会使伤情更加严重。一般会出现以下几种复合效应：放射损伤在复合其他损伤后可发生休克，如合并烧伤常发生早期休克，导致伤者可能出现早期死亡；放射复合伤可使伤者免疫力下降，易发生严重感染，甚至早期脓毒症，还会导致代谢紊乱、造血组织破坏以及组织修复延迟和伤口愈合不良。治疗措施为防治感染和出血；早期使用抗放射药物，如胱胺、半胱胺、雌激素、中药制剂等；维持体液平衡和营养支持；若需手术治疗应及时进行手术。

3. 化学复合伤 一种或多种化学致伤因素与其他致伤因素同时或相继作用于机体引起的损伤，称为化学复合伤。战时使用的毒剂又称军用毒剂，一般分为以下 6 类：神经性毒剂，如塔崩、沙林、梭曼、VX 等；糜烂性毒剂，如硫芥、路易气等；全身中毒剂，主要是氰类化合物如氢氰酸、氯化氰等；窒息性毒剂，如光气、双光气；刺激性毒剂，如 CS、苯氯乙酮、亚当剂等；失能性毒剂，如 BZ、CF 等。化学毒剂合并创伤的时候，两种因素相互间的影响会加重病情，病程加快，恢复减慢，其主要特点有：休克发生率增高，且程度加重；出血加重；愈合延迟，恢复减慢；预后不良。系因化学毒剂导致肺和神经系统损伤，以及创伤又会加重毒剂中毒过程，因而导致严重的后果。

【救治与护理】

1. 现场救治 做好防护措施，将患者迅速脱离险境，转移到安全地方，保持呼吸道通畅，补液抗休克，保护重要器官功能。

（1）创伤复合伤 迅速撤离受伤现场；窒息、大出血、休克、昏迷等情况的伤者优先处理；保持呼吸道通畅、吸氧，以及迅速建立静脉通道为患者补液；及时进行创面的处理和隐蔽伤、内脏伤情的判断；抗感染；治疗如烧伤、震伤、冲击伤等。

（2）放射复合伤　早期应抗辐射处理，救护者应做好戴口罩、围围巾、扎好袖口裤脚等简易的个人防护措施。为预防、纠正休克发生和加重，应针对导致休克的主要原因进行救治。胃肠道沾染者可催吐、洗胃、导泻等，尽早服用碘化钾100mg，必要时可采用加速排出措施。对病情稳定的伤者尽早洗消，污物和洗消的污水用深坑掩埋，防止扩散；抗感染；防治出血；创面处理，以等渗盐水（不能用乙醇）彻底清洗创面。

（3）化学复合伤　穿戴防护器材，尽快让伤者撤离染毒地区；立即去除伤口内毒剂液滴，四肢伤口染毒，立即在近心端扎止血带，并及时洗消伤口。尽快清除毒剂，若皮肤染毒，应先用纱布、手帕等蘸去可见液滴，避免往复擦拭扩大染毒范围；再用消毒剂消毒，无消毒剂时，肥皂水、碱水、清水等都可以应急使用。消毒剂消毒10分钟后应用清水局部冲洗。大面积皮肤染毒局部处理不彻底时，应进行全身清洗消毒。中毒较轻但创伤较重者，应及早清创，术中或术后实施抗毒治疗，操作中注意止血，防术后大出血，同时积极抗休克、防治感染，严密观察全身情况及病情变化，采取必要的吸氧、输液、输血以及药物治疗等。

2. 院内救治

（1）创伤复合伤　保持呼吸道通畅，补液、抗休克，合理使用抗生素和预防注射破伤风抗毒素；争取在伤后6小时内清创。

（2）放射复合伤　预防感染，使用抗生素，严重感染时可输注新鲜全血，加强创面护理。

（3）化学复合伤　确诊后立即对症实施抗毒疗法。明确毒物种类后，立即应用有效拮抗剂实施救治。保护肺功能和心肌功能。预防并发症：中毒性休克伴肺水肿者，禁输血和等渗盐水。疑发生肺水肿者时，应掌握好输液的速度和量。

3. 护理措施

（1）即刻护理　①迅速将伤者脱离险境。②保持呼吸道通畅，给予氧气吸入，必要时气管插管或切开、使用呼吸机机械呼吸。

（2）补液、抗休克　补液时应密切观察呼吸、心律、心率的变化，防止心力衰竭、肺水肿的发生。烧伤合并颅脑损伤者抗休克补液指标应控制在低水平，休克控制后，适当限制输液量并及早使用脱水剂，根据血压、脉搏、呼吸、尿量的变化决定脱水剂的用量。

（3）病情监测　①密切观察伤者神志、瞳孔、皮肤、创面、生命体征的变化。②监测辅助检查结果和伤者的症状、体征，及时对症处理。③详细记录伤者病情变化。注意并发症：中毒性休克伴有肺水肿时，掌握好输液速度，禁忌输血和等渗盐水，可输入高渗葡萄糖、吸氧和注意保暖。出血性休克和中毒性休克同时存在时，无血液浓缩，不仅应输液，也需输血。

（4）一般护理　病情允许情况下，鼓励伤者进食高蛋白、高热量、高维生素的易消化食物，协助伤者取舒适卧位，指导床上合理适度活动。

（5）对症护理　依据伤情有针对性地进行急救处理，疼痛者予以止痛；高热者予以降温；骨折者固定；意识障碍伤者及时清除呼吸道分泌物，保持呼吸道通畅等。

（6）心理护理　观察伤者情绪变化，及时予以心理疏导，鼓励积极配合治疗。并与伤者家属交流沟通，给予伤者社会和家庭系统的支持。

（7）健康教育　予以伤者及家属疾病相关的知识讲解，比如化学毒剂所致损伤的特点，烧伤创面的保护，放射物品的妥善处理等。

本章小结

本章主要介绍了创伤的分类、创伤后机体的病理生理变化、创伤急救技术、创伤评分系统，多发伤、复合伤的临床特点及急救与护理。

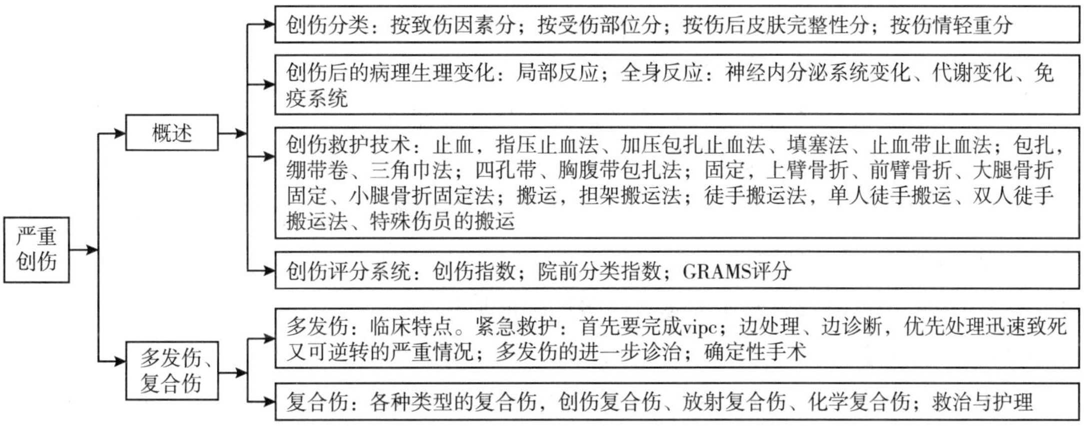

习　题

一、选择题

【A1/A2 型题】

1. 现场不需要任何器械，最直接止血的方法是
   A. 直接压迫止血法　　B. 止血带止血法　　C. 压迫包扎法
   D. 填塞法　　E. 手术止血
2. 重度创伤患者死亡的常见原因是
   A. 化脓性感染　　B. 休克　　C. 急性肾衰竭
   D. ARDS　　E. 骨折
3. 下列不属于创伤急救原则的是
   A. 对有窒息的伤员应先保持呼吸道通畅
   B. 对有出血的伤员必须先止血后搬运
   C. 对有骨折的伤员必须先固定后搬运
   D. 对有疼痛的伤员必须先用止痛药后搬运
   E. 对有心搏停止的伤员必须先心肺复苏后搬运
4. 关于骨折的固定论述不正确的是
   A. 可使用夹板进行骨折固定
   B. 固定应该松紧适宜

C. 若骨断端裸露可将其复位

D. 若伤员存在休克，应先抢救休克再固定骨折

E. 若存在大出血可先止血，再转送

5. 关于 GRAMS 评分不正确的是

A. 评估参数为循环、呼吸、腹部（包括胸部）、运动和语言

B. 本评分是生理指标和外伤部位相结合的院前评分方案

C. 分值范围为 0 ~ 15 分

D. ≥7 分的患者属于轻伤，死亡率为 0.15%

E. ≤6 分为重度伤，死亡率为 62%

6. 关于止血带止血法使用的注意事项，下列不正确的是

A. 松解止血带之前，应输液或者输血，补充血容量

B. 可用绳索、电线缚扎

C. 每隔 1/2 ~ 1 小时松解 1 次，每次放松 1 ~ 2 分钟，且使用时间一般不超过 5 小时

D. 前臂用橡胶带缚扎

E. 运送伤员时要有明显标志，标明止血带时间

【A3/A4 型题】

7. 患者，女，78 岁，因地震导致房屋墙体垮塌，身体多处有创口，创口边缘不整齐、有异物存留，且部分有感染的情况出现。影响伤者创口愈合的因素有

A. 感染　　B. 异物存留或失活组织过多

C. 血液循环障碍　　D. 年龄

E. 以上均是

8. 多发伤的特点不正确的是

A. 伤情变化快、死亡率高

B. 伤后机体处于全面应激状态，多部位创伤相互影响易致伤情迅速恶化

C. 严重的颅脑外伤和胸部损伤是其主要死亡原因

D. 伤情严重者易威胁生命，休克发生率甚高

E. 受伤部位多、伤情复杂，但一般不会危及生命

（9 ~ 10 题共用题干）

患者，男，38 岁，不慎被运送化学毒剂的车辆撞伤，因化学毒剂泄露导致中毒。

9. 在重伤员的抢救中最先需处理的情况是

A. 内脏的损伤　　B. 休克　　C. 开放的伤口

D. 窒息　　E. 开放性气胸

10. 对该患者的处理不正确的是

A. 尽快对伤者进行就地救治

B. 为防止毒剂继续吸收，可采用防毒面具，用棉球、纸片、布料等吸除可见的毒液

C. 肢体伤口染毒时可在其近端扎止血带

D. 中毒较轻但创伤较重者，应及早清创

E. 中毒严重时应抗毒和对症治疗

（11～12 题共用题干）

患者，女，45 岁，因车祸导致颅脑损伤，胸部闭合性损伤以及下肢骨折。事故现场急救人员使用创伤指数（trauma index，TI）对患者的伤情严重程度做出迅速判断和评估。

11. 下列不属于创伤指数评估参数的是
    A. 受伤部位　B. 损伤类型　C. 血压、脉搏
    D. 呼吸、意识　E. 出血量

12. 关于创伤指数（TI）的评分，下列说法错误的是
    A. TI 值 9 分或 9 分以下为轻度伤　B. TI 值 10～16 分为中度伤
    C. TI 值 >17 分为重度伤　D. TI 值分数越高伤情越重
    E. TI 值分数越高伤情越轻

（13～14 题共用题干）

患者，女，58 岁，因不慎从高处坠落，导致下肢骨盆骨折伴大出血，怀疑腹部闭合性损伤。

13. 对该伤员的现场急救中不包括
    A. 脱离危险现场　B. 快速检查生命体征　C. 保持呼吸道通畅
    D. 应用止痛药物　E. 止血

14. 该伤员的下列情况应首先抢救
    A. 肋骨骨折　B. 昏迷　C. 张力性气胸
    D. 肠脱出腹腔外　E. 大出血

（15～19 题共用题干）

患者，男，23 岁，因车祸致全身多处创伤，护士对其进行现场评估发现，伤者呈昏迷状，双侧瞳孔约 3mm，对光反射迟钝。测血压 89/52mmHg，心率 143 次/分，呼吸 28 次/分。怀疑骨盆骨折，身体存在多处创口，且有异物存留。

15. 治疗该患者的首要原则是
    A. 抗感染　B. 纠正水、电解质紊乱　C. 补充血容量
    D. 抢救生命　E. 抗休克治疗

16. 在对该患者的急救处理中，不正确的是
    A. 患者存在隐蔽的伤口　B. 伤口的异物不能随意清除
    C. 下肢骨盆骨折伴大出血　D. 注意患者的病情变化
    E. 只需注意患者表面的伤口即可

17. 该患者的院前分类指数（pre－hospital index，PHI）为多少分
    A. 5 分　B. 8 分　C. 12 分
    D. 15 分　E. 20 分

18. 关于该患者伤口的处理，正确的是
    A. 伤口内异物应该及时去除　B. 骨折端外露要及时还纳
    C. 及时止血带止血　D. 脑组织脱出要及时还纳
    E. 所有伤口一律无须处理，直接转送到医院后再行处理

19. 若该患者送达急诊室后，首先进行
    A. 做 X 线、B 超检查以明确病因　B. 剖腹探查，了解有无腹腔脏器损伤
    C. 立即建立静脉通道，补充血容量　D. 应用血管活性药物

E. 备皮做好术前准备

二、思考题

患者，男，25岁，不慎从高速行驶的汽车上摔下，伤后自觉呼吸困难伴左季肋部疼痛，被急送至医院。入院后检查：血压75/50mmHg，心率110次/分，呼吸28次/分，神志清，面色苍白、四肢湿冷；气管向右侧移位，左侧胸廓饱满，捻发音（+），并可触及骨擦感，叩诊浊音，左侧呼吸音减弱，心律齐；腹部稍膨隆，腹式呼吸减弱，全腹压痛，以左上腹为甚，伴反跳痛，肝浊音界无缩小，左肾区叩击痛（+），移动性浊音（+），腹穿抽出不凝血。化验检查：Hb 78g/L，WBC 13.5×10^9/L；尿常规 RBC 30～50/HP。

请问：

（1）此患者目前主要的护理问题有哪些？

（2）为该患者实施急救的原则是什么？

（3）如何为该患者实施紧急救护？

扫码“练一练”

（高　茹）

第六章　急性中毒

扫码“学一学”

学习目标

1. **掌握**　急性中毒的急救原则、临床表现及护理措施。
2. **熟悉**　急性中毒的病因及发病机制。
3. **了解**　毒物在体内的过程。
4. 学会分析判断各种常见中毒患者的病情并能进行现场急救和各种急救处理配合。
5. 具备尊重关心患者的职业素养和“生命第一、时效为先”的急救意识。

第一节　概　述

中毒是指某种物质进入人体后，与机体的体液或器官、组织发生生物化学或生物物理作用，引起功能性或器质性病变，使正常生理功能发生严重障碍，引起的一系列症状和体征。能引起中毒的外来物质称为毒物。大量毒物和少量毒性较大的毒物在短时间内进入人体，迅速引起中毒症状甚至死亡者称为急性中毒。

中毒与引起毒性反应的物质有密切联系。虽然症状不同，但某些共同的症状可以提示特殊种类的毒物。诊断主要依据临床，但对于某些毒物，血和尿的检测是有帮助的。多数中毒主要依靠支持性治疗，有一部分还可以使用特殊的解毒药。预防措施包括加强预防中毒安全教育、给药品加上醒目的标签、将毒物放置在儿童不易触及的地方等。

急性中毒是临床常见的急症之一。由于毒物起效快，患者症状重，治疗不及时则病死率高，必须尽快做出诊断与急救处理。

【病因与发病机制】

1. 病因

（1）职业性中毒　指患者在工作过程中，由于不注意劳动保护或者违反安全防护制度与措施，密切接触有毒原料、中间产物或成品而发生的中毒。

（2）生活性中毒　由于误食或意外接触有毒物质，自杀或故意投毒等原因致过量毒物进入人体而引起中毒。由于老年人的混淆、视力下降、神志损害或不同医师重复用药均可导致意外中毒。

2. 发病机制

（1）局部腐蚀刺激　刺激性物质如强酸、强碱可吸收组织中的水分，并与蛋白质或脂肪相结合，使细胞变性和坏死。

（2）缺氧　刺激性气体可引起喉头水肿、喉痉挛、支气管炎、肺炎或肺水肿，影响氧气吸入或肺泡的气体交换导致缺氧。窒息性气体如氰化物、一氧化碳、硫化氢等可阻碍氧的吸收、转动或利用。

（3）麻醉作用　脑组织和细胞膜内脂质含量高，有机溶剂和吸入性麻醉剂有较强的亲脂性，可通过血脑屏障进入脑内而抑制大脑功能。

（4）抑制酶的活力　一部分毒物或其代谢产物可通过抑制酶的活力而产生毒性作用，如有机磷农药、重金属、氰化物等可分别抑制胆碱酯酶、含巯基酶、细胞色素氧化酶等活力。

（5）其他　有些毒物通过干扰细胞膜或细胞器的生理功能，通过竞争受体和干扰 DNA 及 RNA 的合成而致人体中毒。

多数毒物可以通过胃肠道代谢或排泄。个别情况下，药物片剂（如阿司匹林、铁剂、肠道黏膜覆盖剂）在肠道形成大的凝块并持续存在，导致不断被吸收而引起中毒。

【护理评估】

1. 健康史　急性中毒患者临床表现复杂，多数症状缺乏特异性，因此接触史对于确认中毒具有重要意义。应重点询问职业史和中毒史。要了解患者发病时身边有无药瓶、药袋等。有些患者如说谎儿童、自杀或精神病患者、有意识改变的患者，应进一步询问其朋友、亲属或救援人员。对患者的工作环境、生活情况、近期精神状况以及有无家庭矛盾和社会矛盾等方面应充分了解，以利于病情判定。

2. 临床表现　毒物不同引起的症状和体征也不同，不同患者对同一种毒物也可表现为不同的症状（表 6－1）。混合性中毒患者的症状不同于单一毒物引起的中毒。首先应检查生命体征，然后按诊断学规范检查，重点检查瞳孔、皮肤黏膜、呼吸系统、循环系统等的变化。

表 6－1　常见毒物中毒的临床表现

受累系统	临床表现	毒物
皮肤黏膜	灼伤	强酸、强碱、甲醛、苯酚、百草枯
	发绀	亚硝酸盐、硝基苯、氰化物、麻醉药、有机溶剂、刺激性气体、苯胺
	颜面潮红	阿托品、颠茄、乙醇、硝酸甘油、一氧化碳
	皮肤湿润	有机磷农药、乙醇、水杨酸、拟胆碱药、吗啡类
	樱桃红色	一氧化碳、氰化物
	黄疸	毒蕈、鱼胆、四氯化碳、百草枯
眼	瞳孔缩小	有机磷农药、阿片类、镇静催眠药、氨基甲酸酯、毒蕈
	瞳孔扩大	阿托品、莨菪碱、肉毒、甲醇、乙醇、大麻、苯、氰化物
	视神经炎	甲醇、一氧化碳
神经系统	昏迷	麻醉药、镇静催眠药、有机磷农药、有机溶剂、一氧化碳、硫化氢、氰化物、有机汞、拟除虫菊酯、乙醇、阿托品
	谵妄	有机磷农药、有机汞、拟胆碱药、醇、苯、铅
	肌纤维颤动	有机磷农药、有机汞、有机氯、汽油、乙醇、硫化氢
	惊厥	毒鼠强、窒息性毒物、有机氯农药、拟除虫菊酯、异烟肼
	瘫痪	可溶性钡盐、一氧化碳、三氧化二砷、蛇毒、河豚毒、箭毒
	精神异常	二硫化碳、一氧化碳、有机溶剂、乙醇、阿托品、蛇毒、抗组胺药

续表

受累系统	临床表现	毒物
呼吸系统	呼吸气味	氰化物苦杏仁味；有机磷农药、黄磷、铊等大蒜味；苯酚和甲酚皂溶液苯酚味
	呼吸加快或深大	二氧化碳、呼吸兴奋剂、甲醇、水杨酸类、抗胆碱药、可卡因、樟脑
	呼吸减慢	镇静催眠药、吗啡、海洛因、氰化物
	肺水肿	刺激性气体、磷化锌、氢化物、有机磷农药、百草枯
消化系统	胃肠症状	有机磷农药、铅、锑、砷、强酸、强碱、磷化锌
	肝损害	磷、硝基苯、毒蕈、氰化物、蛇毒、四氯化碳
循环系统	心动过速	阿托品、颠茄、氯丙嗪、拟肾上腺素、可卡因
	心动过缓	洋地黄类、毒蕈、拟胆碱药、钙离子拮抗剂、β受体阻滞药
	心脏毒性	洋地黄、奎尼丁，氨茶碱、土根碱
	缺氧	一氧化碳、硫化氢、氰化物等窒息性毒物
泌尿系统	低钾血症	可溶性钡盐、棉酚、排钾性利尿药
	肾小管坏死	升汞、四氯化碳、毒蕈、蛇毒、生鱼胆、斑蝥、氨基糖苷类
	肾小管堵塞	砷化氢、蛇毒、磺胺结晶
血液系统	溶血性贫血	砷化氢、苯胺、硝基苯
	再生障碍性贫血	氯霉素、抗肿瘤药、苯
	出血	阿司匹林、氯霉素、氢氯噻嗪、抗肿瘤药
	凝血障碍	肝素、香豆素类、水杨酸类、敌鼠、蛇毒

（1）呼吸系统症状

①刺激症状：表现为咳嗽、胸痛、呼吸困难，见于各种刺激性及腐蚀性气体，如强酸雾、甲醛溶液等。

②呼吸气味：有机磷农药有大蒜味，硫化氢有臭蛋味，氰化物有苦杏仁味，乙醇有酒味，硝基苯中毒有鞋油味等。

③呼吸加快：见于水杨酸、甲醇等中毒。

④呼吸减慢：见于催眠药、麻醉药、吗啡等中毒对呼吸中枢的过度抑制。

（2）眼部症状

①瞳孔缩小：见于有机磷农药、吗啡等中毒。

②瞳孔扩大：见于阿托品、乙醇、氰化物、苯等中毒。

（3）皮肤黏膜症状

①皮肤及口腔黏膜灼伤：主要见于强酸、强碱等引起的腐蚀性损害，如糜烂、溃疡等。

②发绀：见于亚硝酸盐、磺胺、非那西丁、麻醉药等中毒，引起氧和血红蛋白的不足而产生发绀。

③口唇樱桃红色：为一氧化碳、氰化物中毒的特征性表现。

④皮肤潮红：见于乙醇、阿托品、血管扩张药等中毒。

（4）循环系统症状

①心律失常：洋地黄、夹竹桃、乌头等兴奋迷走神经，拟肾上腺素类药、三环抗抑郁药等兴奋交感神经，以及氨茶碱中毒等均可引起心律失常。

②休克：奎宁、奎尼丁等可引起血管源性休克，强酸、强碱等可致低血容量性休克，青霉素引起过敏性休克。

③心搏骤停、中毒性心肌病变：见于洋地黄、奎尼丁、河豚等中毒。

（5）神经系统症状

①中毒性脑病：有机磷农药、一氧化碳等可引起各种神经系统症状及脑实质的损害。表现为程度不等的意识障碍、抽搐等，严重者出现颅内压增高综合征。

②中毒性周围神经病：如铅中毒所致脑神经麻痹，砷中毒所致多发性神经炎。

（6）其他症状　恶心、呕吐、少尿、无尿等。

3. 辅助检查

（1）毒物检测　对不明原因中毒或怀疑中毒患者应尽早选择性采集标本进行毒物分析。标本包括患者的呕吐物、首次抽吸的胃内容物、血、尿、便、唾液，剩余的可疑食品、物品、遗留毒物，药物和容器等。须注意，诊断中毒时不能过分依赖毒物检测。

（2）常规检查　包括血、尿、便常规，胸部X线检查、心电图、动脉血气分析等。

（3）生化检查　肝、肾功能检查，血清电解质等。

（4）异常血红蛋白检测　碳氧血红蛋白浓度增高见于一氧化碳中毒；高铁血红蛋白血症见于亚硝酸盐、苯胺、硝基苯等中毒。

（5）酶学检查　全血胆碱酯酶活力下降见于有机磷农药、氨基甲酸酯类农药等中毒。

4. 社会心理状况　急性中毒患者发病突然，病情笃重，担心抢救能否成功，害怕留有后遗症，影响日后生活质量，有焦虑、紧张和恐惧心理。服毒自杀者拒绝检查和治疗，丧失对生活的希望，甚至有再次自杀的念头。

【病情判断】

1. 评估患者全身状况　诊断的第一步是评估患者的全身状况。严重中毒需要立即采取措施治疗心肺衰竭。

2. 病史采集　通过病史采集来了解毒物的种类，如有不可解释的症状，应该对病史提供者表示怀疑，特别是有意识改变者。

3. 体征　可以提示一些特殊种类物质的中毒（如中毒综合征、呼吸气味、针孔支持静脉用药、长期酗酒的小斑点）。

4. 检查　实验室检查及毒物检测有助于中毒的诊断。

5. 自杀性中毒　对于成人的自杀性中毒，应考虑多种中毒的可能。

【救治与护理】

急性中毒大多数病情危急，早期救治的质量和速度决定了患者的生存、死亡、康复和残疾。因此，当患者到达急诊抢救室后，应立即对患者进行全面准确的评估、详细询问病史以及中毒的途径、原因，以便及时采取针对性的解毒措施。

1. 急救护理

（1）立即终止接触毒物

①迅速脱离有毒环境：对吸入性中毒患者，应立即将其搬离有毒环境，转移到空气新鲜的地方；对接触性中毒者，立即将患者撤离现场，除去污染衣物，用敷料除去肉眼可见的毒物。

②给予生命支持：护士在抢救过程中最关键的任务是监测生命体征、协助给予基本的生命支持，配合医生实施有效的抢救措施。若患者出现呼吸、心搏骤停，应立即进行心肺

复苏，迅速建立静脉通路，尽快采取相应救治处置。

（2）清除尚未吸收的毒物

①吸入性中毒者须保持呼吸道通畅，及早吸氧；接触性中毒者用大量清水冲洗接触部位的皮肤、毛发和指甲。清洗时禁忌使用热水或少量水擦洗，以防止促进局部血液循环，加速毒物的吸收。

②对于口服中毒者应立即终止服用，尽早清除胃肠道尚未吸收的毒物。毒物清除越早、越彻底，病情改善越明显，预后越好。

催吐：适用于神志清醒，能配合且没有催吐禁忌证者。此法简单有效，便于操作。

洗胃：是彻底清除胃内容物的有效方法，也是口服中毒患者抢救成功与否的关键措施。一般在服毒后6小时内洗胃效果最好。但对于口服中毒者，除禁忌证外，无论时间长短，均须采取洗胃措施。

导泻：适用于服毒超过4小时，洗胃后的患者。常用25%硫酸钠30～60ml或50%硫酸镁40～80ml。中枢神经系统严重抑制的昏迷患者，禁用硫酸镁导泻。严重脱水及口服强腐蚀性毒物的患者禁止导泻。

灌肠：适用于口服中毒超过6小时以上、导泻无效者及抑制肠蠕动的毒物（如巴比妥类、颠茄类、阿片类）中毒。

（3）促进已吸收毒物的排出

①补液利尿：常选用5%～10%葡萄糖注射液或5%葡萄糖生理盐水注射液静脉滴注。在补液的基础上给予强利尿剂，如呋塞米20～40mg静脉注射；也可用高渗透性利尿剂，如20%甘露醇注射液250ml快速静脉滴注。

②吸氧：高压氧治疗是一氧化碳中毒的特效疗法。

③血液净化

血液透析：适用于中毒量大、小分子毒物、血中浓度高、常规治疗无效，且伴有肾功能不全及呼吸抑制者，应尽早采用，一般来说12小时内血液透析效果最好。

血液灌流：适用于严重中毒并经其他治疗或血液透析治疗效果不佳者。血浆置换：疗效最佳，但其操作复杂，代价较高。

（4）特效解毒剂的应用

①金属中毒解毒剂：常用的有依地酸钙钠，是急、慢性铅中毒的首选特效解毒药。二巯基丁二酸钠（又称二巯琥珀酸钠）为广谱金属解毒药，主要用于汞、砷、铅、锑、钡、银、铜、镍等金属中毒。其中对锑的解毒作用最强。二巯丙醇用于砷、汞、金、锑的中毒。

②高铁血红蛋白症解毒剂：小剂量亚甲蓝（美蓝）用于亚硝酸盐、苯胺、硝基苯等中毒引起的高铁血红蛋白血症。注意：大剂量亚甲蓝（10mg/kg）的效果相反，可引起高铁血红蛋白。

③氰化物中毒解毒剂：一般采用亚硝酸盐－硫代硫酸钠疗法。

④有机磷农药中毒解毒剂：常用药有阿托品、氯解磷定，对内吸磷、对硫磷、甲胺磷、甲拌磷等中毒的疗效好。

⑤中枢神经抑制剂解毒剂：纳洛酮对麻醉镇痛药引起的呼吸抑制有特异的拮抗作用，乙醇中毒也可应用。氟马西尼为苯二氮䓬类中毒的拮抗药。

（5）对症及支持治疗　及时清理呼吸道分泌物，保持呼吸道通畅；心搏骤停者应立即予以心肺复苏；烦躁惊厥、抽搐者给予止痉、镇静治疗；肺水肿、脑水肿、呼吸循环衰竭者积极给予相应处理；昏迷者常规留置导尿，加强基础护理，定期翻身拍背，以免发生坠积性肺炎及压疮等。

2. 一般护理

（1）休息及饮食　急性中毒者应卧床休息、注意保暖。病情许可时，尽量鼓励患者进食。急性中毒患者的饮食应为高蛋白、高糖类、高维生素的无渣饮食，腐蚀性毒物中毒者应早期给乳类等流质饮食。

（2）病情观察

①密切观察患者生命体征、意识及瞳孔的变化，早期甄别脑水肿、酸碱失衡等。详细记录出入量。注意观察呕吐物及排泄物的性状，必要时留标本送检。

②保持呼吸道通畅，及时清除呼吸道分泌物，给予氧气吸入，必要时气管插管、气管切开或使用呼吸机等。

③做好心电图监护，一旦发现心脏损害，及早进行处理。

④维持水及电解质平衡。记录出入量，密切观察患者的尿量、每日进食量、口渴及皮肤弹性情况、呕吐、腹泻情况，并及时给予适量的补液，可有效防止水、电解质紊乱。严重呕吐、腹泻者应详细记录呕吐物的颜色和量。

（3）口腔护理　吞服腐蚀性毒物者应特别注意口腔护理，密切观察口腔黏膜的变化，防止口腔感染。

（4）对症护理　洗胃时应注意洗胃液的温度、抽出洗胃液量和颜色，同时注意肢体保暖；昏迷者必须注意保持呼吸道通畅，维持呼吸、循环功能，并做好皮肤护理，定时翻身；惊厥时应保护患者避免受伤，应用抗惊厥药物；高热者可采用物理或药物降温；尿潴留者给予导尿，注意无菌技术操作；有皮肤溃疡及破损的患者应及时保护创面，预防感染等。

（5）洗胃护理　口服中毒者只要胃内毒物尚未完全排空，即可用洗胃法。洗胃要用特制胃管（较粗），因小胃管易被胃内食物堵塞。根据毒物种类选择合适的洗胃液，一般成年人用 10 L 以上温水（清水），儿童最好用生理盐水以免引起水电解质紊乱。常用洗胃液还有 1∶5000 高锰酸钾，2% 碳酸氢钠。有机磷农药中毒洗胃时，敌百虫中毒忌用碳酸氢钠，对硫磷中毒忌用高锰酸钾。吞服腐蚀性毒物、石油化工产品和产生泡沫的毒物禁止洗胃。神志不清或昏迷患者如必须洗胃可先做气管插管后再行洗胃。

（6）用药护理　遵医嘱正确使用解毒药及其他药物，并注意观察用药反应及病情变化，为医师的用药及各种治疗提供可靠依据。

（7）转运时的护理　大部分急性中毒患者经急救处理后须转 ICU 继续监护治疗。但由于患者生命体征常不稳定，在转运过程中存在着较大的风险，如气管插管脱出或误拔、呕吐物误吸、心搏骤停等，因此在转运前应严密监测患者的生命体征，并做好记录，认真检查各类导管、仪器的使用情况；烦躁患者应使用约束带，防止管道误拔，认真进行交接班，并备好相关抢救物品，保证患者能及时、准确、安全的交接。

（8）心理护理　对服毒自杀者，要做好患者的心理护理，防范患者再次自杀。对于服毒自杀转危为安者，应了解自杀的原因、社会背景、家庭经济状况和社会关系以及对中毒的了解程度和心理需求，帮助患者解决心理症结，给予心理上的安慰、疏导。同时做好患者家属及其他人的工作，以消除患者的后顾之忧。

【健康指导】

1. 加强防毒宣传，普及防毒知识 在厂矿、农村、城市居民中结合实际情况，向群众介绍有关中毒的预防和急救知识。可因时、因地制宜进行防毒宣传。

2. 不吃有毒或变质的食品 食用特殊的食品前，要注意了解有无毒性，不要食用有毒或变质的食物，如对于无法辨别有无毒性的蕈类，或怀疑为有机磷农药毒死的家禽不可食用。新近腌制的咸菜，变质韭菜、菠菜、萝卜等，苦井水、发芽马铃薯等均不可食用。

3. 加强毒物管理和个人防护 严格遵守有关毒物的防护和管理制度，加强毒物的保管。在化学物质的生产过程中，防止“跑、冒、滴、漏”。有毒物的生产车间和岗位应加强通风，以排出毒物，防止毒物聚积导致中毒。喷洒农药、抢救意外事故，或进入空气中含有高浓度毒物的场所时，要加强个人防护，穿防护服，戴防毒面具。

4. 其他 自杀以20～39岁女性为主，对此类人群应多加关注，多给予社会心理支持，提高危险人群的心理素质。

第二节 有机磷农药中毒

案例导入

患者，女，63岁，其家属诉30分钟前发现患者误服农药（甲胺磷），患者呼之不应，无法言语，呕吐3次，为胃内容物，非喷射状，有刺激性气味，全身湿冷，口吐泡沫，四肢震颤。患者家属立即呼叫“120”，送医院急诊抢救治疗。

请问：

1. 目前患者主要的护理问题有哪些？
2. 患者可能出现哪些实验室异常情况？
3. 紧急抢救措施有哪些？
4. 治疗后病情好转的指标有哪些？

有机磷农药是我国农业应用范围最广的杀虫剂之一，大多属于高毒类或剧毒类，多呈油状或结晶状，色泽由淡黄色至棕色，稍有挥发性，具有大蒜味。有机磷农药一般难溶于水，不易溶于多种有机溶剂，在酸性环境中较稳定，在碱性条件下易分解失效。但以下除外：敌百虫遇碱则变成毒性更强的敌敌畏，甲拌磷和三硫磷则耐碱。

有机磷农药通过与人体的接触，可以从呼吸道、消化道乃至皮肤等途径进入人体，亦有二次中毒。可为单独、家庭或集中中毒。毒物可随血液、淋巴液循环而遍及全身各个器官与组织，其中肝脏中含量水平较高。在体内，有机磷农药与胆碱酯酶结合成磷酰化胆碱酯酶。它不同于乙酰化胆碱酯酶，难以水解恢复为胆碱酯酶。这就使胆碱酯酶丧失了水解胆碱的活性，致使胆碱在体内过量蓄积，从而使中枢神经系统和胆碱能神经功能紊乱，出现一系列中毒表现。

【护理评估】

1. 健康史 详细了解患者近来生活、工作情况及有无情绪波动。了解有无口服、喷洒有机磷农药等接触史或其他可疑接触史。了解有机磷农药的来源、种类、剂量、中毒具体时间、中毒经过和中毒途径。仔细观察患者污染部位或呼气气味和呕吐物气味，如闻到大蒜臭味更则有助于有机磷农药中毒的诊断。

2. 临床表现

（1）毒蕈碱样症状（M 样症状） 主要为腺体分泌亢进和平滑肌痉挛。这组症状出现最早，恶心、呕吐、腹痛，严重时发生肺水肿，还可引起大小便失禁、瞳孔缩小、流泪、多汗等。可用阿托品对抗治疗。

> **考点提示**
> 有机磷农药中毒患者的 M 样症状和 N 样症状。

（2）烟碱样症状（N 样症状） 患者皮肤血管收缩、面色苍白、心率加快、血压增高、肌束震颤、肌力减退，晚期可因呼吸肌麻痹而致死。可用胆碱酯酶复能剂解除。

（3）中枢神经系统症状 早期可出现头晕、头痛、倦怠无力、失眠、嗜睡及多梦，晚期意识模糊，甚至发生昏迷及疼痛样抽搐。严重时可发生呼吸中枢衰竭或脑水肿而死亡。

（4）其他方面表现 部分患者可出现中毒性心肌损害，发生急性心力衰竭和心律失常。心电图异常程度与有机磷中毒程度成正比。

知识链接

中间型综合征

中间型综合征（intermediate syndrome）多发生在重度有机磷农药（甲胺磷、敌敌畏、乐果、久效磷）中毒后 24 ~ 96 小时及复能药用量不足的患者，经治疗胆碱能危象消失、意识清醒或未恢复和迟发性多发神经病发生前，突然出现屈颈肌和四肢近端肌无力和第Ⅲ、Ⅶ、Ⅸ、Ⅹ对脑神经支配的肌肉无力，出现睑下垂、眼外展障碍、面瘫和呼吸肌麻痹，引起通气障碍性呼吸困难或衰竭，可导致死亡。其发病机制与胆碱酯酶（ChE）长期受抑制，影响神经肌肉接头处突触后功能有关。全血或红细胞 ChE 活力在 30% 以下；高频重复刺激周围神经的肌电图检查，诱发电位波幅进行性递减。

3. 辅助检查

（1）血胆碱酯酶（ChE）活力测定 血 ChE 活力是诊断有机磷农药中毒的特异性实验指标，对判断中毒程度、疗效和预后极为重要。以正常人血 ChE 活力值作为 100%，急性有机磷农药中毒时，ChE 活力值在 50% ~70% 为轻度中毒；30% ~50% 为中度中毒；30% 以下为重度中毒。对长期有机磷农药接触者，血 ChE 活力值测定可作为生化监测指标。

（2）尿中有机磷农药代谢物测定 在体内，对硫磷和甲基对硫磷氧化分解为对硝基酚，敌百虫代谢为三氯乙醇。尿中测出对硝基酚或三氯乙醇有助于诊断上述毒物中毒。

> **考点提示**
> 诊断有机磷农药中毒的特异性实验室指标。

（3）常规检查项目 血常规、尿常规、血糖、血生化、肝功能、肾功能、心电图、胸片等。

4. 急性中毒诊断分级

（1）轻度中毒 仅有 M 样症状，ChE 活力 50% ~70%。

（2）中度中毒 M 样症状加重，出现 N 样症状，ChE 活力 30% ~50%。

（3）重度中毒 具有 M、N 样症状，并伴有肺水肿、抽搐、昏迷、呼吸肌麻痹和脑水肿，ChE 活力 30% 以下。

5. 社会心理状况 服毒自杀患者心理脆弱，甚或存在心理和精神疾患，缺乏自我控制能力，对待医护人员的抢救措施抱有矛盾心理，既想解除身心痛苦，又存在后悔、羞愧等多种情绪，不愿与人交流沟通，常以沉默来表达，甚至仍存在极端想法，不配合医护治疗。误服中毒患者因事发突然，易产生紧张、恐惧心理，担心有后遗症的存在。

【病情判断】

1. 病史 有明确的接触史和服毒史。

2. 气味 口腔、呼出气、呕吐物或体表有蒜臭味。

3. 检查 有瞳孔缩小、肌束震颤、血压升高或降低，肺水肿、脑水肿等胆碱能神经兴奋的表现。

4. ChE 血胆碱酯酶活力降低。

【常见护理问题】

1. 气体交换受损 与有机磷农药中毒导致患者肺水肿、换气功能障碍等有关。

2. 急性意识障碍 与有机磷杀虫药中毒有关。

3. 低效性呼吸型态 与有机磷杀虫药所致呼吸肌麻痹、呼吸中枢受抑制有关。

4. 有窒息的危险 与中毒后流涎、呕吐、昏迷，导致误吸等有关。

5. 情境性自我贬低 与学习、工作的自我期待或婚姻受挫、失去生活信心有关。

6. 潜在并发症 脑水肿、肺水肿、呼吸衰竭及中毒性心肌损害。

【救治与护理】

1. 彻底、快速清除毒物 是服毒患者抢救成功的主要环节之一。对服毒患者做到尽早洗胃是彻底清除胃内尚未吸收毒物的一项重要措施，是口服有机磷农药中毒患者抢救成功的关键。对有意识障碍、呼吸衰竭或反复抽搐者应在气管插管、呼吸机通气支持下进行洗胃，禁忌催吐。洗胃后从胃管内注入 50% 的硫酸镁或 20% 甘露醇进行导泻。用清水彻底清洗口腔、鼻腔和头面部等可能沾染毒物的部位，并做好口腔护理。另外，严格洗胃液的配置，尽量采用等渗洗胃液可避免洗胃过程大量淡水渗透而稀释血液，降低中间型综合征的发生。但使用大量洗胃液时注意避免速度过快、液量多，进出量不平衡而引起的水中毒。物理化学因素的作用对救治效果的影响、洗胃机的正负压、大量洗胃液的反复冲洗、洗胃管对胃黏膜的损伤等，常引起胃黏膜出血，严重者不得不中止洗胃，影响救治效果。应注意敌百虫中毒忌用碳酸氢钠，对硫磷中毒忌用高锰酸钾。

2. 快速吸氧 中毒患者均有不同程度的缺氧，尤其抽搐时更为严重，因此须高流量氧气吸入，必要时面罩加压供氧。

3. 迅速建立静脉通道 进行快速穿刺时应尽量选择远离关节且较粗的血管，可提高穿刺成功率且易固定。穿刺成功立即给予 20% 甘露醇 250ml 快速静脉滴注，但不能大剂量和长期使用。有文献报道，大剂量长期使用甘露醇可致急性肾衰竭。

4. 保持呼吸道通畅 中毒早期，呼吸道有大量分泌物和呕吐物易致呼吸道阻塞，因此患者取平卧位，头偏向一侧，勤吸痰，痰液黏稠者可用超声雾化吸入，保持呼吸道通畅，防止痰液阻塞呼吸道；出现呼吸道阻塞或麻痹时，立即行气管插管或气管切开术，并注意做好气管插管和气管切开的护理，妥善固定，防止人工气道的移位、脱开和阻塞。保持气管切开伤口清洁，注意气道分泌物外观，及时留取分泌物样品做痰培养及药敏试验。同时做好呼吸机管路系统的管理及消毒，这是防止呼吸机相关肺炎发生的一项措施。

5. 控制抽搐 有机磷农药中毒时因全身肌肉持续抽搐导致呼吸肌麻痹和窒息是死亡的主要原因。因此，控制抽搐是挽救患者生命，提高抢救成功率的关键。常用地西泮：成人每次10mg；儿童每次2～5mg（每次0.25～0.5mg/kg）缓慢静脉注射，注射速度成人≤5mg/min，其抽搐控制不满意者10～20分钟可重复使用，或以2mg/min的速度持续滴注，直到控制抽搐为止，24小时总量不得超过100mg。

6. 解毒剂的应用 在清除毒物过程中，同时应用ChE复能药和胆碱受体拮抗药治疗。用药原则根据病情，要早期、足量、联合和重复应用解毒药，并且选用合理给药途径及择期停药。中毒早期即联合应用抗胆碱能药与ChE复能药才能取得更好疗效。应用阿托品需达到阿托品化，防止阿托品用量不足和阿托品中毒。

（1）ChE复能药 肟类化合物能使被抑制的ChE恢复活力。其原理是肟类化合物吡啶环中季胺氮带正电荷，能被磷酰化胆碱酯酶的阴离子部位吸引，其肟基与磷酰化胆碱酯酶中磷形成结合物，使其与ChE酯解部位分离，恢复真性ChE活力。ChE复能药尚能作用于外周N2受体，对抗外周N胆碱受体活性，能有效解除烟碱样毒性作用，对M样症状和中枢性呼吸抑制作用无明显影响，所用药物如下。

①氯解磷定（氯磷定）：复能作用强，毒性小，水溶性，可供静脉或肌内注射，是临床上首选的解毒药。首次给药要足量，指征为外周N样症状（如肌颤）消失，血液ChE活力恢复50%以上。如洗胃彻底，轻度中毒无须重复给药。中度中毒首次足量给药后重复1～2次即可；重度中毒首次给药后30～60分钟未出现药物足量指征时，应重复给药。如口服大量乐果中毒、昏迷时间长、对ChE复能药疗效差及血ChE活力低者，解毒药维持剂量要大，时间可长达5～7天。通常中毒表现消失，血ChE活力在50%～60%以上，即可停药。

②碘解磷定（解磷定）：复能作用较差，毒性小，水溶性小，仅能静脉注射，是临床上次选的解毒药。

③双复磷：重活化作用强，毒性较大，水溶性大，能静脉或肌内注射。

ChE复能药对甲拌磷、内吸磷、对硫磷、甲胺磷、乙硫磷和辛硫磷等中毒疗效好，对敌敌畏、敌百虫中毒疗效差，对乐果和马拉硫磷中毒疗效不明显。双复磷对敌敌畏及敌百虫中毒疗效较碘解磷定好。ChE复能药对中毒24～48小时后已老化的ChE无复活作用。对ChE复能药疗效不佳者，加用胆碱受体拮抗药。

ChE复能药不良反应有短暂眩晕、视力模糊、复视、血压升高等；用量过大能引起癫痫样发作和抑制ChE活力。碘解磷定剂量较大时，尚有口苦、咽干、恶心，注射速度过快可导致暂时性呼吸抑制；双复磷不良反应较明显，有口周、四肢及全身麻木和灼热感，恶心、呕吐和颜面潮红，剂量过大可引起室性期前收缩和传导阻滞，有的发生中毒性肝病。

（2）胆碱受体拮抗药 胆碱受体分为M和N二类。由于OPI中毒时，积聚的乙酰胆碱（ACh）首先兴奋中枢N受体，使N受体迅速发生脱敏反应，对ACh刺激不再发生作用，并且脱敏的N受体还能改变M受体构型，使M受体对ACh更加敏感，对M受体拮抗药（如阿托品）疗效降低。因此，联合应用外周与中枢性抗胆碱能药具有协同作用。

①M胆碱受体拮抗药：又称外周性抗胆碱能药。阿托品和山莨菪碱等主要作用于外周

M 受体，能缓解 M 样症状，对 N 受体无明显作用。根据病情，阿托品每 10～30 分钟或 1～2 小时给药 1 次，直到患者 M 样症状消失或出现“阿托品化”。阿托品化指征为瞳孔较前扩大；颜面潮红；皮肤干燥、腺体分泌物减少、无汗、口干；肺部湿性啰音消失和心率增快。此时，应减少阿托品剂量或延长给药间隔时间。使用过程中，预防阿托品中毒，注意区别“阿托品化”与“阿托品中毒”（表 6－2）。如出现瞳孔明显扩大、神志不清、烦躁不安、抽搐、昏迷和尿储留等为阿托品中毒，应立即停用阿托品。

> **考点提示**
> 阿托品化与阿托品中毒的主要区别。

表 6－2　阿托品化与阿托品中毒的主要区别

项目	阿托品化	阿托品中毒
神经系统皮肤	意识清楚或模糊，颜面潮红、干燥	谵妄、躁动、幻觉、双手抓空、惊厥、昏迷干燥、紫红
瞳孔	由小扩大，不再缩小	极度扩大
体温	正常或轻度升高	高热，＞40℃
心率	≤120 次/分，脉搏快而有力	心动过速，脉搏细速，甚至发生心室颤动

②N 胆碱受体拮抗药：又称中枢性抗胆碱能药（如东莨菪碱、苯那辛、苄托品、丙环定等），对中枢 M 和 N 受体作用强，对外周 M 受体作用弱。盐酸戊乙奎醚（长托宁）对外周 M 受体和中枢 M、N 受体均有作用，但对心率无明显影响，较阿托品抗胆碱作用强，尚能改善毒蕈碱症状。有效剂量小，作用时间（半衰期 6～8 小时）长，且在脑内组织维持时间长，不良反应少，首次用药需与氯解磷定合用。

根据有机磷农药中毒程度选用药物：轻度患者单用胆碱酯酶复能药；中、重度患者可联合应用胆碱酯酶复能药与胆碱受体拮抗药。两药合用时，应减少胆碱受体拮抗药（阿托品）用量，以免发生中毒。

有机磷农药中毒患者用药如表 6－3 所示。

表 6－3　有机磷农药中毒患者用药

治疗药		轻度中毒	中度中毒	重度中毒
胆碱酯酶复能药	氯解磷定（g）	0.50～0.75	0.75～1.50	1.5～2.0
	碘解磷定（g）	0.4	0.8～1.2	1.0～1.6
	双复磷（g）	0.125～0.250	0.50	0.50～0.75
胆碱受体拮抗药	阿托品（mg）	2～4	5～10	10～20

知识链接

阿托品中毒的临床表现和处理方法

1. 临床表现　瞳孔散大，过度兴奋或烦躁，谵妄、幻觉、双手抓空，乱喊乱叫甚至昏迷；呼吸快而浅，心率增快，血压升高，高热，皮肤潮红、干燥，腹胀，肠鸣音消失，尿潴留。严重者亦可发生肺水肿，可因呼吸中枢麻痹死亡。

2. 处理方法　立即停药，应用利尿药促进排泄或肌内注射毛果芸香碱 5mg，必要时可重复。亦可用间羟胺 10mg 拮抗。烦躁不安者可用地西泮或水合氯醛镇静。

7. 血液净化疗法 血液灌流是急性中毒时最常用、效果最好的血液净化技术，目前研究证实血液灌流最大限度地降低血清中有机磷浓度，疗效与血液灌流治疗时选用的炭肾吸附制剂有关，比大制剂炭肾（155～200g）清除体内毒物作用明显，较小制剂炭肾（60g）疗效好。因此，在维持血流动力学稳定的前提下，应尽可能选用大制剂炭肾进行血液灌流，有助于提高疗效。在血液净化过程中，需要使用抗凝剂来防止血滤器和血液管路凝血，正确掌握抗凝剂用量，既要保证血路正常运转，又要避免抗凝剂对全身的不良影响。临床中常应用低分子肝素抗凝，能刺激内源性纤溶酶原激活释放，促进血栓溶解，增加抗凝效果。

8. 对症治疗 重度有机磷农药中毒患者常伴有多种并发症，如酸中毒、低钾血症、严重心律失常、脑水肿等，特别是合并严重呼吸和循环衰竭时如处理不及时，应用的解毒药尚未发挥作用患者即已死亡。应根据不同病情变化予以对症处理。

9. 一般护理

（1）密切观察病情

① 生命体征和瞳孔改变：有机磷农药中毒所致呼吸困难较常见，在抢救过程中应严密监测患者呼吸、血压、脉搏、体温、瞳孔大小；在阿托品应用过程中，护士不能机械地执行医嘱，并严密观察上述指标和肺部啰音变化，判断患者是否达到阿托品化，为医师提供可靠的临床信息，即使阿托品化后也应继续观察相关指标。

②神志变化：多数患者中毒后即出现意识障碍，有些患者入院时神志清楚，但随着毒物的吸收而很快出现昏迷；有些患者在抢救过程中出现阿托品中毒现象，患者甚至出现烦躁、谵妄、幻觉等，故需严密观察患者的神志变化，以准确判断病情。

③注意观察药物的不良反应和有机磷农药中毒“反跳”现象。

（2）护理措施

①饮食护理：轻度、中度和重度中毒患者进食时间分别为12～24小时、24～36小时、36～72小时。皮肤吸收中毒的患者，应鼓励早期进食。患者症状缓解后应该以流质饮食开始，逐渐过渡到半流质和软食。

②患者体温过高时需采用降温措施。头部冷敷冰帽，酒精擦浴或低压冰水灌肠。使用解热药应注意避免过量，防止因大量出汗问题引起失水而致低血容量性休克。

③静脉输液不宜过量、过快。如输液过量、过快、血中ChE和阿托品浓度均被稀释，影响疗效。

④对于躁动患者要注意安全保护，防止外伤和坠床。

⑤及时准确做好各项记录。

⑥心理护理：对神志清醒者应做好心理护理，与其谈心，消除恐惧心理和紧张情绪，积极配合治疗。对于轻生自服有机磷农药的患者要给予心理疏导，消除其轻生意念，重建生活信心，提高心理应激能力，并请其家属等共同进行心理疏导，以利于早日康复，并尊重患者隐私，实行医疗保护。

【健康指导】

1. 宣传教育 宣传普及有机磷农药毒性知识与中毒防护知识，提高人们对有机磷农药的防护意识。严重的皮肤病是有机磷农药作业的职业禁忌证，其在岗期间职业健康检查周期为2年。

2. 预防迟发性多发神经病 出院时应向家属明确交代，患者需要在家中休息2～3周，需按时服药，不可单独外出，以防发生迟发性多发性神经病。

第三节　一氧化碳中毒

案例导入

患者，女，17岁，因“发现神志不清伴抽搐约30分钟”入院。患者半小时前被朋友发现摔倒在浴室，房间内充满煤气味。转运途中患者神志转清，但感头晕、头痛、四肢麻木、无力并震颤，有恶心无呕吐。查体：双侧瞳孔等大等圆，直径约3mm，对光反射灵敏。体温36.0℃，心率90次/分，呼吸13次/分，血压99/56mmHg，血氧饱和度100%，全身皮肤及巩膜无黄染，既往体健。辅助检查：①头颅CT内未见明显异常；②心电图正常；③血液分析：FIB 1.69g/L；二氧化碳16.3mmol/L。

请问：

1. 该患者主要的护理问题有哪些？
2. 入院后应采取哪些救治措施？

一氧化碳（CO）中毒俗称“煤气中毒”，临床多见。生活性中毒和职业性中毒是急性一氧化碳中毒较为常见的原因。CO吸入体内后，与血液中红细胞的血红蛋白结合，形成稳定的COHb。CO与血红蛋白的亲和力比氧与血红蛋白的亲和力大240倍。吸入较低浓度CO即可产生大量COHb。COHb不能携带氧，且不易解离，是氧气血红蛋白解离速度的1/3600。COHb还能使Hb氧解离曲线左移，血氧不易释放给组织而造成细胞缺氧。

中枢神经系统对缺氧最为敏感，缺氧时脑内小血管迅速麻痹、扩张。脑血液循环障碍可致脑血栓形成、脑皮质和基底节局灶性的缺血性坏死和广泛脱脑髓鞘病变，致使部分患者发生迟发性脑病。

【护理评估】

1. 健康史　有CO吸入史。应详细了解患者中毒时的环境、接触CO的可能时间和同环境中其他人员有否同样症状、有无意识障碍等情况发生。

2. 临床表现　根据临床表现可分为轻度、中度、重度中毒。

（1）轻度中毒　血液中COHb含量达10%～20%。早期表现为头痛、头晕、心悸、恶心、呕吐、嗜睡、神志清。脱离中毒环境，吸入新鲜空气后症状会很快消失。

（2）中度中毒　血液中COHb达30%～40%。除早期症状表现外，还可有意识丧失、瞳孔对光反射、角膜反射减弱、呼吸困难等，口唇黏膜可呈樱桃红色。经过吸氧治疗可以恢复正常。

（3）重度中毒　血液中COHb达40%～60%。迅速出现昏迷、呼吸抑制、肺水肿、心律失常或心力衰竭。患者可呈去皮质综合征状态。

知识链接

急性 CO 中毒迟发脑病（神经精神后发症）

急性 CO 中毒患者在意识障碍恢复后，经过 2～60 天的“假愈期”，可出现下列临床表现之一：①精神意识障碍：呈现痴呆木僵、谵妄状态或去皮质状态。②锥体外系神经障碍：由于基底神经节和苍白球损害出现震颤麻痹综合征（表情淡漠、四肢肌张力增强、静止性震颤、前冲步态）。③锥体系神经损害：如偏瘫、病理反射阳性或小便失禁等。④大脑皮质局灶性功能障碍：如失语、失明、不能站立及继发性癫痫。⑤脑神经及周围神经损害：如视神经萎缩、听神经损害及周围神经病变等。

3. 辅助检查

（1）血液 COHb 测定　目前临床上常用直接分光法定量测定 COHb 浓度，是诊断急性 CO 中毒的特异性指标。

（2）脑电图检查　可见弥漫性低波幅慢波，与缺氧性脑病进展相平行。

（3）头部 CT 检查　脑水肿时可见脑部有病理性密度减低区。

> **考点提示**
> 确诊 CO 中毒及其分度的依据。

4. 社会心理状况　患者常因意外原因发病突然，病情严重而致焦虑和恐惧。在生活性中毒时，常因自己的疏忽而懊悔、内疚。重度中毒患者意识转清后担心遗留后遗症，易产生悲观和失望心理。

【病情判断】

根据吸入较高浓度 CO 的接触史，急性发生的中枢神经损害的症状和体征，结合及时血液 COHb 测定的结果，可做出急性 CO 中毒的诊断。

【常见护理问题】

1. 气体交换受损　与 Hb 失去携氧能力有关。

2. 急性意识障碍　与 CO 中毒导致脑缺氧有关。

3. 知识缺乏　缺乏对 CO 中毒防治知识的了解。

4. 潜在并发症　脑水肿、肺水肿和心律失常。

【救治与护理】

1. 终止 CO 吸入　应迅速将患者转移到有新鲜空气的地方休息，并注意保暖。有呕吐症状的患者应注意防止误吸造成的窒息，保持呼吸道通畅，呼吸停止的患者应行人工呼吸治疗。

2. 氧疗

（1）吸氧　中毒者给予吸氧治疗，如鼻导管和面罩吸氧。吸入新鲜空气时，CO 由 CO-Hb 释放出半量约需 4 小时；吸入纯氧时可缩短至 30～40 分钟；吸入 3 个大气压的纯氧可缩短至 20 分钟。

（2）高压氧舱治疗　能增加血液中物理溶解氧，提高总体氧含量，促进氧释放和加速 CO 排出，可迅速纠正组织缺氧，缩短昏迷时间和病程，预防 CO 中毒引发的迟发性脑病。

知识链接

高压氧治疗适应证和禁忌证

目前尚无高压氧舱统一治疗指征，多数高压氧舱中心把头痛、恶心、COHb浓度>40%作为选择高压氧舱治疗的主要参考标准。临床医师也常用下述情形作为选择高压氧治疗的重要参考标准：昏迷、短暂意识丧失、ECG心肌缺血表现、局灶神经功能缺陷等；COHb浓度超过15%的孕妇也应考虑高压氧治疗。

1. 适应证　①一氧化碳中毒及其他有害气体中毒；②气性坏疽、破伤风及其他厌氧菌感染；③减压病；④气栓症；⑤各种原因引起心肺复苏后急性脑功能障碍；⑥休克的辅助治疗；⑦脑水肿；⑧肺水肿；⑨挤压伤及挤压综合征；⑩断肢；⑪药物及化学物中毒；⑫急性缺血缺氧性脑病。

2. 绝对禁忌证　①未经处理的气胸、纵隔气肿；②活动性内出血及出血性疾病；③氧中毒史；④结核性空洞形成并咯血。

3. 相对禁忌证　①重症上呼吸道感染；②重度肺气肿、肺大疱、支气管扩张症；③重度鼻窦炎；④高碳酸血症；⑤Ⅱ度以上心脏传导阻滞；⑥脑血管瘤、脑血管畸形；⑦妊娠3～4个月的孕妇高压氧治疗应慎重。

3. 防治脑水肿　严重中毒后，脑水肿可在24～48小时发展到高峰。在积极纠正缺氧的同时给予治疗。20%甘露醇1～2g/kg静脉快速滴注（10ml/min）。待2～3天后颅内压增高现象好转，可减量。糖皮质激素有助于缓解脑水肿，但其临床价值尚有待验证。有频繁抽搐者，首选20mg静脉注射。抽搐停止后再静脉滴注苯妥英钠0.5～1g，剂量可在4～6小时内重复应用。

4. 防治并发症和后遗症　昏迷患者注意翻身拍背，防止发生压疮和肺炎。

5. 一般护理

（1）观察生命体征　观察血压、脉搏、呼吸是否平稳，持续监测血氧饱和度，观察缺氧情况。协助医师做好血气分析，帮助了解病情。高热和抽搐者应密切观察，防止坠床和自伤。

（2）观察有无意识障碍及意识障碍的程度，瞳孔大小、对光反射等。

（3）昏迷患者经抢救苏醒后应绝对卧床休息，观察2周，避免精神刺激。

（4）观察患者神经系统的表现及皮肤、肢体受压部位损害情况，如有无急性痴呆性木僵、癫痫、失语、惊厥、肢体瘫痪等。

（5）准确记录出入量，注意液体的选择与滴速，防治脑水肿、肺水肿及水、电解质代谢紊乱等并发症的发生。如应用脱水剂应注意膀胱的情况，昏迷不能自行排尿者，应给予留置导尿管，便于及时判断病情。

6. 心理护理　帮助患者克服恐惧心理，积极配合医护治疗。

知识拓展

营养管理在老年人 CO 中毒治疗中的作用

CO 中毒患者因应激因素导致机体处于高分解代谢状态，出现负氮平衡，继而出现营养不良、免疫功能降低，生命器官系统功能损害、继发感染等情况。老年人因身体条件较差，以上情况极易出现。因此，对 CO 中毒的老年患者进行早期的营养管理以达到有效的营养支持是综合治疗中不可缺少的一部分。一般有两种方案：一是肠内营养方案；二是肠外营养 + 肠内营养方案。

【健康指导】

1. 宣传教育 加强预防 CO 中毒的宣传教育，提高防止 CO 中毒的安全意识。

2. 安全设施 居室内火炉要安装烟筒管道，防止管道漏气。

3. 安全制度 厂矿工作人员应认真执行安全操作流程。

4. 检查监测 加强矿井下空气中 CO 浓度的监测和报警。

5. 出院指导 留有后遗症的患者出院后要交代家属继续予以心理疏导，教会家属对患者进行语言和肢体锻炼的方法。

第四节 镇静催眠药中毒

案例导入

患者，女，19 岁，服阿普唑仑片 15 粒后心悸、头晕 1 小时入院。朋友代诉患者于当日晚 22：00 至 24：00 间服阿普唑仑片 15 粒，继而出现上述症状，自觉心跳加快，立即拨打 120 接入医院。急诊科诊断为“急性药物中毒”收入住院部。查体：双侧瞳孔等大等圆，直径约 3mm，对光反射迟钝。体温 36.7℃，心率 103 次/分，呼吸 22 次/分，血压 135/77mmHg，神志清楚，全身皮肤及巩膜无黄染。辅助检查：心电图示窦性心动过速，血常规中白细胞计数 $11.03 \times 10^9/L$，中性粒细胞 $8.25 \times 10^9/L$，N 74.8%。

请问：

1. 如果你在急诊科接诊，对该患者需采取哪些急救护理措施？
2. 怎样做好患者的心理护理？

镇静催眠药是中枢神经系统抑制药，具有镇静、催眠作用，过大剂量可麻醉全身，包括延髓。一次大剂量服用可引起急性镇静催眠药中毒。临床上急性药物中毒已上升为中毒病因第一位，且镇静催眠药占到了中毒总数的 64.9%。

【护理评估】

1. 健康史 需查明有确切的应用镇静催眠药史，应详细了解药名、剂量及应用药物的时间；是否长期服用此药，药物使用前后是否有饮酒史；病前有无精神刺激因素等。

2. 临床表现

（1）苯二氮草类药物中毒　中枢神经系统抑制较轻，主要症状为嗜睡、头晕、言语含糊不清、意识模糊和共济失调。很少出现严重的症状，如长时间深度昏迷、休克和呼吸抑制。

（2）巴比妥类药物中毒　一次服用大剂量巴比妥类药，引起中枢神经系统抑制，症状严重程度与剂量有关。

①轻度中毒：嗜睡、情绪不稳定、注意力不集中、记忆力减退、共济失调、发音含糊不清、步态不稳和眼球震颤。

> **考点提示**
> 拮抗苯二氮草类药物中毒的拮抗剂。

②重度中毒：进行性中枢神经系统抑制，由嗜睡到深昏迷。呼吸抑制由呼吸浅而慢到呼吸停止。可出现低血压或休克、肌张力下降、腱反射消失、大疱样皮损等表现。可因呼吸衰竭、循环衰竭而死亡。

（3）非巴比妥非苯二氮草类药物中毒　症状与巴比妥类药物中毒相似。

（4）吩噻嗪类　最常见的为锥体外系反应，临床表现为震颤麻痹综合征、静坐不能和急性肌张力障碍反应，如斜颈、吞咽困难和牙关紧闭等。严重者因昏迷、休克、呼吸抑制致死。

3. 辅助检查　胃液和尿液中药物定性和药物浓度测定有助于确诊，同时还需进行血液检查。

4. 社会心理状况　部分患者因失眠长期借助各类催眠药物镇静催眠，容易形成精神依赖。患者在治疗时常有不良反应的发生，如轻度头晕、困倦、情绪低落等。

知识链接

常用镇静催眠药

1. 苯二氮草类　三唑仑、阿普唑仑、地西泮等。
2. 巴比妥类　短效硫喷妥钠、中效戊巴比妥、长效苯巴比妥（鲁米那）。
3. 非巴比妥非苯二氮草类（中效～短效）　水合氯醛、格鲁米特（异眠能）等。
4. 吩噻嗪类（抗精神病药）　氯丙嗪、硫利达嗪、奋乃静、三氟拉嗪等。

【病情判断】

1. 病史　有明确药物接触史和（或）服药史。

2. 临床表现　有相应的药物中毒临床表。

3. 实验室检查　实验室检查资料支持中毒诊断。

【常见护理问题】

1. 低效性呼吸形态　与药物抑制呼吸中枢导致呼吸功能障碍有关。

2. 清理呼吸道无效　与咳嗽反射减弱或消失、药物对呼吸中枢抑制有关。

3. 急性意识障碍　与药物过量应用，抑制中枢神经系统功能有关。

4. 有皮肤完整性受损的危险　与昏迷有关。

5. 潜在并发症　呼吸衰竭、循环衰竭。

【救治与护理】

1. 救治方法

(1) 尽快给予催吐、洗胃、导泻、利尿加速排泄治疗。吸氧、心电监护、血氧饱和度测定、保持呼吸道通畅，对有痰液阻塞、肺水肿呼吸不畅者立即行气管插管，必要时行气管切开术。

(2) 呼吸抑制血氧饱和度低于90%，出现呼吸衰竭者使用呼吸机辅助呼吸。

(3) 应用美解眠静脉滴注或者静脉注射，对苯二氮䓬类药物中毒昏迷患者应用拮抗剂氟马西尼静脉注射，疗效较好。对有呼吸抑制患者应用可拉明和洛贝林治疗；对有肺水肿患者应用强心、利尿、扩血管治疗。

(4) 中毒患者不超过6～8小时应尽早进行血液灌流。

(5) 支持对症治疗　输液利尿加速排泄，并给予能量合剂、维生素治疗，肺水肿痰液阻塞引起肺部感染者应用抗生素治疗。

(6) 有中毒性脑病脑水肿者可以应用激素和甘露醇治疗。

(7) 加强监护　抢救病室配备有经验的医护人员守护，严密观测病情变化，随时给予处理。

2. 护理措施

(1) 洗胃护理　危重患者监测生命体征，密切观察意识、心率、呼吸、尿量等，给予高流量氧气吸入。呼吸停止者立即行人工呼吸，必要时行气管插管或气管切开，然后再洗胃。避免洗胃过程中发生呼吸暂停，尽量做到轻、稳、准，避免引起副损伤，并随时观察患者面色、生命体征、瞳孔、意识及有无并发症，做好相应护理。

(2) 洗胃后护理

①昏迷者头偏向一侧，防止呼吸道分泌物误吸，及时清理呕吐物，注意保持呼吸道通畅，定时雾化吸入和翻身拍背。对于清醒患者可鼓励其深呼吸或轻拍背部协助分泌物排出。呼吸困难、发绀者给予高流量吸氧。

②严密观察患者意识、生命体征及病情变化，注意有无意识模糊、血压下降、脉搏细速、尿量减少、四肢厥冷、面色苍白等休克症状，呼吸的频率、节律如有变化及时报告医师，同时做好急救准备，随时实施救治。

③准确记录液体出入量。

(3) 饮食护理　昏迷者禁食，清醒者可给予易消化、无刺激性，富含营养的流质饮食，随病情好转逐渐过渡到正常饮食。

(4) 心理护理　此类患者多性格内向，孤独自卑，或遇到挫折对生活失去信心，从而产生轻生想法。护士对待患者应和蔼可亲，细微周到，并指导患者家属一起帮助患者克服自卑心理，树立战胜疾病的信心。对于老年患者，应分配更多的护理时间，与其谈心交流，指导其家属多给予陪伴，以消除其不良心理，安度余生。

(5) 其他　认真做好急救记录，制定护理计划和护理措施。针对中毒的不同时期，拟定不同的护理计划，以达到护理目标。

【健康指导】

1. 对失眠或睡眠紊乱的患者应以心理及物理治疗为主　要分析失眠的原因，做好心理调节。必要时遵医嘱使用镇静催眠药，但不能长期使用。已长期服用大量催眠药的患者切不可突然停药，应逐渐减量至停用。须避免形成药物依赖。

2. 加强对特殊药品的管理　对镇静催眠药处方、使用及保管应严格管理，特别对情绪波动和精神病患者，应避免药物接触和服药自杀。

知识链接

戒断综合征

长期服用大剂量镇静催眠药患者，突然停药或迅速减少药量时，可发生戒断综合征。主要表现为自主神经兴奋性增高和轻重度神经和精神异常。

1. 轻症　最后一次服药后1日内或数日内出现焦虑、易激动、失眠、头痛、畏食、无力和震颤。2～3日后达到高峰，可有恶心、呕吐和肌肉痉挛。

2. 重症　突然停药后1～2日出现痫性发作（部分患者也可在停药后7～8天出现），有时出现幻觉、妄想、定向力丧失、高热和谵妄，数日至3周内恢复，患者用药量多为治疗量5倍以上，时间超过1个月。用药量大、时间长而骤然停药者症状严重。

本章小结

本章主要介绍急性中毒、有机磷农药中毒、急性CO中毒、急性镇静催眠药的病因与发病机制、临床表现、救治原则与护理要点。

- 急性中毒
  - 急性中毒概述
    - 病因：职业性中毒；生活性中毒
    - 发病机制：局部腐蚀刺激、缺氧、麻醉作用、抑制酶的活力等
    - 病情评估：健康史、临床表现、辅助检查、社会心理状况
    - 救治与护理：立即终止接触毒物、清除尚未吸收的毒物、促进已吸收毒物的排出、特效解毒剂的应用、对症及支持治疗
  - 有机磷农药中毒
    - 中毒途径：皮肤或黏膜吸收、呼吸道吸入、口服中毒
    - 发病机制：OPI进入体内抑制乙酰胆碱酯酶（AChE）活力，引起体内生理效应部位ACh大量蓄积，出现M样、N样和中枢神经系统等中毒症状和体征
    - 救治原则：迅速清除毒物；使用特效解毒剂；对肺水肿、呼吸肌麻痹、呼吸中枢衰竭患者采取紧急救护措施；对症处理
  - 急性CO中毒
    - 病因：职业性中毒；生活性中毒
    - 发病机制：CO吸入体内形成COHb，后者不能携带氧，还能使血氧不易释放给组织造成细胞缺氧
    - 救治原则：终止CO吸入；氧疗；防治脑水肿及并发症
    - 护理措施：立即脱离中毒环境；严密观察生命体征、意识与瞳孔改变；保持呼吸道通畅；迅速纠正缺氧；对症处理；心肺复苏；预防肾衰竭；病情观察；创面护理
  - 镇静催眠药中毒
    - 临床表现：苯二氮䓬类中毒：中枢神经系统抑制较轻。巴比妥类中毒：一次服用即可引起中枢神经系统抑制。非巴比妥类症状与巴比妥类中毒症状相似。吩噻嗪类中毒：锥体外系症状最常见
    - 诊断标准：有明确药物接触史和（或）服药史；有相应的药物中毒临床表现；实验室检查资料支持中毒诊断
    - 救治原则：尽快催吐、洗胃、导泻、利尿加速毒物排泄；保持呼吸道通畅；血液灌流；处理并发症；支持对症治疗
    - 护理措施：严密观察生命体征、意识和呼吸变化；洗胃护理和洗胃后护理；饮食护理；心理护理

习 题

一、选择题

【A1/A2 型题】

1. 有机磷农药可使支气管、胃肠道平滑肌兴奋，属于

A. 毒蕈碱样作用　　B. 烟碱样作用　　C. 迟发作用
D. 阿托品化作用　　E. 中枢神经系统症状

2. 有机磷农药作业职业健康体检的实验室检查必做项目是

A. 胆碱酯酶活力　　B. 血清 BLT　　C. 尿酸
D. 红细胞计数　　E. 白细胞计数

3. 有机磷农药不引起

A. 心肌损害　　B. 肺纤维化　　C. 支气管哮喘
D. 过敏性皮炎　　E. 肺水肿

4. 有机磷农药理化特性不包括

A. 遇碱易失效　　B. 大蒜臭味　　C. 难溶于水
D. 比重小于 1　　E. 在酸性环境中较稳定

5. 抢救有机磷农药中毒解毒药物是

A. 解磷定　　B. 二巯基丁二酸钠　　C. 硫代硫酸钠
D. 丙二胺　　E. 纳洛酮

6. 迟发性神经病（OPIDN）一般发生在

A. 慢性中毒恢复后　　B. 急性中毒恢复后　　C. 慢性中毒期
D. 急性中毒期　　E. 中毒前驱期

7. 人体对有机磷农药的主要排泄途径是

A. 粪便　　B. 汗液　　C. 呼出气
D. 尿液　　E. 乳汁

8. 有机磷农药侵入体内的途径不包括

A. 完整皮肤　　B. 呼吸道　　C. 消化道
D. 呼出气　　E. 二次中毒

9. 有机磷农药作业在岗期间职业健康检查周期是

A. 1 年　　B. 2 年　　C. 3 年
D. 4 年　　E. 5 年

10. 有机磷农药作业的职业禁忌证是

A. 贫血　　B. 腹膜炎　　C. 严重的皮肤病
D. 乙型肝炎　　E. 胆结石

11. 急性 CO 中毒，下列治疗错误的是

A. 脱离现场、转移到空气新鲜的地方
B. 鼻管吸氧、严重者高压氧舱疗法
C. 防治肺水肿

D. 控制高热

E. 首先注射苏醒剂

12. CO 中毒时下列论述不正确的是

A. 老人和孩子易患

B. 老人应与脑血管意外鉴别

C. 严重中毒血液 COHb 浓度可高于 50%

D. 应立即原地抢救

E. 迟发脑病恢复较慢

13. 下列与 CO 中毒的症状无关的是

A. 空气中 CO 的浓度　　B. 与 CO 接触时间长短

C. 患者中毒前的健康状况　　D. 中毒时体力活动情况

E. 以上都不是

14. 确诊 CO 中毒最主要的依据是

A. 空气中 CO 的浓度　　B. 与 CO 接触的时间

C. 血液中碳氧血红蛋白的有无　　D. 昏迷的深度

E. 缺氧的程度

15. 急性镇静催眠药中毒急救原则不包括

A. 洗胃　　B. 导泻　　C. 酸化尿液

D. 血液透析　　E. 利尿

16. 下列是苯二氮䓬类药物中毒的特效解毒剂的是

A. 氟马西尼　　B. 安坦　　C. 东莨菪碱

D. 苯海拉明　　E. 尼可刹米

17. 下列药物中属于苯二氮䓬类镇静催眠药的是

A. 地西泮　　B. 水合氯醛　　C. 苯巴比妥

D. 硫喷妥钠　　E. 氯丙嗪

18. 患者，女，46 岁，因抑郁症复发在专科医院就诊并购买药物回家治疗。次日凌晨 6 时家属发现患者躺在床上，呼之不应，急送医院。查体：T 35℃，P 56 次/分，R 12 次/分，BP 80/54mmHg，神志不清，压眶反射存在。该患者最可能的诊断为

A. 中暑　　B. 糖尿病酮症酸中毒　　C. 一氧化碳中毒

D. 镇静催眠药中毒　　E. 有机磷农药中毒

19. 患者，男，40 岁，从事有机磷农药生产工作，不小心坠入未经处理的乐果废水池，被救起后出现恶心、呕吐，大汗、流涎、瞳孔缩小，呼吸困难、肺水肿等症状，全血胆碱酯酶活力降至 28%。呼吸困难，立即气管插管，积极进行抢救治疗，最终救治无效死亡。该患者最可能的死因是

A. 急性肾衰竭　　B. 脑水肿　　C. 呼吸衰竭

D. 肺部感染　　E. 中毒性休克

20. 中毒后可引起皮肤大疱的镇静催眠药是

A. 巴比妥类　　B. 苯二氮䓬类　　C. 吩噻嗪类

D. 非巴比妥类　　E. 非苯二氮䓬类

21. 急性镇静催眠药中毒病情危重指标不包括

A. 嗜睡　　B. 昏迷　　C. 呼吸衰竭

D. 感染　　E. 休克

【A3/A4 型题】

（22～24 题共用题干）

患者，女性，28 岁，被人发现昏迷且休克，屋内有火炉，且发现有敌敌畏空瓶。查体：体温 36℃，血压 80/50mmHg，四肢厥冷、腱反射消失、心电图Ⅰ°房室传导阻滞、尿糖（+）、尿蛋白（+）、血液 COHb 为 60%。

22. 该患者最可能的疾病诊断是

A. 急性巴比妥类中毒　　B. 急性有机磷农药中毒　　C. 急性 CO 中毒

D. 糖尿病酮症酸中毒　　E. 急性亚硝酸盐中毒

23. 诊断该病后，首要的治疗方法是

A. 20% 甘露醇 250ml 快速静脉滴注　　B. 冬眠疗法

C. 血液透析　　D. 能量合剂

E. 氧气疗法

24. 该病在重度昏迷期间，下列并发症最不常见的是

A. 肺水肿　　B. 心律失常　　C. 脑水肿

D. 中毒性肝炎　　E. 肾衰竭

二、思考题

1. 试述有机磷农药中毒的发病机制。
2. 什么是阿托品化？
3. 简述急性有机磷农药中毒诊断分级。
4. 试述急性一氧化碳中毒的临床分类。
5. 治疗急性一氧化碳中毒的最有效方法是什么？
6. 拮抗苯二氮䓬类中毒的药物是什么？
7. 镇静催眠药中毒的救治原则有哪些？

扫码“练一练”

（李镇麟）

第七章　常见临床危象患者的救护

扫码“学一学”

学习目标

1. **掌握**　超高热危象、甲状腺功能亢进危象、低血糖危象、高血糖危象、高血压危象患者的救治要点及护理措施。

2. **熟悉**　超高热危象、甲状腺功能亢进危象、低血糖危象、高血糖危象、高血压危象患者的临床表现。

3. **了解**　超高热危象、甲状腺功能亢进危象、低血糖危象、高血糖危象、高血压危象的病因及发病机制。

4. 学会分析判断各种常见危象患者的病情并能进行现场急救和各种急救处理配合。

5. 具有尊重关心患者的职业素养，在护理中体现人文关怀。

危象是指某一疾病在病程进展过程中由于某些诱因导致原发疾病突然加重、甚至威胁生命的一组临床综合征。临床上常见疾病的危象有超高热危象、高血压危象、高血糖危象、低血糖危象、甲状腺功能亢进危象等。危象的发生多在原疾病基础上，由机体内、外环境等因素诱发所导致。危象虽然不是独立的疾病，但它却威胁患者的生命、甚至对重要器官造成损害。若不及时抢救会导致致残率、致死率均较高。导致危象的常见诱因是机体抵抗力差、过度疲劳、情绪激动、感染、创伤、手术、分娩、不恰当的用药等。如果能够及早发现、早确诊、早治疗、护理得当，一般可控制危象，使患者转危为安。本章主要阐述临床常见危象患者的护理。

第一节　超高热危象患者的救护

案例导入

患者，男，38岁，3天前受凉后，感咽喉部不适，自服感冒药未好转，今晨头痛、头晕、口干、四肢乏力，急诊入医院。查体：体温41.3℃，脉搏130次/分，血压89/58mmHg，颜面潮红，全身皮肤干燥无汗，双侧瞳孔等大等圆，对光反射灵敏，心律齐，双肺呼吸音粗，咽部扁桃体Ⅲ°肿大，有脓点。

请问：

1. 根据以上表现，请判断患者发生了什么状况？

2. 值班护士应如何配合医生对患者实施救护？

【概述】

超高热危象（extreme pyrexic crisis，EPC）是指体温升高超过41℃，同时伴有抽搐、昏迷、休克、出血等危急征象。体温的升高可引起新陈代谢增强，使物质分解代谢加强，产热更多，从而使体温再次升高，造成恶性循环。体温超过41℃时，可造成全身实质性器官的细胞、特别是脑细胞变性，可引起颅内压增高（脑部血流量增加所致）、惊厥、抽搐、昏迷，发生心力衰竭、呼吸衰竭。同时，肌肉细胞也处于高分解代谢状态，可引起肌肉僵硬、横纹肌溶解、肠道黏膜屏障破坏、内分泌功能紊乱、代谢性酸中毒、多器官功能障碍、甚至衰竭等一系列病理生理改变。当体温超过42℃时，可使一些酶的活力丧失，脑细胞不可逆性损害，甚至导致死亡。常见病因如下。

1. 感染性发热 为各种病毒、细菌、真菌、寄生虫、支原体、螺旋体、立克次体等病原体引起的全身各系统器官的感染。

2. 非感染性发热 凡是病原体以外的各种物质引起的发热均属于非感染性发热。常见病因如下。

（1）变态反应 变态反应时形成抗原抗体复合物，激活白细胞释放内原性致热源而引起发热，如血清病、输液反应、药物热及某些恶性肿瘤等。

（2）体温调节中枢功能异常 体温调节中枢受到损害，使体温调定点上移，造成发热。如中暑、安眠药中毒、有机磷杀虫药中毒、颅脑外伤、脑出血等。

（3）内分泌与代谢疾病 如甲状腺功能亢进等。

【护理评估】

1. 健康史 应向患者及其家属或相关的人员详细询问患者既往健康状况，有无原发疾病。发病前的环境情况，是否去过流行病区，居住环境有无传染病的存在，有无注射疫苗。此次发热的持续时间及发热变化、是否进行过治疗、用药种类及疗效、有无其他伴随症状等。

2. 症状与体征 ①发热：体温超过41℃，脉搏、呼吸明显增快，伴寒战、大汗、头痛、呕吐、惊厥、谵妄、休克、出血等；部分患者可有全身浅表淋巴结及肝脾大、压痛等。②部分患者可出现电解质紊乱、心力衰竭、肾衰竭、休克、横纹肌溶解、弥散性血管内凝血（DIC）等。

3. 辅助检查

（1）功能性检查 X线检查、心电图检查，根据情况做B超、CT检查等

（2）实验室检查 应根据患者的临床表现、体格检查有针对性的选择，如血常规、尿常规、大便常规、脑脊液常规、病原体显微镜检查、细菌学检查、血清学检查，血沉、类风湿因子、自身抗体的检查，活体组织病理检查。

4. 社会心理状况 患者由于超高热，情绪不稳定，烦躁不安，加之退热不佳、意识不清，可引起患者及家属的焦虑、甚至恐惧，担心病情恶化，危及生命。

【病情判断】

根据体温高达40～41℃，并出现谵妄与惊厥；或体温超过42℃，出现昏迷、心动过速、呼吸过快、水电解质紊乱、横纹肌溶解、弥散性血管内凝血、心力衰竭即可诊断为超高热危象。

【常见护理问题】

1. 体温过高 与感染、组织细胞新陈代谢旺盛、环境改变、脱水或出汗能力降低、体温调节中枢功能障碍等因素有关。

2. 潜在并发症 抽搐、惊厥甚至休克。

3. 焦虑 与病情重、担心疾病预后有关。

【救治与护理】

（一）救治要点

1. 即刻处置　置患者于安静环境，专人护理，将室温调至20～25℃，绝对卧床休息，抬高床头30°；迅速建立静脉通路；吸氧2～4L/min；安置多参数监护仪；留取标本急查。

2. 降温　迅速而有效地将体温降至38.5℃是治疗的关键。根据病情的不同，选择适当的降温措施，及时降低体温，防止体温过高导致患者机体严重损害、甚至死亡或遗留后遗症。降温方法如下。

（1）物理降温　①冷敷、冰敷：当体温超过39℃，可在头部、腋下、腹股沟等大动脉处用冷毛巾或冰袋敷。②酒精拭浴：当体温超过39.5℃，可用30%～50%的酒精拭浴。③温水擦浴：当体温超过39℃，患者有寒战、四肢厥冷，可用32～35℃温水擦浴。④冰水擦浴：当体温超过39.5℃，患者烦躁、四肢末梢灼热，可用冰水擦浴降温。

（2）药物降温　给予口服阿司匹林或对乙酰氨基酚等非甾体类抗炎药物，必要时予复方氨基比林肌内注射、赖氨酸阿司匹林静脉注射或人工冬眠疗法。

3. 补液、纠正水电解质酸碱平衡　根据患者发热程度、脱水及电解质情况，及时补液、补充电解质、纠正酸中毒等。

4. 对因治疗及护理　遵医嘱应用药物针对病因治疗。

（1）感染者应及时、足量、选择敏感的抗生素，必要时可加用肾上腺皮质激素；抗生素使用后应注意疗效的观察，2～3天后疗效不佳，可考虑改用其他药物。

（2）甲状腺功能亢进危象者应迅速使用抗甲状腺药物。

（3）对高度怀疑的疾病，可做诊断性治疗（试验性治疗）。

（4）对原因不明的发热，应进一步观察检查。若患者情况良好，热度不过高，可暂不做退热处理而给予支持疗法，以便仔细观察热型并进一步做其他检查，待明确诊断后积极进行病因治疗。

5. 镇静、止痉　高热伴抽搐、惊厥者，可选用地西泮（首选）、苯妥英钠、苯巴比妥等药物静脉注射。

（二）护理要点

1. 动态监测与观察　①密切观察：评估患者的神志、瞳孔大小、对光反射、肢体运动和各种反射，以了解冬眠的深度，每隔30分钟评估1次；如患者有寒战或烦躁不安，提示冬眠药物量不足。②密切注意体温、脉搏、呼吸、血压的变化，体温应以测量肛温为观察指标，如体温降至38℃时应停止滴入冬眠药；如患者的血压下降过快、呼吸低于12次/分，应立即减慢冬眠药物的滴入速度或停止；如血压降至12.0kPa（90mmHg）以下时，应加用升压药或采取其他升压措施。③定时监测尿量、尿色及有无寒战、头痛、呕吐、电解质等指标，准确记录出入量。

2. 一般护理　①躁动、抽搐、惊厥、昏迷者，加床档保护，必要时使用约束具，防止坠床或自伤；退热期间，注意防止虚脱和受凉。②清醒患者给予高热量、高蛋白、高维生素、清淡易消化饮食，鼓励多饮水；昏迷患者给予管饲肠内营养支持。③加强口腔、呼吸道、泌尿道及皮肤等基础护理。

3. 心理护理　患者在发热期间会有寒战、面色苍白、头痛、出汗等导致患者紧张、恐惧的心理，护士应

考点提示

超高热患者降温的方法。

经常巡视患者，耐心解答患者提出的问题，做好心理护理。鼓励患者战胜疾病，保持良好情绪，避免诱发因素。

【健康指导】

了解患者高热发生的原因，向患者及家属介绍预防的措施，指导患者及家属正确判断体温的升、降及降温的有效方法。高热期间应卧床休息，减少活动。鼓励患者多饮水，进食富含营养、清淡易消化的半流质，以果汁、菜汤、盐水为宜。保持病室温度于20～25℃，室内应空气流通。告诫患者不随意用退热药，以防掩盖患者疾病的真相或由于出汗过多造成虚脱，如患者出现面色苍白、皮肤湿冷和呼吸急促等症状，应及时呼叫护士。

第二节　甲状腺功能亢进危象患者的救护

案例导入

赵某，女性，36岁。从2007年6月开始常感疲乏无力，夜间失眠，怕热多汗、食欲亢进。2周后出现低热、体重下降、突眼，经医院各项检查诊断为“甲状腺功能亢进症”，经用硫脲类药物治疗，症状渐好转。同年10月24日因患者父亲车祸死亡而悲痛万分，次日出现恶心呕吐、烦躁不安、心动过速、高热失眠、双眼畏光流泪、出冷汗而急诊入院。

请问：

1. 患者最可能发生了什么情况？
2. 患者情绪激动与医务人员发生争吵，护士应如何与患者进行沟通？
3. 护士应如何配合医生对患者实施救护？

【概述】

甲状腺功能亢进危象（thyroid storm）简称甲亢危象，是甲状腺功能亢进症。患者因急性感染、精神创伤、高热、妊娠、甲状腺手术或放射碘治疗等诱因刺激下，病情突然恶化而发生的最严重的并发症。主要表现为高热、大汗、心动过速、呕吐、腹泻、烦躁不安、谵妄、甚至昏迷。患病率虽不高，但必须及时抢救，否则患者往往死于高热、心力衰竭、肺水肿及水、电解质紊乱。

本病病因尚未完全阐明，目前认为主要和自身免疫反应密切相关。

1. 诱因

（1）严重感染　是临床上最常见的危象诱因，约占全部诱因的40%危象发生一般与感染的严重程度成正比，且多发生于感染的高峰阶段。其中以呼吸道感染最为常见；其次为胃肠道、胆道及泌尿道；少数为败血症、腹膜炎、皮肤感染等。原虫、真菌、立克次体等全身性感染亦可诱发。

（2）应激　过度紧张、高温环境、过度疲劳、情绪激动等应激可导致甲状腺素突然大量释放。

（3）精神刺激　精神刺激对诱发本症有明显作用。甲亢患者受精神刺激时，交感神经－肾上腺兴奋性增强，机体对儿茶酚胺敏感性增加，很容易诱发危象的发生。

（4）突然停用抗甲状腺药物　致使甲状腺素大量释放，甲亢症状迅速加重。

（5）其他　手术前准备不充分及放射性碘（^{131}I）治疗以及过度挤压甲状腺，使大量甲状腺素释放入血。

2. 发病机制　甲状腺功能亢进危象的发病机制不是单一的，而是多因素综合作用引起的。其中血中甲状腺素含量的急骤增多，是本危象的发病的基本条件和中心环节，由此进一步加重了已经受损的肾上腺皮质及肝脏、心脏功能。再加上应激因素引起的血中儿茶酚胺增加，在甲状腺激素增加的基础上，机体对儿茶酚胺的敏感性增强，最终导致机体丧失对甲状腺激素反应的调节能力，从而出现甲亢危象的各种症状和体征。

扫码“看一看”

【护理评估】

1. 健康史　甲亢危象多由于甲亢患者血中甲状腺素骤然升高所致，因此必须详细询问患者危象发生以前的服药情况（服药的名称、剂量、方法、时间等）；近期有无外科手术史；在进行甲状腺手术及放射性碘治疗前的准备情况。发病前是否有较强的精神刺激；有无过度挤压甲状腺等。对伴有严重心动过速的患者应了解既往心脏情况。此外，还应了解患者发病前的一般状况及家族史。

2. 症状与体征

（1）高热　体温骤然升高可达39℃以上，甚至在24～48小时内高达42℃，一般降温措施无效，患者面色潮红、大汗淋漓、呼吸急促，继而汗闭、皮肤黏膜干燥、苍白、明显脱水、甚至休克。

（2）神经系统　患者可出现精神改变，烦躁不安、谵妄和（或）表情淡漠、嗜睡、甚至昏迷。

（3）心血管系统　心动过速，心率可达140～240次/分，心率越快，病情越危重，心率的增快与体温的升高的程度不成比例，心脏搏动强烈、心音亢进，可闻及收缩期杂音，易出现一过性心律失常，常见的有房性及室性期前收缩、房颤等；血压升高，以收缩压升高明显，脉压增大，可有相应的周围血管体征，继而出现心功能急剧恶化，诱发心力衰竭。

（4）消化系统　患者可出现畏食、恶心、频繁呕吐、腹痛、腹泻、体重锐减，严重者可致水、电解质紊乱；肝功能损害明显者，可有肝大、黄疸，少数患者可发生腹水、肝昏迷。

（5）其他　少部分患者症状表现不典型，特点是表情淡漠、嗜睡、反射减弱、低热、乏力、心率减慢、血压下降、急性心力衰竭等，最后陷入昏迷而致死。临床上将此型称为“淡漠型甲亢危象”，多见于老年甲亢患者。

> **考点提示**
> 甲亢危象的临床表现。

3. 辅助检查

（1）血清游离甲状腺激素测定（FT_3、FT_4）　甲亢患者血清中这两项水平明显增高，可直接反映甲状腺功能状态。其敏感性明显高于总T_3（TT_3））和总T_4（TT_4）。

（2）血清总甲状腺素测定（TT_3、TT_4）　应注意老年淡漠型甲亢患者或久病者血清T T3可不升高。

（3）血常规　由感染诱发的甲亢危象患者血中白细胞升高，有时可达$5.0\times10^9/L$，特别是中性粒细胞升高。

4. 社会心理状况 几乎所有患者都有情绪改变，患者因在原有甲亢基础上病情突然加重，表现为敏感、急躁易怒、焦虑，处理日常生活事件能力下降，家庭人际关系紧张。患者也可因甲亢致突眼、甲状腺肿大等外形改变，产生自卑心理。部分老年患者可表现为抑郁、淡漠，重者可有自杀行为。患者及家属常出现焦虑不安、恐惧、消极悲观的情绪。

【病情判断】

甲亢患者在感染、手术、创伤、精神刺激等诱因下，出现高热（体温＞39℃），大汗淋漓，心动过速，心率＞140次/分，剧烈恶心、呕吐、腹泻、烦躁、谵妄、甚至昏迷，即可诊断为甲状腺功能亢进危象（表7－1）。

表7－1 甲状腺功能亢进危象的诊断依据

项目	危象前期	危象期
体温	＜39℃	＞39 ℃
心率	120～159次/分	＞160次/分
出汗	多汗	大汗淋漓
神志	烦躁、嗜睡	躁动、谵妄、昏睡、昏迷
消化道症状	食欲减少、恶心	呕吐
大便	次数增多	腹泻显著
体重	降至45 kg以下	降至45 kg以下

【常见护理问题】

1. 体温过高 与血中甲状腺激素明显增高引起的高代谢综合征有关。

2. 体液不足 与出汗、腹泻等大量体液丢失有关。

3. 营养失调：低于机体需要量 与基础代谢率增加、食欲减退有关。

4. 焦虑 与甲状腺激素明显增高引起的中枢神经系统功能紊乱有关。

5. 知识缺乏 与对疾病的认识有关。

【救治与护理】

1. 救治原则 甲亢危象的紧急救治原则是减少甲状腺素的合成与分泌，清除已分泌至体循环中的甲状腺激素。

降低血中甲状腺激素浓度包括：①抑制甲状腺激素合成首选丙硫氧嘧啶。②抑制甲状腺激素释放复方碘口服液。③清除血浆内激素采用血液透析、滤过或血浆置换。

降低组织对甲状腺素儿茶酚胺的反应性包括：①普萘洛尔：抑制外周组织T4转换为T3。②利血平和胍乙啶：可以消耗组织中的儿茶酚胺，减轻甲亢在周围组织的表现。③氢化可的松：可改善机体反应性，提高应激能力。还可抑制组织中T4向T3转化，与抗甲状腺药物有协同作用。

1. 护理措施

（1）严密观察病情变化 监测患者生命体征、神志等变化，发现异常情况及时报告医生，配合抢救。

（2）降温 以物理降温加镇静剂或物理降温加人工冬眠，使体温控制在34～36℃之间，持续数日或更长，直至患者情况稳定为止。在应用人工冬眠时，注意体温的变化并以测肛温为准。

（3）用药护理　对于心动过速的患者应遵医嘱给予普萘洛尔等，但支气管哮喘或心功能不全的患者慎用。遵医嘱给予硫脲类药物、碘制剂用以抑制甲状腺素的合成与释放从而降低血中甲状腺激素浓度。及早静脉滴注或静脉推注糖皮质激素，改善机体反应性，提高应激能力。对于精神极度紧张、烦躁不安、失眠者可遵医嘱给予镇静药。药物的使用中应注意不良反应。

（4）饮食护理　给予高热量、高蛋白、高维生素、忌碘饮食，适量补充钙、磷等（即"三高一禁一适量"饮食）。鼓励患者多饮水，每日饮水量不少于2000ml。忌用咖啡、浓茶等兴奋性饮料；避免患者过饱以防心脏负担加重；昏迷患者给予鼻饲；极度消瘦、进食困难或畏食者遵医嘱予以静脉补充营养。

（5）对症护理　①患者应绝对卧床休息，保持病房环境安静、舒适、通风良好、温湿度适宜，室温控制在18℃左右。②纠正水、电解质、酸碱平衡紊乱，及时补充液体、钾、钙、镁、钠、碳酸氢钠等。③心功能不全及心律失常者做好心电监护。④有感染者及时应用抗生素并观察疗效。⑤采用鼻导管给氧，流量为2～4L/min。⑥加强基础护理　给患者定时翻身、拍背、吸痰，防压疮、坠积性肺炎，做好口腔、皮肤的护理，防止感染。昏迷者按昏迷常规护理。

（7）心理护理　安慰患者及家属，稳定情绪，以熟练的抢救技术运用、积极镇静的态度配合医生抢救，给予心理支持。

【健康指导】

（1）教育患者按时、正规服药，如有不适随时就诊。

（2）教育患者及家属知晓感染、严重精神刺激、创伤等是诱发甲亢危象的因素，应学会避免诱因，学会进行自我调节，增强应对能力，家属、亲友要理解患者现状，多关心、多爱护患者。

（3）教育患者有关甲亢的临床表现、诊断性试验、治疗原则和要求，以及突眼的防护方法。上衣宜宽松，严禁用手挤压甲状腺以免甲状腺受压后甲状腺素分泌增多，加重病情。强调抗甲状腺药物长期服用的重要性，服用抗甲状腺药物者应每周查血常规1次。每日清晨卧床时自测脉搏，定期测量体征。脉搏减慢、体重增加是治疗有效的重要标志。每1～2个月门诊随访1次。

第三节　高血压危象患者的救护

案例导入

患者，男，56岁，近日出现明显头痛，烦躁，心悸多汗，面色苍白，视力模糊，测血压为240/130mmHg。既往有高血压病史6年，入院前3天曾停服降压药。急诊入医院。

请问：

1. 分诊台护士应该如何正确接诊、分诊该患者？
2. 患者家属情绪激动，护士应如何与家属进行沟通？
3. 值班护士应如何配合医生对患者实施救护？

【概述】

高血压危象（hypertensive crisis）是发生在原发性或继发性高血压过程中的一种特殊临床危象，是指在高血压病程中，由于某些诱因，如寒冷刺激、精神创伤、外界不良刺激、情绪波动和过度疲劳等，应用拟交感神经药物，患者突然停用可乐定等降压药物，经期和绝经期的内分泌功能紊乱，使交感神经功能亢进，外周小动脉发生暂时的强烈收缩，血压急剧升高，收缩压相应上升至260mmHg或更高，舒张压可达120mmHg或更高，可伴有重要器官的功能障碍和不可逆的损害。

【护理评估】

1. 健康史 应询问患者既往有无高血压病史，有无寒冷、过冷、精神刺激及内分泌功能紊乱，是否服用抗高血压药物或其他药物，详细了解服药情况。此外，还应了解患者有无高血压病的家族史。

2. 症状与体征 患者在某些诱因的作用下，原有高血压快速、显著地进一步升高，收缩压相应上升至260mmHg或更高，舒张压可达120mmHg或更高。具有急性靶器官损伤的表现，出现循环、消化、中枢神经、内分泌、泌尿系统缺血性损害的表现。此外，患者还可出现交感神经兴奋的症状，如剧烈的头痛、头晕、恶心、呕吐、心悸、面色苍白、大量出汗，同时患者血压继续升高。体格检查包括测血压、体温、脉搏、呼吸；观察意识、瞳孔；心肺的听诊。病变具有可逆性：高血压危象患者的症状发作历时短暂，一般持续几分钟到几小时，最长可达几天。多数患者经及时有效的降压抢救后症状可缓解或消失。但症状也可再复发。

3. 辅助检查 尿常规、肾功能检查、脑脊液的检查、X线胸片、肾上腺CT 、动态血压监测。

4. 社会心理状况 因病情严重，患者常出现焦虑不安、恐惧，担心疾病的预后而影响日后的生活、工作，这些心理负担又会使血压产生波动从而影响治疗效果。

【病情判断】

根据病史、症状与体征或辅助检查，患者有进行性器官功能受损，即可诊断为高血压危象。

【常见护理问题】

1. 舒适的改变 与血压急剧升高、颅内压升高有关。

2. 有受伤的危险 与血压升高头晕、视力模糊、意识障碍等有关。

3. 焦虑、恐惧 与血压升高及担心疾病预后有关。

4. 知识缺乏 与不了解相关的检查、药物治疗、饮食及自我保健知识有关。

【救治与护理】

1. 急救护理

（1）休息和体位 患者需绝对卧床休息，将患者的头抬高30°，使颅内压减低，以达到所需的体位性降压的作用。抽搐者应防坠床。

（2）环境 患者置于安静、避光的环境，减少对患者的精神刺激。

（3）吸氧、吸痰 一般采用鼻导管吸氧，以减轻缺氧、呼吸困难的症状。已出现昏迷的患者应及时吸痰，保持呼吸道通畅。可置其侧卧，以利于呼吸。

2. 药物护理

（1）降压的药物选择　遵医嘱给予正确、有效、作用迅速的降压药物。选用的药物应既适用于高血压急症又适合慢性高血压的长期维持治疗，所选药物应对外周血管有扩张作用，并对心肌收缩、窦房结和房室结无明显抑制作用。硝普钠是快速降低血压的最有效药物，能直接作用于血管平滑肌、扩张动脉和静脉。其他还有降压嗪、利血平、肼苯哒嗪、安血定、压宁定等，必要时可联合用药，既可提高疗效、减少药量及不良反应，又能延长作用时间。

> **考点提示**
> 高血压危象患者使用降压药物的注意事项。

（2）降压速度　降压速度宜快，迅速将血压降至安全范围，否则预后较差。待血压降至安全范围后，应放慢滴速，老年人尤其应注意。

（3）降压幅度　降压幅度应因人而异。如果肾功能正常，无脑血管或冠状动脉疾病史，亦非急性主动脉瘤或嗜铬细胞瘤伴急性血压增高的患者，血压可降至正常水平。否则因降压幅度过大，可能会导致心、脑、肾的功能进一步恶化。一般认为将血压控制在（21.3～23.9）/（13.3～14.6）kPa［（160～180）/（100～110）mmHg］较安全。

3. 严密观察病情　监测血压、脉搏、呼吸、神志、瞳孔及心肾功能的变化。对于持续抽搐或神志改变的患者应严密监视，取出义齿并安放牙垫，以防舌咬伤或误吸；头晕、意识障碍者，应加用床栏以防坠床。

4. 饮食护理　意识不清、抽搐者暂禁食，以防窒息、吸入性肺炎，待病情稳定后昏迷者可鼻饲。饮食可给予低盐、低脂、低胆固醇，富含维生素、钾、镁的饮食。

5. 对症护理

（1）高血压脑病　迅速静脉滴注甘露醇、山梨醇（250ml 应在 30 分钟内滴完，以保证高渗性脱水作用）或快速利尿剂（呋塞米等）注射，以减轻脑水肿，降低颅内压。

（2）制止抽搐　躁动、抽搐者遵医嘱给予地西泮、巴比妥钠等肌内注射或给予水合氯醛保留灌肠。

（3）保持大便通畅　必要时遵医嘱给予缓泻剂。

6. 心理护理　焦虑、恐惧不利于血压的稳定、甚至加重病情，注意保持患者情绪稳定，增加心理支持，使患者积极配合治疗，使血压控制在一定的范围内，防止并发症。

【健康指导】

1. 饮食　指导患者坚持低盐、低脂、低胆固醇饮食，戒烟、戒酒，养成良好的生活习惯。

2. 作息　根据病情合理地安排工作、休息，保持心情舒畅，避免寒冷、过度劳累等诱因。

3. 用药　遵医嘱按时服降压药物，保持血压稳定在安全范围内，定期门诊复查。如为嗜铬细胞瘤所致的高血压危象，在患者身体能耐受的情况下，应劝导患者尽早手术治疗。

第四节　高血糖危象患者的救护

案例导入

李某，女，33岁，因意识丧失半小时入院。患者面色潮红，呼吸深大，呼气有烂苹果味。实验室检查：血糖20.2mmol/L。

请问：

1. 该患者最可能发生什么情况？
2. 应立即采取哪些急救措施？

【概述】

高血糖危象（diabetes mellitus）是指糖尿病昏迷，包括糖尿病酮症酸中毒、高血糖高渗综合征。糖尿病的基本病理生理为绝对或相对性胰岛素分泌不足所引起的糖代谢紊乱，严重时常导致酸碱平衡失常。特征性的病理改变为高血糖、高酮血症及代谢性酸中毒，发展到严重时为酮症酸中毒昏迷和高渗性非酮症昏迷。

一、糖尿病酮症酸中毒

【病因及发病机制】

常在一定诱因下发生，如感染、胰岛素治疗中断或不适当减量、应激状态、过多进食高糖或高脂食物、酗酒、呕吐、腹泻、高热等导致严重脱水。其中感染是最常见的诱因，有时可无明显诱因。发病的基本环节是由于胰岛素缺乏和胰岛素拮抗激素增加，导致糖代谢障碍，血糖不能正常利用，血糖增高；脂肪的动员和分解加速，生成大量的酮体，当酮体生成超过组织利用和排泄的速度时，将发展至酮症以至酮症酸中毒。

【护理评估】

1. 健康史　询问患者近期有无呼吸道、胃肠道、泌尿系等感染现象，询问降糖药服用情况，有无饮食不当、精神刺激、创伤、手术等诱因。

2. 症状与体征　患者原有糖尿病症状加重，极度软弱无力、烦渴、多饮、多尿、饮食减少、恶心、呕吐、腹泻、嗜睡、意识模糊、甚至昏迷。皮肤干燥无弹性、眼球下陷等失水征，呼吸深而快（即Kussmaul呼吸），呼气时有烂苹果味（酮味），血压下降、休克。

3. 辅助检查

（1）血液检查　血糖明显升高，常增高至16.7～33.3mmol/L；血酮体升高，多在4.8mmol/L以上，二氧化碳结合力降低；血pH下降，呈代谢性酸中毒；血钾早期可正常或偏低，少尿时可升高，治疗后如补钾不足可下降。

（2）尿检查　尿糖、尿酮体呈阳性。

4. 社会心理状况　近期有无精神压力过重，如工作、学习、家庭负担过重、人际关系紧张等。

【常见护理问题】

1. 急性意识障碍　与代谢紊乱有关。

2. 体液不足　与呕吐、腹泻、高热，血糖过高引起的渗透性多尿有关。

3. 知识缺乏　与缺乏对糖尿病危害性的认识有关。

4. 潜在并发症　心律失常、脑水肿、肺水肿、肾功能不全。

【救治与护理】

1. 急救护理

（1）严密观察病情　①严密观察体温、脉搏、呼吸、血压、神志的变化，低血钾的患者应做心电图监测，为病情的转归、疗效的判断提供依据。②及时准确地采集血、尿标本，以便观察血糖、血酮体、尿糖、尿酮体及血电解质、血气的指标。③准确记录24小时出入量。

（2）纠正水、电解质及酸碱失衡

①补液：迅速纠正失水以改善循环血容量与肾功能。立即静脉输入生理盐水，补液量及速度须视失水程度而定。失水较重者，可在入院第1小时内滴入1000ml，以后6小时内每1～2小时滴入500～1000ml，视末梢血循环、血压、尿量而定；如血糖已降至13.9mmol/L以下，改用5%葡萄糖溶液或葡萄糖盐水补液。治疗过程中必须避免血糖下降过快、过低，以免发生脑水肿；对老年、心血管疾病患者，输液尤应注意不宜太多、太快，以免发生肺水肿。

> **考点提示**
> 糖尿病酮症酸中毒患者胰岛素的应用方法。

②纠正电解质及酸碱失衡：轻症患者经补液及胰岛素治疗后，酸中毒可逐渐得到纠正，不必补碱。重症酸中毒，二氧化碳结合力<8.92mmol/L，pH<7.1，应根据血pH和二氧化碳结合力变化，给予适量碳酸氢钠溶液静脉输入。酸中毒时细胞内缺钾，治疗前血钾水平不能真实反映体内缺钾程度，治疗后4～6小时血钾常明显下降，故在静脉输注胰岛素及补液同时应补钾，最好在心电监护下，结合尿量和血钾水平，调整补钾量和速度。

（3）胰岛素应用　多采用小剂量胰岛素治疗，给药途径以静脉滴注和静脉推注为首选。静脉滴注每小时5～15U；若采用间歇静脉滴注，每小时1次，剂量为5～10U。当血糖降至13.9mmol/L时胰岛素可改为皮下注射，每4～6小时1次，根据血糖、尿糖调整剂量。临床实践证明，小剂量胰岛素治疗的方法较安全、有效，减少发生低血钾、脑水肿及后期低血糖等严重不良反应。

2. 一般护理

（1）饮食护理　糖尿病患者饮食控制是基本治疗原则之一。做好饮食护理可控制血糖升高，对疾病的控制有益。应根据患者的体重、血糖计算糖类、蛋白质、脂肪的摄入量，补充水分和维生素。

（2）对症护理　昏迷患者应加强基础护理，按昏迷常规护理。

（3）心理护理　患者可产生紧张、焦虑心理，对血糖的控制不利，应安慰患者，迅速纠正水、电解质及酸碱失衡、高血糖的状况，使患者病情趋于稳定。

【健康指导】

1. 疾病防治指导　加强患者对疾病防治知识的宣教，了解发病的常见诱因及治疗方法，使患者有正确的认识。及时识别糖尿病酮症酸中毒的症状，如有不适，应及时就诊，以免延误病情。

2. 血糖监测指导 嘱患者多饮水，学会自我监测血糖，告知血糖监测的重要性。

3. 用药指导 告知每种药物的疗效、作用时间、用药方法，用药后观察有无药物不良反应。

4. 饮食指导 合理选择食物，给予足够的营养和水分，每日糖类、蛋白质、脂肪比例适当。

5. 出院指导 定期门诊随访，避免感染、劳累、精神刺激等诱发因素，戒烟、戒酒，保持全身皮肤及局部的清洁卫生。

二、高血糖高渗综合征

【病因及发病机制】

患者可无糖尿病史，多见于老年人。常见诱因有各种感染、高热、胃肠疾病，手术、脑血管意外等应激状态，血液或腹膜透析、静脉高营养、甲状腺功能亢进，使用升高血糖的药物等。

患者原有不同程度的糖代谢障碍，再加上某种诱因，加重原有的糖代谢障碍，胰岛对糖刺激的反应减低，胰岛素分泌减少，结果组织对糖的利用减少，肝糖原增加，因而引起严重的高血糖；但由于患者的胰岛还能分泌一定量的胰岛素，而机体抑制脂肪分解所需的胰岛素远比糖代谢所需的胰岛素量小，因此高血糖高渗综合征患者自身的胰岛素量虽不能满足应激状态下对糖代谢的需要，却足以抑制脂肪的分解，因而表现出严重的高血糖，而血酮增加不明显。严重的高血糖使血液渗透压升高，造成细胞内脱水，渗透性利尿，同时伴随电解质的丢失。

【护理评估】

1. 健康史 应询问患者既往有无糖尿病病史；近期有无呼吸道、胃肠道、泌尿系等感染现象；有无手术、外伤、脑血管意外等，是否服用糖皮质激素、利尿剂等；是否有糖摄入过多，如静脉输注大量葡萄糖、静脉高营养；是否合并甲状腺功能亢进、肢端肥大症、皮质醇增多症等。

2. 症状与体征 起病隐匿、缓慢，前驱症状为多饮、多尿，多食可不明显，倦怠无力，反应迟钝，表情淡漠，失水逐渐加重，随后出现脱水、休克和不同程度意识障碍，一过性偏瘫、病理反射阳性和癫痫样发作。无酮症酸中毒样的深大呼吸。可出现休克体征及昏迷，高渗性高血糖状态可出现偏瘫、病理反射阳性。

3. 辅助检查 特征性改变为高血糖、高血酮、高血浆渗透压，多数伴有高血钠和氮质血症。血糖常高至 33.3mmol/L 以上，血钠可高达 155mmol/L 以上，血浆渗透压一般在 350mmol / L 以上。无或有轻度的酮症，血尿素氮、肌酐可升高。

4. 社会心理状况 评估有无过重的精神压力，如工作、学习、人际关系、家庭负担的突然变化。

【常见护理问题】

1. 急性意识障碍 与代谢紊乱有关。

2. 体液不足 与血糖过高引起的渗透性多尿有关。

3. 潜在并发症 心律失常、脑水肿、肺水肿、肾功能不全。

4. 知识缺乏 与缺乏对糖尿病危害性的认识有关。

【救治与护理】

1. 急救护理

（1）严密观察病情 除与糖尿病酮症酸中毒病情的观察类似外，尚需注意以下情况：迅速大量输液不当时，可发生肺水肿等并发症。补充大量低渗溶液，有发生溶血、脑水肿及低血容量休克的危险。故应随时观察患者的呼吸、脉搏、血压和神志变化，观察尿色和尿量，如发现患者咳嗽、呼吸困难、烦躁不安、脉搏加快，特别是在昏迷好转过程中出现上述情况，提示输液过量的可能，应立即减慢输液速度并及时报告医师。尿色变粉红提示发生溶血，也应及时报告医师并停止输入低渗溶液。

（2）补液 静脉输入等渗盐水，以便较快扩张微循环而补充血容量，迅速纠正血压，待循环血容量稳定后酌情以低渗盐水（0.45%～0.6%氯化钠溶液）缓慢静脉滴注，补液量应视失水程度而定，静脉滴注速度须视全身及心血管、脑血管情况、尿量及有关的血化验指标而定，防止因输液过多、过速而发生脑水肿、肺水肿等并发症。

（3）纠正电解质紊乱 主要补充钾盐。若有低血钙、低血镁或低血磷时，可酌情给予葡萄糖酸钙、硫酸镁或磷酸钾缓冲液。

（4）胰岛素的应用 一般用普通胰岛素，用量较糖尿病酮症酸中毒昏迷为小，也可一开始采用小剂量胰岛素治疗方法，每2～4小时测定血糖水平，血糖降至13.9mmol/L时停止注射胰岛素，改用5%葡萄糖溶液静脉滴注，防止因血糖下降太快、太低而发生脑水肿。

（5）积极治疗诱因及伴随症状 包括控制感染，纠正休克，防止心力衰竭、肾衰竭、脑水肿等的发生。

2. 一般护理 饮食护理、对症护理、心理护理同糖尿病酮症酸中毒护理。

【健康指导】

1. 疾病防治指导 加强患者对疾病防治知识的宣教，告知发病的常见诱因及治疗方法，使患者有正确的认识，如有不适，应及时就诊，以免延误病情。

2. 血糖监测指导 嘱患者多饮水，学会自我监测血糖，告知血糖监测的重要性。

3. 用药指导 告知患者坚持正规治疗，知晓每种药物的疗效，作用时间，用药方法，用药后观察有无药物不良反应。

4. 饮食指导 合理选择食物，给予足够的营养和水分，每日碳水化合物、蛋白质、脂肪比例适当。

5. 出院指导 定期门诊随访，避免过度疲劳、精神紧张，增强抵抗力，预防感染。

第五节 低血糖危象患者的救护

案例导入

患者，女性，16岁，学生，患1型糖尿病3年，一直使用胰岛素治疗，近日学校体能测试加大了运动量，今晨患者出现了心悸、出汗、头晕、手抖、饥饿感，来院急诊。

请问：

1. 患者发生了什么情况？

2. 患者家属非常担心，护士如何与患者家属沟通？

3. 值班护士应如何进行紧急救治？

【概述】

低血糖危象（hypoglycemia）是指当某些病理和生理原因使血糖降低（低于2.8mmol/L）时，引起交感神经兴奋和中枢神经异常的症状及体征。正常情况下，通过神经内分泌等调节，糖的分解代谢与合成代谢保持动态平衡，血糖浓度亦相对稳定。正常人血糖虽受进食、饥饿、劳动、运动、精神、生长发育等因素影响，但波动范围较窄，一般血糖浓度饱餐后很少超过8.96mmol/L，饥饿时很少低于3.36 mmol/L，此为血糖内环境的稳定性。

1. 病因 引起低血糖的病因很多，根据低血糖发作的特点可分为空腹低血糖、餐后低血糖、药物引起的低血糖。

（1）空腹低血糖

①内分泌性：胰岛素或胰岛素样物质过多，如胰岛素瘤、胰外肿瘤；对抗胰岛素的内分泌激素不足，如垂体功能减退、肾上腺皮质功能低下、甲状腺功能减退。

②肝源性：肝炎、肝硬化、肝淤血、先天性糖原代谢酶缺乏。

③营养障碍：尿毒症、严重营养不良。

（2）餐后低血糖

①胃切除术后饮食性反应性低血糖：与胃排空加速，葡萄糖迅速吸收，刺激胰岛素过量分泌有关。

②功能性餐后低血糖：多在餐后2～4小时发作，特点是低血糖症状不经治疗可自行恢复。临床多见于伴有神经质的中年女性患者，这些人体内肾上腺素分泌较多或肾上腺的餐后反应异常，特别是含糖饮食会刺激交感神经引起过强反应。

③晚期或迟发性餐后低血糖：为糖尿病早期表现之一，由于进食后引起迟发胰岛素释放所致。

（3）药物引起的低血糖

①胰岛素：糖尿病患者因胰岛素应用不当而致低血糖是临床最常见的原因，如延迟进餐、剧烈运动、胰岛素用量过大等。

②口服降糖药：如对初用降糖药的老年人，若用量不当容易发生低血糖，由于优降糖代谢产物仍有部分活性，特别是当患者有肝、肾功能不良时，优降糖引起的低血糖严重而持久，临床医师应特别注意。另外如磺丙脲，由于其半衰期长达36小时，容易累积而引起低血糖。

③其他药物：如乙醇、水杨酸、磺胺类、β－阻滞剂等药物使用不当也可引起低血糖。

2. 发病机制 人体通过神经体液调节机制来维持血糖的稳定，当血糖下降时，重要的反应是体内胰岛素分泌减少，而胰岛素的反调节激素如肾上腺素、胰升血糖素、皮质醇分泌增加，使肝糖原产生增加，糖的利用减少，从而保持血糖的稳定。其主要生理意义在于保证对大脑细胞的供能，脑细胞所需的能量几乎完全直接来自血糖，而且本身没有糖原储备，当血糖降到2.8mmol/L以下时，一方面引起交感神经兴奋，大量儿茶酚胺释放；另一方面由于能量供应不足使大脑皮质功能抑制，皮质下功能异常，即脑缺糖和兴奋两组症状。

知识链接

血糖控制水平"宁高勿低"

糖尿病患者血糖水平应维持在4.4mmol/L以上。特别是对于高龄患者和儿童，血糖控制水平"宁高勿低"，以预防症状性低血糖及无知觉低血糖。严重持久的低血糖发作可造成神经细胞死亡，导致永久性大脑功能损伤。低血糖症对大脑的早期发育是有害的，5岁以下儿童反复发生低血糖症会对智商造成永久性损伤。血糖过低还会增加患者发生心肌梗死和脑卒中的风险。所以对于一些老年人来讲，一味追求把血糖降到正常水平，其后果很可能是弊大于利，因此是不可取的。糖尿病患者在服用降糖药或注射胰岛素后切忌延误进餐，控制好运动时间和运动量。糖尿病患者应随身携带卡片，记录疾病诊断、用药史、服药时间、禁食物质等信息，以利于患者发生低血糖导致神志模糊、昏迷时的抢救。建议患者随身携带糖果，当发生低血糖的神经症状时立即食用以缓解症状。

【护理评估】

1. 健康史　询问患者有无内分泌系疾病及家族史、进食情况、用药史，特别是否使用胰岛素、口服其他降糖药或水杨酸、磺胺类、β-阻滞剂等。

2. 症状与体征　血糖过低对机体的影响以神经系统为主，有两大类：一类是交感神经兴奋的表现，患者心动过速、心悸、烦躁、震颤、面色苍白、出冷汗、饥饿等；另一类是中枢神经功能障碍的表现，患者表现为意识模糊、头晕、头痛、焦虑、精神不安以致错乱、癫痫发作，甚至昏迷、休克而死亡。这些症状的严重性与低血糖的程度、持续时间以及血糖下降速度有关。

3. 辅助检查　常规血糖测定，必要时可行血常规、肝肾功能、电解质、垂体激素检查、血浆胰岛素测定、B超、心电图等。

4. 社会心理状况　患者低血糖危象发生时，情绪紧张，有焦虑、恐惧感，唯恐病情恶化影响预后。

【病情判断】

根据患者表现为：低血糖危象发作的临床表现；即刻血糖低于2.8mmol/L；给予葡萄糖后低血糖症状迅速缓解，简称Whipple三联征，即可诊断为低血糖危象。轻度低血糖<2.8mmol/L，中度低血糖<2.2mmol/L，重度低血糖<1.11mmol/L。

> **考点提示**
> Whipple三联征。

【常见护理问题】

1. 营养失调：低于机体需要量　与血中葡萄糖浓度过低有关。

2. 焦虑、恐惧 与担心疾病预后有关。

3. 有受伤的危险 与低血糖引起的意识障碍、无力、视力模糊有关。

4. 知识缺乏 与对疾病的认识有关。

【救治与护理】

对高度怀疑为低血糖发作的患者，应立即监测血糖浓度，并根据病情采取相应措施升高血糖，积极防治脑水肿及其他并发症，加强护理并积极寻找病因。

1. 急救措施

（1）血糖测定 凡怀疑低血糖危象的患者，应立即做血糖测定，并在治疗过程中动态观察血糖水平。

（2）升高血糖 如患者尚清醒，有吞咽运动时，可喂服糖水；如患者昏迷或抽搐时，立即静脉注射50%葡萄糖溶液50ml，并继以10%葡萄糖溶液500～1000ml静脉滴注，视病情调整滴速和输入液量，患者清醒后，应尽早进食果汁及食物。若血糖未达到正常水平或患者神志不清，必要时可给地塞米松10mg，肾上腺素0.25～0.5mg和（或）肌内注射胰高血糖素0.5～1mg。

2. 严密观察病情 密切观察生命体征、神志、大小便、治疗前后的病情变化及24小时出入液量的变化。

3. 一般护理

（1）饮食护理 低血糖危象时，可喂服糖水，如患者昏迷或抽搐时，立即静脉注射50%葡萄糖溶液50ml；病情稳定后按糖尿病饮食护理。

（2）对症、对因治疗与护理 当明确病因后，应积极对因治疗，如胰岛β细胞瘤应尽早手术治疗，肝脏疾病所致者亦应积极治疗肝脏疾病。当患者出现其他症状时，根据其症状做好相应护理，如昏迷患者按昏迷常规护理，意识恢复后应注意观察是否有出汗、意识等再度低血糖状态，以便及时处理；抽搐者除补糖外，可酌情应用适量镇静剂，并注意保护患者，防止外伤。

4. 心理护理 安慰患者，积极配合抢救治疗，迅速纠正低血糖，稳定患者情绪。

【健康指导】

教会糖尿病患者自我监测血糖、尿糖，按时应用降糖药，不可随便增加药物剂量，每次用胰岛素均应仔细核对。按时进食，生活规律，一旦发生心悸、冷汗、饥饿感等低血糖现象时，应及时处理，如自服糖水或进食含糖食物；及时就医，提高血糖，缓解病情；定期门诊随访。

本章小结

本章主要介绍了超高热危象、甲状腺功能亢进危象、高血压危象、高血糖危象、低血糖危象患者的病因、护理评估、救治与护理措施。

- 常见临床危象患者的救护
  - 超高热危象
    - 常见原因：感染性发热；非感染性发热
    - 降温的方法：物理降温；药物降温；冬眠降温
    - 救治原则：迅速降温；对因治疗；加强支持治疗；有效防止并发症
    - 护理措施：降温；密切观察病情变化；对因治疗护理；一般护理
  - 甲状腺功能亢进危象
    - 诱因：严重感染；应激；精神刺激；突然停用抗甲状腺药物；手术
    - 救治原则：降低甲状腺激素浓度；降低外周组织对甲状腺激素的反应
    - 护理措施：密切观察病情；一般护理；去除诱因
  - 高血压危象
    - 常见原因：原发型高血压；继发型高血压
    - 特点：收缩压＞260mmHg，舒张压＞120mmHg
    - 救治原则：迅速降低血压
    - 护理措施：降压；密切观察病情变化；加强护理；对症护理；病因治疗
  - 高血糖危象
    - 分类：糖尿病酮症酸中毒；高血糖高渗综合征
    - 救治原则：严密观察病情；维持水电解质平衡
    - 护理措施：饮食护理；对症护理；心理护理
  - 低血糖危象
    - 病因：空腹低血糖；餐后低血糖；药物性低血糖
    - 临床表现：交感神经过度兴奋症状；神经性低血糖症状
    - 救治原则：监测血糖；升高血糖
    - 护理措施：观察病情；输液护理；饮食护理；对症护理

习　题

一、选择题

【A1/A2 型题】

1. 下列关于超高热危象患者物理降温的叙述不正确的是

   A. 冰水擦浴对高热、烦躁、四肢末梢灼热者适用

   B. 应在短时间内让体温降到较低

   C. 伴皮肤感染或有出血倾向者，不宜行皮肤擦浴

   D. 降温效果不佳的可辅以药物降温

   E. 遵循热者冷降，冷者温降的原则

2. 对于超高热危象患者下列不需要检查的实验室项目是

   A. 血常规检查　　B. 血液生化检查　　C. 心电图

   D. 微生物学检查　　E. 脑脊液常规

3. 引起甲亢术后危象最主要的原因是

   A. 精神紧张　　B. 术后出血　　C. 术中失血过多

   D. 术中补液不足　　E. 术前准备不充分

4. 以下不是甲亢危象常见诱因的是

   A. 感染　　B. 手术

C. 不适当地停用抗甲状腺药物　　D. 放射性碘治疗
E. 饮食

5. 以下对甲亢危象描述不正确的是
A. 出现高热（体温 >39℃），大汗淋漓
B. 心率 >110 次/分
C. 剧烈恶心、呕吐、腹泻，烦躁、谵妄、昏迷
D. 因甲状腺素过量释放引起
E. 处理不当或不及时可发展为休克甚至死亡

6. 高血压危象是指短时间内血压升高至
A. 收缩压 >200mmhg 舒张压 >120mmhg
B. 收缩压 >260mmhg 舒张压 >120mmhg
C. 收缩压 >250mmhg 舒张压 >100mmhg
D. 收缩压 >260mmhg 舒张压 >140mmhg
E. 收缩压 >260mmhg 舒张压 >100mmhg

7. 高血压危象的发生机制可能为
A. 机制尚不清楚
B. 过高血压突破脑血管的自身调节能力，脑灌注过多
C. 交感神经功能亢进和血循环中儿茶酚胺过多
D. 先天性血管畸形
E. 血管肾素活性明显增高

8. 下列不是糖尿病酮症酸中毒诱因的是
A. 感染　　B. 妊娠及分娩　　C. 外伤及手术
D. 饮食不当　　E. 胰岛素过量

9. 糖尿病酮症酸中毒患者的呼吸特点是
A. 呼吸浅慢　　B. 呼吸音异常　　C. 叹息样呼吸
D. 深而大的呼吸　　E. 浮浅性呼吸

10. 以下不是糖尿病酮症酸中毒常见诱因的是
A. 分娩　　B. 情绪激动　　C. 使用利尿剂
D. 酗酒　　E. 垂体瘤

11. 抢救糖尿病酮症酸中毒首要的关键措施是
A. 抗感染　　B. 抗休克　　C. 补液
D. 胰岛素治疗　　E. 补充碱性液体

12. 以下不是高渗性高血糖状态预后不良的是
A. 昏迷持续 24 小时尚未恢复
B. 血浆高渗透状态于 48 小时内未能纠正
C. 昏迷伴癫痫样抽搐和病理反射征阳性
D. 出现横纹肌溶解
E. 合并革兰阴性菌感染

13. 判断低血糖症的标准是血糖浓度低于

A. 2.0mmol/L　　B. 2.8mmol/L　　C. 3.0mmol/ L
D. 4.0mmol/L　　E. 6.0mmol/ L

14. 患者，女性，55 岁，糖尿病病史 10 年，一直使用胰岛素治疗。今日在家注射胰岛素后外出就餐，在等待上菜过程中，出现极度饥饿、软弱、手抖、出汗、头晕等。应如何紧急处理

A. 患者取平卧位　　B. 让患者卧床休息至症状消失
C. 立即送至医院　　D. 立即口服糖块
E. 立即打电话咨询保健医生

15. 患者，男，35 岁，确诊为 I 型糖尿病。今日突感饥饿、心悸、出汗，随后意识渐模糊。此时，护士应

A. 遵医嘱静脉滴注小剂量胰岛素
B. 遵医嘱给予胰岛素
C. 遵医嘱口服补钾溶液
D. 遵医嘱静脉注射 50% 葡萄糖溶液
E. 遵医嘱静脉滴注平衡盐溶液

【A3/A4 型题】

（16～17 题共用题干）

患者，男性，50 岁，有高血压病史 5 年。因近期未按时服药，近日出现明显头痛、烦躁、心悸、气促、多汗，面色苍白，视力模糊，测血压为 230/130mmHg，血肌酐 188μmol/L。

16. 可能的诊断为

A. 嗜铬细胞瘤　　B. 恶性高血压　　C. 高血压危象
D. 高血压脑病　　E. 高血压肾脏改变

17. 此种情况最有效的降压药物是

A. 索它洛尔　　B. 硝苯地平　　C. 卡托普利
D. 硝普钠　　E. 哌唑嗪

（18～20 题共用题干）

患者，女，50 岁，患糖尿病 8 年。3 天前发生急性化脓性扁桃体炎，今天上午 9 点出现恶心、呕吐，患者烦躁并诉头痛，急诊入院。查体：体温 36.8℃，脉搏 105 次/分，呼吸 25 次/分，血压 110/80mmHg，呼气中有烂苹果味。

18. 考虑该患者最有可能发生

A. 糖尿病酮症酸中毒　　B. 高血糖高渗性状态　　C. 有机磷中毒
D. 败血症　　E. 脑血管意外

19. 以下对明确诊断最有意义的检查项目是

A. 头颅 CT　　B. 中毒物监测　　C. 血、尿常规检查
D. 腹部 B 超　　E. 血、尿酮体检查

20. 最主要的处理措施

A. 抗感染　　B. 应用糖皮质激素
C. 补液和小剂量胰岛素治疗　　D. 口服降糖药
E. 补充碱性液体

二、思考题

1. 什么是危象？哪些因素可以引起危象？
2. 对超高热危象的患者应采取哪些急救护理措施？
3. 甲亢危象患者有哪些临床表现？
4. 高血压危象患者使用降压药物有哪些注意事项？
5. 糖尿病酮症酸中毒与高血糖高渗综合征的发病机制有何异同？

扫码“练一练”

（邓璐璐）

第八章　多器官功能障碍综合征

扫码"学一学"

学习目标

1. **掌握**　多器官功能障碍综合征的概念、特征、救治与护理措施。
2. **熟悉**　多器官功能障碍综合征患者的病情评估与判断。
3. **了解**　多器官功能障碍综合征的病因及发病机制。
4. 学会对多器官功能障碍患者进行病情评估、监测与处理配合，采取相应的护理措施。
5. 具有尊重关心患者的职业素养和加强危重症患者的观察监护的意识。

多器官功能障碍综合征（multiple organ dysfunction syndrome，MODS）的病死率远远高于单个脏器功能障碍的病死率，其病情危重，预后差，病死率随着功能衰竭器官数量的增加而上升，总病死率在40%左右。2个器官发生衰竭时病死率为50%～60%，3个器官发生衰竭时病死率为70%～100%，4个器官发生衰竭时病死率为85%～100%。4个以上器官衰竭其病死率为100%。患者有无感染、创伤、大手术、休克等是引起MODS的重要原因。本章主要阐述MODS的病因、病情评估及救治与护理。

第一节　概　述

案例导入

患者，男，32岁，入院前2天出现发热、咳嗽、咳黄痰症状，在当地医院拍胸片显示右下肺不规则斑片状阴影，以支气管肺炎在当地医院住院治疗，给予抗炎和对症支持治疗，2日后患者症状加重而入院。查体：体温39.2℃，脉搏132次/分，血压72/52mmHg，呼吸32次/分，端坐位，不能平卧，表情淡漠，面色苍白，大汗，四肢厥冷，脉搏细数。肺部检查右侧呼吸音减弱。患者家属在医院焦急不安，非常担心患者的病情。

请问：

1. 根据入院时病情，最紧急的处理措施是什么？
2. 为明确诊断和防治感染，护士应该如何配合医生进行护理？
3. 患者家属非常担心患者的病情，护士应如何与家属进行沟通？

扫码"听一听"

【病理特征】

多器官功能障碍综合征是指机体在遭受严重创伤、感染、中毒、休克、大面积烧伤等损伤因素打击下24小时后同时或序贯出现两个或两个以上脏器功能失调以至衰竭的临床综合征。

多器官功能障碍有以下特征：①原发致病因素是急性的；②从初次打击到器官功能障碍有一定的间隔时间，常超过24小时；③器官功能障碍的发生呈序贯性，最先受累的器官常见于肺和消化器官；④器官功能障碍是可逆的，可以在其发展的任何阶段进行干预治疗，功能可望恢复；⑤病例变化缺乏特异性，以细胞组织水肿、炎症细胞浸润和微血栓形成为主；⑥感染、创伤、休克、急性脑功能障碍（如心搏呼吸骤停复苏后、急性大面积脑出血）等是其主要病因；⑦病情发展迅速，一般抗感染、器官功能支持或对症治疗效果差，病死率高。

【病因】

引起多器官功能障碍的病因很多，往往是综合性的、多因素的，主要原因有以下几个方面。

1. 严重的感染、全身炎症反应综合征 这是最常见的病因。严重感染时细菌产生的毒素及炎症坏死组织可使肺毛细血管膜损害，通透性增加，肺间质内白蛋白增多，导致肺泡通气功能障碍，产生急性肺功能不全；革兰阴性菌的内毒素可直接损害心肌肌浆网，产生中毒性心肌炎，影响心肌舒缩功能，严重者引起心力衰竭、甚至心源性休克；细菌毒素不仅可直接损害肝细胞，当感染合并休克时也可引起肝脏血供的持续减少而致肝功能不全。

据统计，MODS病例中约70%由感染引起，尤其是严重感染导致的败血症。在因感染所致的MODS病例中，腹腔内感染是造成MODS的主要原因之一。此外，肺部感染也是MODS的常见病因，主要发生在老年患者。

2. 严重创伤、烧伤和外科手术应激 MODS最早发现于大手术后，严重创伤、烧伤及大手术后的患者。在有无感染的情况下均可发生MODS，常引起肺、肝、肾、消化道、心和造血系统等脏器功能的衰竭。

3. 休克、缺血再灌注损伤 各脏器常因血流不足而呈低灌注状态，组织缺血缺氧导致器官功能的损害，目前创伤或休克后器官缺血和再灌注损伤在MODS发病中的作用是研究的热点之一。这些因素可导致肠黏膜屏障功能破坏，使肠道内蓄积的细菌及内毒素侵入人体内形成肠源性内毒素血症后，通过其直接或间接作用可诱发机体器官功能损害。

4. 大量输液、输血及药物使用不当 大量输液、输血容易引起急性左心功能衰竭、肺间质水肿，输血后形成的微血栓可导致肺功能障碍；去甲肾上腺素等血管收缩药物的大剂量使用，加重了微循环障碍；长期大量使用抗生素引起肝、肾功能损害；大剂量激素的使用易造成免疫抑制、应激性溃疡出血、继发感染等不良反应。

5. 毒物和中毒 急性化学性中毒通常通过呼吸道侵入人体内，急性期时可出现全身炎症反应综合征（systemic inflammatory response syndrome，SIRS）和ARDS，主要表现为呼吸衰竭，最终出现其他脏器的损伤而导致MODS。

6. 高危因素 高龄、持续存在感染病灶、持续存在炎症病灶、慢性疾病、营养不良、肠道缺血性损伤、危重症评分增高等因素易诱发MODS。

> **考点提示**
> 多器官功能障碍综合征的主要特征。

【发病机制】

MODS的发病机制非常复杂，涉及神经、体液、内分泌和免疫等诸多方面。目前MODS的确切发病机制还不明确，但目前比较一致的看法是认为失控的全身炎症反应综合征很可能在MODS发生中起主要作用。此外，认为肠屏障功能损伤及肠细菌移位、组织缺血－再灌注损伤、二次打击或双相预激等也可能是其发病机制。

知识链接

全身性炎症反应综合征

全身炎症反应综合征是指由感染、烧伤、创伤、手术、胰腺炎以及缺血－再灌注等多种因素引起的一种全身性炎症反应，并具有以下两项或两项以上的体征：①体温 >38℃或 <36℃；②心率 >90 次/分；③呼吸 >20 次/分或过度通气或 $PaCO_2$ < 32mmHg（4.3kPa）；④血白细胞计数 $>12\times10^9$/L 或 $<4\times10^9$/L 或不成熟的白细胞 > 10%。它不一定均由致病菌引起，许多非感染因素也可以引起 SIRS。其中伴有微生物存在或侵入正常活体组织而引起炎症者能称为感染，SIRS 伴有严重感染时称之为脓毒症。SIRS 是多器官功能障碍综合征发生的基础。

1. 全身炎症反应失控　全身炎症反应综合征时机体在有关病因作用下，单核－巨噬细胞系统被激活，释放促炎症介质如 IL－1、IL－6、TNF－α 等进入血液循环，损伤血管内皮细胞，导致血管壁的通透性增高、血栓形成和远隔器官的损伤。这些促炎介质又可促使内皮细胞和白细胞激活，产生 IL、TNF－α 等细胞因子，加重器官损伤。中性粒细胞激活后可黏附于血管壁，并释放氧自由基、溶酶体酶、血栓素和白三烯等血管活性物质，进一步损伤血管壁，形成恶性循环，导致炎症反应失控性反应，从而造成组织器官严重损伤。

2. 肠屏障功能损伤及肠细菌移位　正常情况下肠黏膜及淋巴组织起重要屏障作用，肠腔细菌及内毒素不能透过肠黏膜屏障进入血液循环。严重创伤、休克、感染等应激状态下胃肠黏膜供血不足，屏障功能受损，使大量细菌和内毒素吸收入血形成肠源性内毒素血症，介导引发全身炎症反应，最后导致 MODS 形成。

3. 组织缺血－再灌注损伤　严重创伤、休克或感染等重要器官缺血缺氧和细胞受损，出现细胞功能障碍。组织器官微循环灌注恢复时，催化氧分子产生大量氧自由基，损伤细胞膜，导致器官功能损害。

4. 二次打击或双相预激　机体遭受最早的创伤、感染、烧伤、休克等早期直接损伤作为第一次打击。第一次打击所造成的组织器官损伤虽不足以引起明显的临床症状，但重要的是早期损伤激活了机体免疫系统，尽管炎症反应程度较轻，但炎症细胞已经被动员起来，处于预激活状态。此后，如再次出现致伤因素（如严重感染、脓毒症、导管菌血症等），则构成二次打击。即使打击的强度不及第一次，也能造成处于激发状态的炎症细胞更为剧烈的反应，超量释放细胞和体液介质。由炎症细胞释放的介质作用于靶细胞后还可以导致“二级”“三级”甚至更多级别新的介质产生，从而形成瀑布样反应，导致 MODS。因此，首次打击造成的器官损伤并非真正意义的 MODS，而它引起的机体改变却成为 SIRS 的刺激因素，为二次打击造成全身炎症反应失控起到了预激作用。

知识链接

脓毒症和脓毒性休克

脓毒症（sepsis）是由感染引起的全身炎症反应，与全身性感染同义，其诊断标准为符合 SIRS 诊断标准，同时证实有细菌存在或有高度可疑感染灶。严重脓毒症是指脓毒症引起的组织低灌注或器官功能障碍，如低血压、乳酸性酸中毒、少尿或急性意识障碍等。

脓毒性休克（septic shock）又称为感染性休克，是严重的脓毒症患者在给予足量液体复苏后仍无法纠正的持续性低血压（收缩压<90mmHg 或血压下降超过基础值40mmHg），伴有组织低灌注或器官功能障碍。

第二节　病情评估

【护理评估】

1. 健康史　评估患者有无感染、创伤、大手术、休克等引起 MODS 发生的病因。评估患者是否有高龄、慢性疾病、营养不良、复苏患者是否有复苏不充分或复苏延迟、是否使用糖皮质激素及其他药物、有无大量反复输血及输液、危重症评分增高等易导致 MODS 出现的高危因素。

2. 临床表现　MODS 的临床表现因基础疾病、感染部位、器官代偿能力、治疗措施等不同而各有差异。呼吸系统多是最早累及的器官，其次为肝、胃肠道和肾等。MODS 的病程一般 14～21 天，历经休克、复苏、高分解代谢状态和器官功能衰竭 4 个时期。由于 MODS 是一个渐进损伤的过程，在功能正常、功能不全和功能衰竭之间并非泾渭分明，而是有一定范围的重叠，很难划定一个明确的界限（表 8－1）。

表 8－1　MODS 的临床分期和临床表现

临床表现	1 期	2 期	3 期	4 期
	正常或轻度烦躁	急性病态，烦躁	一般情况差	濒死感
循环系统	需补充容量	容量依赖性高动力学	休克，心排出量下降，水肿	依赖血管活性药物维持血压，水肿
呼吸系统	轻度呼吸性碱中毒	呼吸急促，呼吸性碱中毒，低氧血症	ARDS，严重低氧血症	呼吸性酸中毒，气压伤，高碳酸血症
肾脏	少尿，利尿剂有效	肌酐清除率降低，轻度氮质血症	氮质血症，有血液透析指征	少尿，透析时循环不稳定
胃肠道	胃肠道胀气	不能耐受食物	应激性溃疡，肠梗阻	腹泻、缺血性肠炎
肝脏	正常或轻度胆汁淤积	高胆红素血症，PT 延长	临床黄疸	转氨酶升高，重度黄疸
代谢	高血糖，胰岛素需求增加	高分解代谢	代谢性酸中毒，血糖升高	骨骼肌萎缩，乳酸酸中毒
中枢神经系统	意识模糊	嗜睡	昏迷	昏迷
血液系统	正常或轻度异常	血小板减少，白细胞增多或减少	凝血功能异常	不能纠正的凝血功能障碍

3. MODS 受累系统器官的功能改变　MODS 几乎可以累及体内各个重要的系统和器官，但因不同器官代谢特点和功能不一样，其功能障碍发生的时间先后和严重程度也不同。

（1）肺的改变　在 MODS 发生过程中，肺一般是最先受累并且衰竭发生率最高的器官。细胞损伤后迅速导致血管收缩及毛细血管通透性增高，发生肺水肿。MODS 常首先表现为急性肺功能衰竭，出现呼吸窘迫、进行性低氧血症为特征的综合征，即急性呼吸窘迫综合征（Acute Respiratory Distress Syndrom，ARDS）。ARDS 一般在原发病后 12 ~ 72 小时发生。ARDS 早期会出现：呼吸大于 20 次/分，$PaO_2 \leq 70mmHg$，$PaO_2/FiO_2 > 300$，X 线胸片可正常；中期则会出现：呼吸大于 28 次/分，$PaO_2 \leq 60mmHg$，$PaCO_2 < 35mmHg$，$PaO_2/FiO_2 < 300$。X 线胸片可见肺泡实质性改变（≤1/2 视野）。

知识链接

急性呼吸窘迫综合征

急性呼吸窘迫综合征（acute respiratory distress syndrome，ARDS）是指严重感染、创伤、休克等肺内外疾病袭击后出现的以肺泡毛细血管损伤为主要表现的临床综合征，属于急性肺损伤（acute lung injury，ALI）的严重阶段或类型。其临床特征包括呼吸浅速和窘迫，进行性低氧血症，X 线片呈现弥漫性肺泡浸润。吸氧治疗难以缓解，烦躁不安，发绀和心率增速，早期肺部体征不明显，或可闻肺泡呼吸音减低和干湿啰音，后期出现肺实变体征，病情严重者可伴有多脏器功能障碍（衰竭）表现。

ARDS 病因很多，可以分为肺内因素与肺外因素。肺内因素如吸入毒气、烟尘、肺挫伤、放射性损伤、重症肺炎等。肺外因素如严重休克、感染中毒症、严重的非胸部损伤、大面积烧伤、急性胰腺炎等。一旦出现 ARDS，它通常作为全身多器官功能障碍综合征的一部分，处理也复杂和困难，重要在于预防及早期治疗，预后较为严重，因此需将 ARDS 作为全身多器官功能障碍综合征的一部分给予处理。对休克、重度创伤患者，应注意以下几点：①发生休克后迅速恢复循环血容量；②保留气道内导管，直至患者清醒及充分的通气；③鼓励患者进行深呼吸；④经常更换体位；⑤凡输血超过 4 个单位者，应使用滤过器过滤，应尽量避免过多地输注陈旧的库存血液；⑥补充营养；⑦控制过量过快输液；⑧给纯氧时间不宜过长，最好应用 40% 浓度的氧气；⑨防止胃液误吸入肺，尤其对神志昏迷的患者。

（2）肝功能的改变　肝功能障碍主要表现为短期内血清胆红素、谷草转氨酶、谷丙转氨酶、乳酸脱氢酶增高，多由创伤和全身感染所致。在 MODS 发生过程中，肝功能不全的发生率很高。由于肝功能代偿能力较强，难以被临床和常规检验发现。若 MODS 患者出现严重的肝功能障碍，则病死率极高。

（3）肾功能的改变　MODS 时，肾衰竭的发生率仅次于肺和肝。表现为代谢产物潴留，水、电解质及酸碱平衡紊乱，氮质血症为主要表现。分为少尿期、多尿期和恢复期。肾功能障碍或肾衰竭常是晚期表现。肾功能障碍可表现为少尿、无尿、蛋白尿、管型尿、氮质血症、水和电解质及酸碱失衡、血清肌酐持续高于 >177μmol/L，尿素氮 >18mmol/L，严重时需进行血液透析。

（4）胃肠道功能改变　MODS 发生时对胃肠道的损伤主要表现为胃黏膜糜烂、应激性溃疡与出血；肠缺血、肠道消化吸收功能降低及肠屏障功能障碍等。临床表现为腹部胀气、肠鸣音消失、麻痹性肠梗阻、应激性溃疡等，其中应激性溃疡在急性创伤、脑外伤和严重烧伤中多见。

（5）心功能的改变　MODS 晚期，由于缺血、缺氧、酸中毒、细菌毒素、炎症介质等因素的综合作用，可使患者心功能严重受损，发生急性心功能不全，心排出量减少。心功能衰竭主要表现为心肌收缩力减弱、心排出量降低、心脏指数降低、肺动脉楔压升高、心肌酶增高。

（6）凝血系统的改变　各种严重的感染性疾病、休克等，均可发生血管内膜异常，成为血液凝固机制活化及血小板破坏的原因，可促进 DIC 形成及急性贫血危象的产生。临床发现，在 MODS 死亡病例中，多数有 DIC 的证据。

（7）免疫系统的改变　MODS 晚期，机体免疫系统处于全面抑制状态，中性粒细胞吞噬、杀菌功能降低，外周血淋巴细胞减少，单核－吞噬细胞功能减弱，以致炎症反应失控，感染扩散，病情恶化，最终因多器官功能衰竭死亡。

（8）中枢神经系统的改变　MODS 发展过程中，脑组织缺血缺氧，可出现中枢神经系统功能障碍。表现为反应迟钝，定向力和意识出现障碍，以致出现进行性昏迷。

（9）新陈代谢的改变　MODS 患者新陈代谢变化的特点有高动力循环和高分解代谢。其中高动力循环主要表现为心排出量增多和外周阻力降低。高分解代谢表现为全身耗氧量增高，能量消耗增加，三大营养物质分解代谢增强，尿素氮增高，机体呈负氮平衡，组织摄氧相对减少，加重缺氧和心肺负担，加剧能量消耗，促进 MODS 的发生发展。

MODS 各脏器发生障碍的发生率最高的是肺功能障碍，其次是胃肠和肾功能障碍。其中病死率最高的为肾功能障碍。若伴有严重感染，则病死率会明显增加。上述各系统器官的功能、代谢变化可相互影响、相互联系，并可形成恶性循环。

4. 辅助检查　可行血气分析、三大常规、肝肾功能检查、CO_2 结合力检查、心电图、心肌损伤标志物、凝血四项等辅助检查。

5. 社会心理状况　由于发病突然、病情危重，患者可能会感到极度不安、恐慌、甚至绝望，同时患者也可出现烦躁、焦虑、恐惧的心理状况。患者及家属会担心严重的病情给家庭带来的经济负担，担心是否能承担较高的医疗费用。

【病情判断】

具有严重感染、创伤、休克、延迟复苏及大量坏死组织或凝血机制障碍等诱因，存在 SIRS 或脓毒症临床表现，发生两个或两个以上器官序贯功能障碍应考虑 MODS。随着对 MODS 认识的不断深入，其诊断方法和标准也在不断发生变化。目前 MODS 的诊断标准仍不统一，国内多采用参照 Fry 诊断标准的综合修订标准（表 8－2）。

表 8－2　MODS 的诊断标准

器官或系统	诊断标准
循环系统	收缩压 <90mmHg，持续 1 小时以上，或循环需要药物支持维持稳定
呼吸系统	急性起病，$PaO_2/FiO_2 \leq 200$（已用或未用 PEEP），X 线胸片见双肺浸润，PCWP ≤18mmHg，或无左房压升高的证据
肾脏	血肌酐浓度 >177μmol/L 伴有少尿或多尿，或需要血液透析
肝脏	血清总胆红素 >34.2μmol/L，血清转氨酶在正常值上限的 2 倍以上，或有肝性脑病
胃肠道	上消化道出血，24 小时出血量 >400ml，或不能耐受食物，或消化道坏死或穿孔
血液系统	血小板计数 $<50 \times 10^9$/L 或减少 25%，或出现 DIC
代谢	不能为机体提供所需能量，糖耐量降低，需用胰岛素；或出现骨骼肌萎缩、无力
中枢神经系统	GCS <7 分

器官功能障碍是一个临床动态变化过程，动态评估有助于早期诊断和早期干预。1995

年 Marshall 提出了 MODS 评分系统（表 8－3）用于 MODS 严重程度及动态变化的客观评估，并得到了广泛应用。按照这个系统评分，MODS 计分分数与病死率呈显著正相关，对 MODS 临床预后的判断有一定指导作用。但 Marshall 评分中未包括胃肠功能障碍评分。因此，1995 年，中国中西医结合急救医学会庐山会议通过的中国 MODS 诊断评分标准，将器官数增加到了 9 个，包括外周循环、心脏、肺、肾、肝脏、胃肠道、凝血功能、脑和代谢。

表 8－3　MODS 的评分标准（Marshall 标准）

器官或系统评分	0	1	2	3	4
肺（PaO_2/FiO_2）	＞300	226～300	151～225	76～150	≤75
肾（Cr，μmol/L）	≤100	101～200	101～200	351～500	＞500
肝（血清胆红素，μmol/L）	≤20	21～60	61～120	121～240	＞240
心（PAR①，mmHg）	≤10	10.1～15.0	15.1～20.0	20.1～30.0	＞30.0
血（血小板，$\times 10^9$/L）	＞120	81～120	51～80	21～50	≤20
脑（GCS②评分）	15	13～14	10～12	7～9	≤6

注：①PAR。压力校正心率＝心率×右房压（或中心静脉压）/平均动脉压
②GCS。如使用镇静剂或肌松剂，除非存在内在的神经障碍证据，否则应作正常计分

扫码“听一听”

第三节　救治与护理

【常见护理问题】

1. 气体交换受损　与微循环障碍、呼吸型态改变有关。

2. 体液不足　与大量失血、失液有关。

3. 体温异常　与感染、组织灌注不足有关。

4. 活动无耐力　与多器官障碍综合征患者各脏器功能减退及衰弱有关。

5. 潜在并发症　感染、皮肤完整性受损的危险。

6. 焦虑、恐惧　与担心疾病的发展有关。

7. 知识缺乏　患者缺乏多器官功能障碍综合征的相关知识。

【救治原则】

救治原则包括治疗与控制原发病；加强器官功能支持和保护；合理应用抗生素；免疫和炎症反应调节治疗等。尽可能减轻器官损伤的后果，提高救治成功率。

1. 祛除病因，控制感染　对开放性创伤，早期彻底清除坏死组织及感染病灶是预防感染最关键的措施。对已有的感染，只要有适应证，外科处理是最直接、最根本的治疗方法，包括伤口的清创、脓肿的引流、坏死组织的清除、空腔脏器破裂的修补或切除等。应及时有效地处理感染、创伤、休克等原发病，减少、阻断炎症介质或毒素的产生与释放，防治休克和缺血再灌注损伤。尽量避免不必要的侵入性诊疗操作，加强病房管理、改善卫生状况、严格无菌操作是减少感染发生的重要措施。由于危重症患者大多感染严重，病原菌耐药性强，须注意合理地使用抗生素。开始时使用广谱、强效的抗生素，后根据细菌培养和药敏试验结果改用敏感的窄谱抗生素。

2. 器官功能支持与保护　MODS 患者要注意观察体温、脉搏、呼吸、血压、意识等生命体征，以及漂浮导管、心电图等监护设备显示的各项指标的变化，注意重要脏器功能的支持与保护。①呼吸功能：合理进行氧疗，必要时进行机械通气。②循环功能：尽早进行

液体复苏，改善微循环组织灌注，必要时使用血管活性药物。③肾功能：改善肾灌注，利尿，必要时行肾脏替代治疗。④胃肠功能：预防应激性溃疡的发生，病情允许尽早给予肠内营养，保护胃肠黏膜，改善胃肠道缺血再灌注损伤，恢复肠道微生态平衡。

3. 其他 包括免疫与炎症反应调节治疗、激素治疗、营养与代谢支持和中医中药治疗等。我国学者从 MODS 的防治入手，对中医药进行了尝试。运用中医“活血化瘀”“清热解毒”“扶正养阴”的理论，采用以当归、大黄、生脉为主的治疗方法，取得了良好的临床效果。虽然其机制在目前还不能用现代一些理论解释清楚，但其疗效能表明此方法的价值，也是我国 MODS 研究的重要方向。

【护理措施】

1. 即刻护理措施 按各器官功能改变时的紧急抢救流程，抢救药物的剂量、用法、注意事项和各种抢救设备的操作方法，配合医生进行抢救。呼吸功能障碍患者保持气道通畅，必要时协助医生进行气管插管和机械通气。急性左心衰竭患者立即给予高半坐卧位，吸氧，遵医嘱给予强心、利尿等药物。

2. 重症患者的常规护理 主要包括：①严密监测生命体征，密切观察疾病发生、发展，及时发现病情变化，并积极配合医生处理。②保持各种留置管道通畅、妥善固定，防止脱落、堵塞等发生。③严密观察和记录患者的出入量。④遵医嘱正确合理给药，保证治疗措施有效进行。⑤根据患者病情给予营养支持，改善营养状况。⑥对烦躁、昏迷患者注意安全防护，适当时采取保护性措施，如使用床档、适当的约束等。⑦注意患者焦虑、恐惧等不良情绪，加强与患者沟通交流，帮助患者树立战胜疾病的信心，配合治疗。⑧加强基础护理，提高生活质量。⑨保持室内温、湿度适宜和空气清新。

3. 器官功能监测与护理

（1）呼吸功能监测与护理 观察患者呼吸频率、节律和幅度，有无呼吸困难、口唇发绀等；监测 PaO_2、$PaCO_2$ 和脉搏血氧饱和度（S_pO_2），及时发现缺氧和二氧化碳潴留；保持呼吸道通畅，及时清除气道分泌物，正确进行吸痰和气道湿化。机械通气患者应严密监测呼吸功能，有效实施呼吸机治疗相关的护理。

（2）循环功能监测与护理 监测患者血压、中心静脉压和心电，及时发现心律失常与血压异常并报告医生进行处理。做好循环检测中各种导管的护理，预防出现导管相关性感染和管线折断、脱落、堵塞等情况。注意活动下肢，预防深静脉血栓形成。

（3）中枢神经系统监测与护理 密切监测意识和瞳孔变化，早期及时发现异常并报告医生进行处理。及时评估有无误吸、咳嗽，吞咽反射有无受损。躁动不安的患者应注意加床档，防止坠床。

（4）肾功能监测与护理 观察每小时尿量或 24 小时尿量、尿比重、尿渗透压、酸碱度和血尿素氮、肌酐的变化，警惕少尿性肾衰竭。在肾衰竭的不同时期加强液体管理，掌握出入量平衡，同时注意监测电解质变化，防止电解质紊乱；每日进行尿管和会阴护理，预防尿管相关性感染发生。

（5）胃黏膜内 pH 监测 由于胃肠道是对缺血、缺氧反应最敏感的器官，急性胃黏膜损伤是严重创伤早期最常见的并发症。通过测量胃肠 pH 可间接反映胃肠黏膜内组织氧合与循环状态。监测胃黏膜 pH 可以早期预防应激性溃疡。

（6）体温监测　MODS 多伴各种感染，体温常升高，当感染严重时，体温可高达 40℃以上；而当体温低于 35℃，提示病情非常严重，常是危急或临终表现。

4. 各种引流管的护理　MODS 患者常需安置多种管道，如鼻饲管、尿管和引流管等，应保持引流管通畅，同时注意导管的护理，严格无菌操作，防止发生导管相关性感染。妥善固定各种导管，防止导管脱出。

5. 预防感染与护理　MODS 患者免疫功能低下，机体抵抗力差，极易在院内发生感染。应加强口腔护理、气道护理、尿路护理、导管护理和皮肤护理等。最好将 MODS 患者安置在隔离房间，保持空气流通，定时消毒，严格遵守无菌操作，防止交叉感染。医护人员注意加强手卫生、探视等预防院内感染制度；早期正确采集血、尿、痰等标本进行细菌培养和药物敏感试验，为治疗提供依据。监测各实验室检查指标的变化，及时报告医生，尽早合理使用抗生素控制感染。如发现脓肿或脓胸应立即切开或穿刺排脓。禁止滥用激素和免疫抑制剂。

6. 营养与代谢支持　MODS 发生过程中，补给患者必需的基本营养底物，以满足脏器代谢需要，即“代谢支持”。进行营养支持时，在具备胃肠功能的条件下尽可能通过胃肠道摄入营养，以保护肠黏膜屏障功能，肠外营养可作为肠内营养的补充。

7. 预防医源性并发症　在治疗与护理过程中，还需要预防医源性并发症。如输液不宜过多过快，以防产生心力衰竭、肺水肿、呼吸性酸中毒等。避免输用库存血，防止引起微血栓及其他并发症。避免使用对器官毒性大的药物，机械通气时注意避免气压伤及肺部感染。

8. 心理护理　医护人员以关切的态度、温和的语气与患者及其家属进行沟通。向患者及其家属讲解 MODS 治疗的相关知识，包括给予患者药物、饮食、运动的相关指导，帮助患者建立良好的心态，运用健康宣教的方式为患者提供信息，使其正视疾病，配合医护人员治疗，做好心理护理。

【健康指导】

1. 合理休息，避免诱因　指导患者合理饮食、休息，急性期绝对卧床休息，可在床上活动四肢，勤翻身。病情好转和稳定后逐渐增加活动量，同时注意积极防治引起 MODS 的创伤、感染、医源性循环系统超负荷与不当药物使用等诱因。

2. 加强营养支持　当患者胃肠道功能恢复或允许进食的情况下，鼓励患者经口进食或行肠内营养，加强营养支持，增强免疫力和抵抗力，加强对脏器功能的保护。

3. 用药指导　告知患者及家属遵医嘱用药的重要性，不得随意增加或减少用药剂量，尽量使用对肝脏、肾脏影响较小的药物。同时注意观察用药的效果及不良反应，若使用药物后出现恶心、腹胀、手脚麻木、皮疹、皮肤瘙痒等不良反应时，告知医生及时处理。

4. 心理护理　为患者及家属介绍有关 MODS 的相关知识，改善患者紧张、恐惧的心理状态，帮助患者及家属提高战胜疾病的信心，使其能配合医务人员的治疗，促进身心康复。

5. 出院指导　指导患者出院后注意观察疾病恢复情况，定期到医院复查，若有不适，随时就诊。

本章小结

本章主要介绍了 MODS 的病因与发病机制、病情评估、救治与护理措施。

- MODS
  - 常见原因：败血症及严重的感染、全身炎症反应综合征；严重创伤、烧伤和外科手术应激；休克、组织缺血-再灌注损伤；大量输液、输血及药物使用不当；毒物和中毒
  - 发病机制：全身炎症反应失控；肠屏障功能损伤及肠细菌移位；组织缺血-再灌注损伤；二次打击和双相预激
  - 健康评估：MODS各脏器发生障碍的发生率最高的是肺功能障碍，其次是胃肠和肾功能障碍。其中病死率最高的为肾功能障碍
  - 救治原则：治疗与控制原发病；加强器官功能支持和保护；合理应用抗生素；免疫和炎症反应调节治疗等
  - 护理措施：即刻护理措施；重症患者常规护理；器官功能监测与护理；各种引流管的护理；预防感染与护理；心理护理；预防医源性并发症

习题

一、选择题

【A1/A2 型题】

1. MODS 中最先受累的脏器是

A. 肝　　B. 肾　　C. 心
D. 肺　　E. 胃肠道

2. MODS 最常见的病因是

A. 营养不良　　B. 严重创伤和感染　　C. 输液过多
D. 免疫力低下　　E. 吸氧浓度过高

3. MODS 时肾脏的主要表现

A. 急性肾衰竭　　B. 慢性肾衰竭
C. 急性肾小管功能障碍　　D. 肾小球滤过率急剧下降
E. 肾小管酸中毒

4. 关于 MODS 的防治原则，错误的是

A. 鼓励患者尽早经口摄食
B. 提高饮食中芳香族氨基酸的比例
C. 正确及时使用有效抗生素
D. 酌情使用小分子抗氧化剂
E. 适当使用炎症介质的阻断剂和拮抗剂

5. 由腹腔脓肿或肺部侵袭性感染引起的 MODS 多见于

A. 老年人　　B. 青壮年　　C. 婴儿
D. 新生儿　　E. 幼儿

6. 关于 MODS，以下叙述不正确的是

A. 当患者出现创伤、休克、严重脓毒症时，应警惕有可能并发 MODS

B. 对患者的救治必须有整体观念

C. 急性创伤时，只要出现呼吸困难，就可以诊断为 ARDS

D. 病因治疗是防治 MODS 的首要措施

E. 防治感染是预防 MODS 极为重要的措施

7. 关于多器官功能障碍综合征（MODS），以下说法错误的是

A. MODS 常指急性疾病过程中发生的两个或两个以上主要器官功能不全

B. 其特点之一是急性

C. 病死率高

D. 凡是两个或两个以上主要器官功能不全就是 MODS

E. MODS 的最好治疗是预防

8. 符合 MODS 时体内分解代谢的表现是

A. 糖分解减少　　B. 蛋白质负氮平衡　　C. 乳酸减少

D. 尿素氮减少　　E. 二氧化碳产生减少

9. 一多发伤伴失血性休克患者，经手术控制出血，伤后 9 天发生肝功能不全。以下可能是肝功能不全最重要的原因是

A. 急性肝炎

B. 化学药物损害

C. 休克致组织器官缺血缺氧性损害

D. 全身炎症反应

E. 创伤后感染

10. 男，56 岁，60% 深Ⅱ度烧伤患者，经 1 个月处理尚有 20% 创面不愈合，自动出院。回家后持续发热 39℃，咳嗽。创面恶臭出血，很快全身衰竭死亡。其死亡原因主要是

A. 年龄大　　B. 肺部感染　　C. 营养不良

D. 创面不愈合　　E. 创面严重感染、脓毒血症

【A3/A4 型题】

（11～14 题共用题干）

男，62 岁，腹部挤压伤后 48 小时发生急性弥漫性腹膜炎，急诊手术发现结肠穿孔，行穿孔处结肠外置、腹腔引流术。术后体温 39℃，轻度腹胀，有排气排便。术后第 2 天尿量由 40ml/h 以上逐渐减少至 25ml/h 以下，患者神志清楚。经补液仍不见好转。

11. 该患者的情况首先考虑是

A. 补液量不足　　B. 酸碱失衡未纠正　　C. 毒血症

D. 败血症　　E. 急性肾衰竭

12. 进一步确诊有价值的检查是

A. 腹部 B 超　　B. 血钠、钾、氯、二氧化碳结合力

C. 血细菌培养　　D. 血尿素氮、肌酐检查

E. 腹部 CT

13. 为观察病情变化，最有价值的监测是

A. 神志变化　　B. 体温变化　　C. 血压变化
D. 每小时尿量、尿比重　　E. 血常规变化

14. 最先需要的治疗措施是
A. 大剂量抗生素控制感染
B. 腹腔冲洗解除腹腔内感染
C. 大剂量 10% 葡萄糖溶液静脉滴注
D. 迅速滴注利尿剂
E. 严格控制补液量

(15 ~ 19 题共用题干)

患者，男，28 岁，发热 3 天。今晨起呼吸困难，鼻导管吸氧未见好转。查体：体温 39℃，心率 110 次/分，R：28 次/分，BP：110/70mmHg。双肺闻及细湿啰音及管状呼吸音。动脉血气分析：PaO_2：50mmHg，$PaCO_2$：40mmHg。胸部 X 线片：双肺可见大片阴影，诊断为“急性呼吸窘迫综合征”。

15. 对 ARDS 的诊断和病情判断有重要意义的检查是
A. 呼吸功能监测　　B. 动脉血气分析　　C. 血流动力学监测
D. X 线检查　　E. 心电图检查

16. 患者此时最主要的护理问题是
A. 气体交换受损　　B. 清理呼吸道无效　　C. 活动无耐力
D. 焦虑　　E. 知识缺乏

17. 急性呼吸窘迫综合征的典型症状是
A. 脉搏细数　　B. 血压下降　　C. 心律失常
D. 进行性呼吸窘迫　　E. 精神神经症状

18. 为患者进行氧疗，氧疗应采取
A. 短期高压给氧　　B. 低浓度间歇给氧　　C. 低浓度持续给氧
D. 高浓度高流量给氧　　E. 低浓度低流量持续给氧

19. 成人呼吸窘迫综合征的护理，错误的是
A. 定时排痰　　B. 监测肺功能　　C. 快速输液
D. 应用抗生素　　E. 呼气末正压通气

二、思考题

1. 多器官功能障碍综合征的病因与高危因素有哪些？
2. 多器官功能障碍综合征的患者为什么要求尽可能尽早经口摄食？
3. 简述对 MODS 患者的护理重点。

扫码“练一练”

（邓菲菲）

第九章　危重症患者的营养支持

扫码“学一学”

学习目标

1. **掌握**　营养支持方式的选择、肠内营养及肠外营养支持的护理措施。
2. **熟悉**　肠内营养及肠外营养支持的适应证、禁忌证、途径与方式。
3. **了解**　危重症患者的代谢特点及营养状况评估。
4. 学会对营养支持的危重症患者进行整体护理。
5. 具有在护理过程中细心、耐心、主动关心患者的职业素养。

营养支持（nutritional support，NS）是指在摄入不足或不能进食的情况下，通过肠内或肠外途径提供人体必需营养素的一种技术。危重症患者在严重创伤、感染、大手术等身体状况下，机体的营养代谢发生障碍，因此为不同患者提供恰当的营养支持，可改善患者的状况，促进患者康复。本章主要介绍危重症患者肠内营养与肠外营养支持的适应证、禁忌证、途径、方式及护理措施。

第一节　概　述

案例导入

李先生，54 岁，半年前出现上腹部隐痛不适伴消瘦，确诊为胃癌。入院后行胃大部分切除术，术后营养支持，早期置鼻胃管行肠内营养。为满足机体需要，遵医嘱行肠内肠外联合补充电解质及营养素，必要时经周围静脉输白蛋白或全血。李先生担心进行营养支持的费用太高，显得比较焦虑，不太愿意进行营养支持。

请问：

1. 对李先生进行护理评估，提出其主要的护理问题。
2. 护士应如何对李先生的焦虑状态进行心理护理，使其能配合治疗？
3. 李先生进行肠外营养支持可能出现哪些并发症？该如何护理？

营养支持的目的主要是供给细胞代谢所需要的能量和营养物质，维持组织器官正常的结构与功能。通过营养支持调理代谢紊乱，调节免疫功能，增强机体抗病能力，从而影响疾病的发展与转归。营养支持对于危重症患者能在减少并发症的发生率与病死率，促进恢复健康方面发挥非常重要的作用。

【危重症患者的代谢特点】

危重症患者代谢变化主要包括能量消耗增加、糖代谢紊乱、蛋白质分解代谢加速、脂肪代谢紊乱等。

1. 能量消耗增加 基础能量消耗（basal energy expending，BEE）是指人体在清醒且极度安静的状态下，不受肌肉活动、环境温度、食物和情绪等影响时的能量消耗。危重症患者能量消耗增加与代谢紊乱程度、持续时间及危重症程度密切有关。创伤后，基础代谢率可增加50% ~150%，最高可达正常时的2倍。烧伤面积达60%时，能量需要量增加到原正常值的210%。

2. 内分泌改变与糖代谢紊乱 在创伤、手术、感染等情况下，机体发生应激反应。一方面，应激反应使体内儿茶酚胺、糖皮质激素、胰高血糖素、甲状腺素的分泌增加，糖异生明显加强，葡萄糖生成增加；另一方面，胰岛素分泌减少或相对不足，机体对胰岛素反应性降低，使胰岛素不能发挥正常作用，而刺激组织对葡萄糖的摄取与利用，这种现象称为胰岛素抵抗，机体呈高血糖状态。

3. 蛋白质分解加速 危重症患者由于高代谢状态，蛋白质的分解增加，合成不足，尿氮排出增加，可表现为明显的负氮平衡。

4. 脂肪代谢紊乱 在创伤、感染等应激状态下，由于储存的糖原很快耗尽，会动员脂肪供能。在创伤、感染后，脂肪分解加速，血中游离脂肪酸、三酰甘油浓度会增高，常出现高三酰甘油血症。

5. 胃肠道功能改变 危重症患者胃肠功能会发生改变，如消化腺分泌功能受抑制，胃肠蠕动减慢，出现食欲下降、畏食、腹胀等；危重症患者常并发应激性溃疡；因禁食和使用广谱抗生素，导致肠道菌群失调，肠黏膜急性损伤后细胞因子的产生可导致 SIRS 和 MODS（详见第八章）。

【营养支持的评估】

营养评定是通过人体测量、生化检查、临床检查及多项综合营养评定方法等手段，判定人体的营养状况，确定营养不良的类型及程度，评估营养不良所致后果的危险性，并监测营养支持疗效的方法。

1. 人体测量 主要通过测量患者体重、皮褶厚度及上臂围等来判断其营养状况。

（1）体重（body weight，BW） 体重是营养评定中最简单、直接而可靠的指标。它可以代表脂肪和蛋白质的总体情况，从总体上反映人体营养状况。测定体重时需保持时间、衣着、姿势等方面的一致，选择晨起空腹，排空大小便后测量。近 3 周体重减轻≥5% 基础体重，或近 3 个月体重减轻≥10% 基础体重，提示负氮平衡。体重指数（body mass index，BMI）是反应蛋白质热量营养不良及肥胖症的可靠指标。其计算方法是：

$$BMI = 体重\ (kg) / 身高^2\ (m^2)$$

正常值为 18 ~25，BMI <18 是营养不良的重要指标。

（2）皮褶厚度（skin fold thickness） 人体皮下脂肪含量约占全身脂肪含量的50%，通过皮下脂肪含量的测定可推算体脂总量，并间接反映热量代谢变化。临床上常用三头肌皮褶厚度（triceps skin fold，TSF）测定。正常参考值男性为12.5mm，女性为16.5mm。实际值在正常值的90%以上为正常，80% ~90%为体脂轻度亏损，60% ~80%为中度亏损，<60%为重度亏损。

（3）上臂围和上臂肌围 上臂围（arm circumference，AC）：测量时，被测者上臂自然下垂，取上臂中点，用软尺测量。上臂肌围（arm muscle circumference，AMC）可间接反映体内蛋白质储存水平，与血清白蛋白相关。

AMC（cm）= AC − 3.14 × 三头肌皮褶厚度（TSF）（cm）

参考值男性为 24.8cm，女性 21cm。实测值在正常值的 90% 以上为正常，80% ~ 90% 为轻度营养不良，60% ~ 80% 为中度营养不良，< 60% 为重度营养不良。

2. 生化及实验室检查　常用蛋白质测定与免疫测定方法来判定患者是否存在营养不良及其程度。

（1）蛋白质测定　包括血红蛋白（Hb）、血清白蛋白（AlB）、肌酐身高指数（creatinine height index，CHI）、氮平衡（nitrogen balance，NB）及血浆氨基酸谱测定等方法。

（2）免疫测定　最常用总淋巴计数的方法，也可通过免疫球蛋白测定及皮肤迟发性超敏反应来反映免疫功能状况。

3. 综合营养评定　常用的方法包括预后营养指数（prognostic nutritional index，PNI）、营养评定指数（nutritional assessment index，NAI）、微型营养评定（mini − nutritional assessment，NMA）等。判断患者有无营养不良，对其营养状况进行全面评估。营养不良分为轻、中、重 3 种程度（表 9 − 1）。

表 9 − 1　营养不良程度的划分

参数	轻度营养不良	中度营养不良	重度营养不良
体重	下降 10% ~ 20%	下降 20% ~ 40%	下降 > 40%
上臂肌围	> 80%	60% ~ 80%	< 60%
三头肌皮褶厚度	> 80%	60% ~ 80%	< 60%
白蛋白（g/L）	30 ~ 35	21 ~ 30	< 21
转铁蛋白（g/L）	1.50 ~ 1.75	1.00 ~ 1.50	< 1.00
淋巴细胞总数	> 1200	800 ~ 1200	< 800
迟发性超敏反应	硬结 < 5mm	无反应	无反应

【营养支持的原则】

1. 选择适宜的营养支持时机　根据患者病情变化来确定营养支持的时机。在复苏早期、血流动力学尚未稳定或存在严重的代谢性酸中毒阶段，并不是开始营养支持的安全时机。存在严重肝功能障碍、肝性脑病、严重氮质血症及严重高血糖未得到有效控制等情况下，实施营养支持也很难有效。而此时维持水、电解质平衡是危重症患者营养支持的第一需要，在病情允许情况下尽早给予营养支持。

2. 合理的能量供给　不同疾病状态、时期以及不同个体，其能量需求不同。危重症患者的营养支持应充分考虑受损脏器的耐受能力，肝肾功能受损时，营养物质的代谢与排泄均受到限制，若供给量超过机体代谢负荷，会加重代谢紊乱和器官功能损害。应激早期，合并有 SRIS 的重症患者，应限制能量供给，控制在 20 ~ 26kcal/(kg · d)，以减少高血糖、高碳酸血症与脂肪沉积等并发症。对于病程长合并感染和创伤者，待应激与代谢状态稳定后能量供给可适当增加，目标喂养可达 30 ~ 35kcal/(kg · d)。

3. 控制应激性高血糖　应激性高血糖是危重症患者普遍面临的问题。血糖值过高会增加死亡风险。采用强化胰岛素治疗可使营养支持更安全。通过使用胰岛素严格控制血糖水平 ≤ 8.3mmol/L 可明显改善危重症患者预后，使 MODS 发生率及病死率明显降低。

4. 选择使用的营养支持途径　营养支持途径分为肠外营养（parenteral nutrition，PN）

与肠内营养（enteral nutrition，EN）。若患者肠道结构和功能完整，应首选肠内营养。肠内营养不能满足机体代谢需要时，应积极给予肠外营养。危重症患者很多有胃肠功能障碍，如不及时有效给予肠外营养，其病死率就会增加。因此，肠外营养成为营养支持的重要部分。对胃肠道功能完全不能接受营养物质补充的危重症患者，可给予完全胃肠外营养支持（total parenteral nutrition，TPN），即全部营养素通过中心静脉补充的营养支持方法。对胃肠道能接受部分营养物质补充的危重症患者，可采用部分肠内与肠外营养相结合的方式，以支持肠功能。

第二节　营养支持方式与护理

一、肠内营养支持与护理

1. 肠内营养的适应证与禁忌证

（1）肠内营养的适应证　胃肠功能存在或部分存在，但不能经口正常摄取食物的重症患者，应优先考虑给予肠内营养。当肠内营养不可实施时则考虑肠外营养。

（2）肠内营养的禁忌证　肠梗阻、肠道缺血不给予肠内营养，主要是由于肠内营养增加肠管或腹腔内压力，易引起肠坏死、肠穿孔，增加反流与吸入性肺炎的发生。对于严重腹胀、腹泻，经一般处理无改善的患者，建议暂停肠内营养。

2. 肠内营养的途径　根据患者情况可采用鼻胃管、鼻空肠管、经皮内镜下胃造瘘、经皮胃镜下空肠造瘘、术中胃/空肠造瘘等途径进行肠内营养。

（1）经鼻胃管　常用于胃肠功能正常、非昏迷及经短时间管饲即可过渡到经口进食的患者，是临床上最常用的肠内营养途径。其优点是操作简单、易行；缺点是可发生反流、误吸、鼻窦炎，并增加上呼吸道感染的发生率。

（2）经鼻空肠置管　喂养管通过幽门进入十二指肠或空肠，使反流与误吸的发生率降低，患者对肠内营养的耐受性可增加。但在喂养开始阶段营养液的渗透压不宜过高。

（3）经皮内镜下胃造瘘　指在纤维胃镜引导下进行经皮胃造瘘，将营养管置入胃内。优点是减少了鼻腔与上呼吸道感染，可长期留置，适用于昏迷、食管梗阻等长时间不能进食而胃排空良好的危重症患者。

（4）经皮内镜下空肠造瘘　在内镜引导下行经皮空肠造瘘，将喂养管置入空肠上段。不仅能减少鼻咽与上呼吸道感染，还可减少反流与误吸的风险，喂养的同时可进行胃十二指肠减压，留置喂养管的时间可较长，尤其适用于有误吸风险及需要胃肠减压的危重症患者。

3. 肠内营养支持的输注方式

（1）一次性投给　将营养液用注射器缓慢注入喂养管内，每次约200ml，每天6～8次。该方法容易引起腹胀、腹泻、恶心、呕吐、反流与误吸，临床一般仅用于经鼻胃管或经皮胃造瘘患者。

（2）间歇重力输注　将营养液置于输液瓶或塑料袋中，经输液管与肠道喂养管连接，借重力将营养液缓慢注入胃肠道内，每天4～6次，每次250～500ml，输注速度为每分钟20～30ml。临床上使用广泛，患者耐受性好。

（3）肠内营养泵输注　适于十二指肠或空肠近端喂养的患者，是一种理想的肠内营养输注方式。开始时输注速度不宜快，浓度不宜高，可由40～60ml/h开始，逐步增加至100～150ml/h。

【护理评估】

1. 健康史

（1）疾病和相关因素　评估患者近期饮食情况，如饮食习惯和食欲有无改变，有无明显畏食,饮食种类和进食量；是否因检查或治疗而需禁食天数；有无肠内营养的禁忌证。

（2）既往史　近期或既往有无消化道手术史、严重的创伤或感染史、慢性消耗性疾病。

2. 身体评估

（1）症状　评估患者是否有食欲缺乏、恶心、呕吐、腹胀、腹痛、腹泻等症状，是否有水肿、脱水和休克征象。

（2）体征　评估患者是否有腹肌紧张、压痛、反跳痛等，生命体征是否正常。

3. 辅助检查　了解体重、血浆白蛋白、细胞免疫功能等结果，评估患者的营养状况及对营养支持的耐受力。

4. 心理社会状况　了解患者及家属对肠内营养支持的重要性与必要性的理解程度，对肠内营养支持费用的承受能力。

【常见护理问题】

1. 营养失调：低于机体需要量　与营养摄入不足或消耗过度有关

2. 有误吸的危险　与意识障碍、体位不当、喂养管移位等有关。

3. 潜在并发症　腹泻、吸入性肺炎、糖代谢紊乱。

扫码“听一听”

【肠内营养支持的护理】

1. 营养液的配置和管理　配置营养液时严格遵守无菌操作原则，现配现用，在24小时内用完，暂时不用的要保存在4℃冰箱内，防止细菌污染繁殖引起肠道感染。

2. 预防误吸

（1）妥善固定喂养管，注意喂养管位置标记，防止压迫、脱落、扭曲，输注前确保喂养管在正确的位置。

（2）有意识障碍、胃排空延迟，经鼻胃管、胃造瘘管输入营养液时患者取30°～45°半卧位，喂养后1小时左右尽量不要搬动患者。

（3）每次输注及连续输注过程中（每隔4小时）评估是否发生胃潴留。如果抽吸残余量超过100～150ml，应减慢或暂停输注，必要时遵医嘱给予胃动力药，以防止胃潴留引起反流和误吸。

（4）患者出现呛咳、呼吸急促、咳出类似营养液的痰液时，应高度怀疑误吸可能。鼓励患者咳嗽，有效排除吸入物和分泌物，必要时通过鼻导管或气管镜吸出。

3. 保持管道清洁　每日更换输注管或泵管，输注前后用30ml温开水冲洗管道，保持通畅。如需管饲药物，须将药物研碎溶解后喂入营养管，避免与营养液混合形成凝结堵塞管道。

扫码“听一听”

4. 并发症的观察与护理

（1）机械性并发症

①黏膜损伤：可因喂养管置管操作时或置管后对局部组织的压迫而引起黏膜水肿、糜烂或坏死。因此，应选择直径适宜、质地软而有韧性的喂养管，熟练掌握操作技术，置管时动作轻柔。

②喂养管堵塞：最常见的原因是食物残渣或粉碎不全的药片黏附于管腔壁，或药物与食物不相溶形成沉淀附着于管壁所致。发生堵管后可用温开水低压冲洗，必要时可借助导丝疏通管腔。

③喂养管脱出：患者躁动或喂养管固定不牢及严重呕吐均可导致喂养管脱出，不仅使肠内营养不能顺利实施，而且经造瘘管置管的患者还可能引起腹膜炎。因此，置管后要妥善固定导管，加强护理与观察，严防导管脱出，一旦喂养管脱出应及时置管。

（2）胃肠道并发症

①恶心、呕吐与腹胀：接受肠内营养患者有10% ~20%发生恶心、呕吐和腹胀，见于营养液输入过快，乳糖不耐受及食物中脂肪过多等。当出现消化道症状时应针对原因采取相应措施，如减慢输注速度或改变膳食品种等。

②腹泻：是肠内营养最常见的并发症。主要原因有：低蛋白血症和营养不良时小肠吸收力下降；肠腔内脂肪酶缺乏，脂肪吸收障碍；营养液的渗透压高；营养液温度过低、输注时间过快、营养液配置不新鲜。发现患者腹泻，应首先查明原因，针对原因进行处理，必要时遵医嘱对症给予药物控制。如为营养液温度过低，可在输注管近端自管外加热营养液，温度控制在37℃左右。

（3）感染性并发症　最常见的感染性并发症是吸入性肺炎。误吸是肠内营养严重而致命的并发症。发生误吸时应停止使用肠内营养，并将胃内容物吸尽，立即从气管内吸出液体或食物微粒，必要时应通过纤维支气管镜吸出。遵医嘱应用皮质激素抗肺水肿及应用抗生素治疗。

（4）代谢性并发症　包括水、电解质、糖、维生素和蛋白质的异常。最常见的代谢性并发症是高血糖和低血糖。高血糖多见于处于高代谢状态、接受高糖类喂养者和接受糖皮质治疗的患者；低血糖多发生于应用肠内营养而突然停止时。接受肠内营养的患者需加强血糖监测，出现血糖异常时及时报告医生进行处理。患者停止肠内营养时应避免突然停止。

【健康指导】

告知患者肠内营养的重要性与必要性，降低患者习惯性拔管的风险；告知患者恢复经口进食是循序渐进的过程，指导患者及家属如何饮食；指导携带喂养管的患者及家属掌握居家喂养与护理的方法。

考点提示

肠内营养支持常见的并发症及护理措施。

二、肠外营养支持与护理

1. 肠外营养的适应证与禁忌证

（1）肠外营养的适应证　不能耐受肠内营养和肠内营养禁忌的重症患者。主要包括：胃肠功能障碍的重症患者；由于解剖或手术问题禁止使用胃肠道的患者；存在尚未控制的腹部情况，如肠梗阻、肠瘘或腹腔感染。

（2）肠外营养的禁忌证　早期复苏阶段血流动力学不稳定或存在严重水、电解质、酸碱失衡的患者；严重肝功能障碍患者；急性肾功能障碍时存在严重氮质血症的患者；严重高血糖尚未控制的患者不宜给予肠外营养。

2. 肠外营养的途径　肠外营养（PN）可选择中心静脉和外周静脉营养两种途径。中心静脉途径主要通过锁骨下静脉、颈内静脉、股静脉置入导管和应用经外周中心静脉导管（peripherally inserted central venous catheter，PICC）输入营养物质。中心静脉途径首选锁骨下静脉置管。经外周静脉一般适用于患者病情较轻、营养物质输入量较少，肠外营养不超过2周的患者。

知识链接

外周静脉植入的中心静脉导管

外周静脉植入的中心静脉导管（Peripherally Inserted Central Catheter，PICC）由外周静脉（贵要静脉、肘正中静脉、头静脉）穿刺插管，头端位于上腔静脉或锁骨下静脉的导管，用于为患者提供中、长期的静脉输液治疗（7天~1年）。

PICC应用指征：①适应证。需长期静脉输液的患者，化学药物治疗，胃肠外营养，刺激外周静脉的药物，缺乏外周静脉通路，家庭病床的患者，早产儿。②禁忌证。肘部静脉血管条件差，穿刺部位有感染或损伤，乳腺癌术后患侧臂静脉等。

【护理评估】

1. 健康史　了解患者既往健康状况及导致营养不良的原因，有无肠外营养的适应证与禁忌证。

2. 症状与体征

（1）局部　患者周围血管情况是否良好，颈部及锁骨上区皮肤有无破损等影响静脉穿刺的因素。

（2）全身　生命体征是否平稳，有无脱水及休克等。

3. 辅助检查　根据患者体重、血电解质、血生化及细胞免疫等检查结果，评估患者的营养状况及对肠外营养支持的耐受程度。

4. 心理社会状况　了解患者及家属对肠外营养支持重要性和必要性的理解，对肠外营养费用的承受能力。

【常见护理问题】

1. 营养失调：低于机体需要量　与营养物质摄入不足或过度消耗有关。

2. 知识缺乏　缺乏肠外营养支持的相关知识。

3. 潜在并发症　气胸、血气胸、血管或胸导管损伤、空气栓塞、感染等。

【肠外营养支持的护理】

1. PN的配置　应在层流环境中按无菌操作原则现配现用，并将置于4℃冰箱内备用；保证配置的营养液在24小时内输完；全营养混合液输入过程应保持连续性，期间不宜中断，以防污染。

2. 静脉导管的护理　为预防导管性脓毒血症，营养液的导管应强调专用性，不得作任何其他途径，如从导管抽血或输血。每天检查导管是否固定妥善，有无扭曲等。每日严格按无菌操作要求更换输液管；导管固定后，不要随意拉出或插进。密切观察患者体温变化，当患者出现高热、寒战又无其他感染源发生时，怀疑为导管性感染，应立即拔管，并将拔出的尖端进行培养，明确致病菌，有针对性地进行抗菌治疗。

3. 并发症的观察与护理 肠外营养的并发症主要分为机械性并发症、感染性并发症和代谢性并发症。

（1）机械性并发症

①置管操作相关并发症：包括气胸、血胸、皮下气肿、血管和神经损伤等。操作者应熟练掌握操作技术与规范，操作过程中注意动作轻柔，以减少操作引起的机械性损伤。

②空气栓塞：可发生在置管、输液及拔管过程中。预防措施：严格遵守操作规程，穿刺插管时让患者处于头低位，使上腔静脉充盈，置管时患者屏气。加强巡视，及时添加液体，最好用输液泵进行输注。导管护理时注意防止空气经导管接口部位进入血液循环。

③导管堵塞：是肠外营养的常见并发症之一。输注营养液时输液速度可能会减慢，在巡视过程中及时调整，以免因凝血而发生导管堵塞。输液结束时应根据患者病情及出凝血功能状况使用生理盐水或肝素液进行正压封管。

（2）感染性并发症 导管引起局部或全身感染是肠外营养的主要并发症。常见的有化脓性静脉炎，严重者引起脓毒血症，发生局部或全身真菌感染的机会较多。感染原因为插管时污染或伤口污染、输入器具或溶液污染和静脉血栓形成。预防措施见上述静脉导管的护理。

> **考点提示**
>
> 肠外营养支持常见的并发症及护理措施。

（3）代谢性并发症 常见于：①如低钾血症、低镁血症等。②低血糖。持续输入高渗葡萄糖，刺激胰岛素分泌增加，若突然停止输注含糖溶液，血糖下降，甚至出现低血糖性昏迷。③高血糖。开始输注营养液时速度过快，超过机体的耐受限度，使血糖骤升。高血糖常导致渗透性利尿及诱发脱水，若处理不及时，会发展为高渗性非酮症性昏迷而成为致命的并发症。因此，接受肠外营养的患者，应严密监测电解质及血糖与尿糖变化，及早发现代谢紊乱，并配合医生实施有效的处理。

【健康指导】

1. 肠外营养的相关知识 告知患者及家属合理输注营养液及控制输注速度的重要性，不能自行调节速度；告知保护静脉导管的方法，避免翻身、活动、更衣时导管移位或脱出。

2. 尽早经口进食或肠内营养 当患者胃肠道功能恢复或允许进食的情况下，鼓励患者经口进食或行肠内营养，以降低和预防肠外营养相关并发症的发生。

3. 出院指导 指导均衡饮食，定期到医院复查。

本章小结

本章主要介绍了危重症患者的代谢特点、营养支持的评估、营养支持的原则以及肠内营养支持的护理与肠外营养支持的护理。

营养支持
- 危重症患者的代谢特点：能量消耗增加；内分泌改变与糖代谢紊乱；蛋白质分解加速；脂肪代谢紊乱；胃肠道功能改变
- 营养支持的评估：人体测量；生化及实验室检查；综合营养评定
- 营养支持的原则：选择适宜的营养支持时机；合理的能量供给；控制应激性高血糖；选择使用的营养支持途径
- 营养支持方式：肠内营养支持的护理；肠外营养支持的护理

习　题

一、选择题

【A1/A2 型题】

1. 外科营养支持患者的营养液配制后冷藏的有效期为
   A. 2 小时　　B. 4 小时　　C. 8 小时
   D. 12 小时　　E. 24 小时

2. 全胃肠外营养支持患者可能发生的最严重的代谢并发症是
   A. 高钾血症　　B. 低钾血症　　C. 肝功能异常
   D. 高渗性非酮症性昏迷　　E. 高血糖症

3. 下列适宜选用肠内营养支持的患者为
   A. 麻痹性肠梗阻　　B. 食管静脉曲张出血期
   C. 克罗恩病，腹泻 >10 次/日　　D. 大面积灼伤休克期
   E. 短肠综合征术后稳定期

4. 关于手术前后患者营养补充途径的选择，不正确的是
   A. 消化道功能正常者，以口服为主
   B. 昏迷或不能进食的患者可用管饲
   C. 结肠手术前准备患者可用要素饮食
   D. 对口服或管饲有困难的营养不良患者可采用肠外营养
   E. 手术后患者应提倡早期给予肠外营养支持

5. 关于预防肠内营养时喂养阻塞的措施中不妥的是
   A. 营养液需快速输注，以免黏附于管壁
   B. 输注前后用 30ml 温开水或生理盐水冲洗喂养管
   C. 营养液过于黏稠时可根据情况适当稀释或用输液泵动力输注
   D. 若需经喂养管进药，药丸必须研碎、溶解再注入
   E. 特殊用药前后应冲洗喂养管

6. 为实施肠外营养而进行静脉穿刺置管时，不可能出现的并发症有
   A. 气胸　　B. 血管损伤　　C. 胸导管损伤
   D. 空气栓塞　　E. 高渗性非酮症性昏迷

7. 女性，80 岁，胃大部分切除术后，腹胀明显，禁食，肺部感染，需肠外营养支持。在选择肠外营养输注途径即经中心静脉还是周围静脉时，最主要的决定因素是

A. 患者的基础疾病　　B. 病房的护理条件　　C. 患者的依从性

D. 患者的经济条件　　E. 肠外营养支持的量和天数

8. 女性，65 岁，入院结肠癌姑息切除术，术中置空肠造瘘管，术后 3 天造瘘管给予肠内营养制剂（500ml/d）不久，患者主诉腹部出现痉挛性疼痛，随之腹泻。考虑为肠内营养液温度过低所致，为避免此并发症应

A. 在输注管远端自管外加热营养液，温度控制在 37℃左右

B. 在输注管远端自管外加热营养液，温度控制在 65℃左右

C. 在输注管近端自管外加热营养液，温度控制在 37℃左右

D. 在输注管近端自管外加热营养液，温度控制在 65℃左右

E. 先将肠内营养制剂连瓶加热到 65℃再输注

【A3/A4 型题】

（9 ~ 11 题共用题干）

男性，72 岁，脑梗死后 1 周，消瘦，嗜睡状态，喂给流质，但进食即出现呛咳，除经静脉予 10% GS1000ml/d 外未用任何营养制剂。血生化检查：白蛋白 28g/L。无消化道出血和肠道严重感染；既往除高血压无其他疾病史。

9. 根据其血清白蛋白水平，患者的营养状况是

A. 正常　　B. 轻度营养不良　　C. 中度营养不良

D. 重度营养不良　　E. 极重营养不良

10. 此时对患者的营养支持者应首选

A. 肠外营养支持

B. 肠内营养支持

C. 肠外营养 + 肠内营养，但以肠外营养为主

D. 先治疗原发病再考虑进行营养支持

E. 静脉补充能量即可

11. 营养支持时首选的给予途径是

A. 周围静脉　　B. 中心静脉　　C. 空肠造瘘

D. 鼻胃管或鼻肠管　　E. 口服

（12 ~ 14 题共用题干）

患者，男性，60 岁，食管癌术后因鼻肠管滑脱而改行肠外营养支持，经周围静脉输注 TNA，2000ml/d，数日后输注部位见长条索状红肿，触感硬，并有触痛。

12. 应首先考虑为

A. 血栓性浅静脉炎　　B. 血栓性深静脉炎　　C. 过敏性荨麻疹

D. 局部蜂窝织炎　　E. 局部静脉曲张

13. 最可能的原因是

A. 输液的静脉管径过粗　　B. 深静脉瓣膜功能不全　　C. 营养液过敏

D. 全身或局部感染　　E. 营养液渗透压过高

14. 处理原则包括

A. 立即予抗生素　　B. 外涂消炎软膏后继续原位输液

C. 立即予抗过敏药物　　D. 停止经该静脉途径输液，并局部温热敷

E. 以上都是

二、思考题

赵先生，男，45 岁，因“胃占位性病变”行胃大部分切除术。术后经空肠造口予以肠内营养支持，在实施肠内营养的第 3 天，赵先生出现了腹部不适，一天排便 8 次，且大便稀，不成形。

1. 赵先生目前出现了何种并发症？
2. 针对患者的不适，你作为责任护士该如何进行护理？

（邓菲菲）

扫码“练一练”

扫码“学一学”

第十章　危重症患者的系统功能监测和护理

学习目标

1. **掌握**　危重症患者各种常用救护技术。
2. **熟悉**　危重症患者常用的监护技术。
3. **了解**　危重症患者的监护内容和分级。
4. 学会识别危重症患者和各种抢救处理配合。
5. 具有尊重关心患者的职业素养和“生命第一，时效为先”的急救意识。

危重症患者具有生命体征不平稳，病情复杂变化快，常伴两个以上器官功能不稳定或衰竭，随时有生命危险，快速准确的识别，并做好危重症患者的病情监测，是保障生命安全的重要一步。本章主要阐述危重症患者各系统的监护技术。

第一节　危重症患者的监护

案例导入

患者，男，25岁，“腹部刀刺伤术后15小时，突发呕血5小时”入院，急诊剖腹探查＋横结肠破裂修补＋胰腺破裂修补，术后转入重症医学科，给予补液、纠正休克、稳定循环等治疗后血压90/50mmHg，血红蛋白37g/L。

请问：

1. 作为值班护士应该对患者从哪些方面开展监测？
2. 此时患者诉口渴难耐，需要饮水，护士应如何处理？
3. 如果患者突然出现呼吸困难，血氧饱和度50%，值班护士应如何配合医生对患者实施救护？

一、监护方法

根据危重症患者不同的病情采用不同的监护方法。针对血流动力学不稳定的患者可采用动脉压监测（有创、无创）、CVP监测、Swan漂浮导管、混合静脉血氧浓度监测、经食管超声等；呼吸功能的监测方法包括肺功能监测、呼吸运动监测；脑功能的监测方法有颅内压、脑电图、脑血流图等。应依据不同的疾病和病情的严重程度选择适宜的监测指标，对节约医疗成本和患者经济负担都十分必要。

二、监护内容和分级

ICU主要的监护内容有心电监护、血压监护、血氧饱和度监护、血气分析、呼吸监测、血流动力学监测等。临床上一般将监测分为三级，监测的分级是人为划分的，监测项目要据病情变化随时调整，不可一成不变。危重症患者常涉及多脏器功能变化，但主要是呼吸和循环功能。因此，对呼吸、循环两大功能的监测更为重要。

1. 一级监测

（1）心电图持续监测，动脉血压监测（直接或间接），每2～4小时测一次中心静脉压（central venous pressure，CVP）和（或）肺毛细血管楔压（pulmonary capillary wedge pressure，PCWP），每8小时测心排出量。

（2）每小时测呼吸频率，每4～6小时查动脉血气，连续监测 SpO_2。行机械通气治疗时，应显示潮气量（tidal volume，VT）、肺活量（vital capacity，VC）、吸入氧浓度（fraction of inspired oxygen，FiO_2）及气管内压力等。

（3）测每小时尿量及尿比重，每4～6小时总结1次出入量平衡情况。

（4）每12小时查血浆电解质、血糖和血细胞比容，每日查血肌酐、血常规和血尿素氮（BUN）。胸部X线根据情况随时采用。

（5）每4～6小时测1次体温，必要时可连续监测。

2. 二级监测

（1）连续监测心电图，每1～2小时测血压1次，每2～4小时测1次CVP。

（2）每小时测呼吸频率，每8小时测动脉血气，呼吸机治疗者，应随时查。连续监测潮气量、肺活量及气管内压力。

（3）测2小时尿量及比重，每8小时总结1次出入量平衡情况。

（4）每8小时测体温1次。

（5）每日查血电解质、血尿素氮、血糖和尿常规。胸部X线片据情况随时选用。

3. 三级监测

（1）连续监测心电图，每1～2小时测血压1次。

（2）每1～2小时测呼吸频率，每日测动脉血气。

（3）监测尿量，每小时测尿量及尿比重，每24小时总结出入量平衡。

（4）每8小时测体温。

（5）每天测血、尿常规，血浆电解质及血糖，必要时查肝、肾功能及胸部X线片。

考点提示

ICU各级监护内容。

第二节　危重症患者的系统功能监测

一、心血管系统功能监测

心血管系统功能监测（monitoring of cardiovascular function）包括心率、动脉压、中心静脉压、肺动脉压、心电图等一系列项目。它分为有创监测和无创监测两类，有创监测包括CVP、PCWP等，是经体表插入各种导管或监测探头到心脏和（或）血管腔内，利用各种监测装置直接测定心血管功能参数；无创监测是应用对机体没有损伤的方法，经体表获得相关参数，如无创动脉血压在临床上较为常用。

（一）心率监测

1. 正常值　正常成年人安静时的心率（heart rate，HR）为60～100次/分，小儿较快，老人较慢，随年龄增长而变化。床旁心电监护仪可通过心脏的搏动在屏幕上反映患者的心率和节律，还可根据患者病情设置心率报警的上限和下限。

2. 临床意义

（1）判断心排出量　心排出量（CO）= 每搏排出量（SV）× 心率(HR)。在一定的范围内，心率增加，心排出量也会增加。但是当心率超过 160 次/分时，由于心室舒张期缩短，心室充盈不足，每搏排出量减少，故心排出量减少。心率低于 50 次/分，尽管心室充盈时间增加，每搏排出量增加，但心排出量减少。

（2）计算休克指数（shock index，SI）　失血性休克时，心率的变化快于血压的变化 SI = HR/SBp。SI = 0.5 时，表明无休克；SI = 1 时，表明失血量占血容量的 20% ~30%；SI >1 时，提示失血量占血容量的 30% ~50%。

（3）估计心肌耗氧量（MVO_2）　心肌耗氧与心率快慢密切相关。心率的快慢与 MVO_2 呈正相关。心率与收缩压的乘积（rate pressure product，Rpp）反映了心肌耗氧情况。Rpp = SBp × HR。正常值应小于 12000，若大于 12 000 提示心肌负荷增加，心肌氧耗增加。

（二）动脉压监测

1. 动脉压（arterial blood pressure，Bp）　即血压，它的影响因素主要包括心排出量、循环血容量、周围血管阻力、血管壁的弹性和血液黏滞度等。虽然血压可以反映循环功能，但不是唯一指标，因为组织灌注取决于多方面，因此在判断循环功能时应结合多项指标综合分析。

2. 测量方法

（1）无创血压监测法　包括袖带测压法和自动化无创动脉测压。前者是使用手动给袖套充气，压迫外周动脉（肱动脉常用）间断测压；后者则是利用自动充气泵间断向患者上肢的袖带充气，可定时充气，根据患者的体型选择不同型号的袖带。

①优点：无创且可重复；操作简便易学；适应证广，几乎适用于所有危重症患者；根据病情，按时测压，节约人力。

②缺点：不能连续监测及反映每一心动周期血压的变化，也不能显示动脉波形；低温、低血压、血容量不足会影响测量结果；自动测压法，如测压时间太长会造成上肢神经缺血、麻木等并发症。

（2）有创血压监测法　是一种经动脉穿刺后插管测血压的方法，也是 ICU 常用的测压方法之一，可反映每一心动周期血压的数值变化，还可形成一定波形于显示器上，有助于初步判断心功能。

①测压方法和途径：桡动脉为首选，因其位置表浅、相对固定，穿刺易成功，管理较为方便。穿刺置管后，接上测压管，用肝素冲管防止血凝堵管，保持管路畅通，将压力监测仪和管道连接，可显示动脉压力的数值和波形。

②注意事项：直接测压法一般数值较间接测压法高 0.66 ~2.66kPa（5 ~20mmHg）；必须用肝素稀释液冲管防止堵塞；换能器高度与心脏保持同一水平；身体不同部位存在动脉压力差，机体处于仰卧位时，从近心端的主动脉到远心端的周围动脉，收缩压依次升高，舒张压依次下降，足背动脉收缩压较桡动脉高而舒张压较低。

③优点：测量结果可靠，尤其对血管痉挛、休克、体外循环手术患者；可连续监测动脉血压。

④缺点：有创，穿刺过程中易发生局部血肿、血栓形成等并发症，需严格掌握穿刺指征，熟悉穿刺技术和测压系统的使用。

3. 血压监测的临床意义

（1）收缩压（SBp）可反映心肌收缩力和心排出量，其重要性在于克服各脏器的临界关闭压，保证重要脏器的供血。

（2）舒张压（DBp）主要与冠脉血流有关，重要性在于维持冠状动脉灌注压（CPP）。CPP = DBp - LVEDP（左心室舒张终末压）。

（3）平均动脉压（MAP）反映心动周期中的平均血压，与心排出量和体循环血管阻力有关。MAP = CO（心排出量）× SVR（体循环血管阻力），是反映组织灌注良好与否的指标之一。MAP = DBp + 1/3 脉压 = DBp + 1/3（SBp - DBp）。可见，它受 SBp 和 DBp 的双重影响。MAP 正常值为 7.98 ~ 13.3kPa（60 ~ 100mmHg）。

（三）中心静脉压监测

1. 概念　中心静脉压（central venous pressure，CVP）指的是胸腔内上下腔静脉的压力，可反映右心前负荷和血容量情况。它与静脉张力和右心功能有关。穿刺路径可选颈内、锁骨下静脉，将穿刺导管最终置于上腔静脉内测压。CVP 分别由 4 种压力组成：①右心室充盈压；②静脉内壁压力即静脉内血容量；③作用于静脉外壁的压力，即静脉收缩压和张力；④静脉毛细血管压。

2. 正常值及临床意义　正常数值为 5 ~ 12cmH_2O。< 5cmH_2O，提示右心房充盈欠佳或血容量不足，需快速补液；> 15cmH_2O 提示右心功能不全或血容量超负荷，需采取强心、利尿等措施。CVP 监测在临床上有重要意义，可结合其他血流动力学指标综合分析，对治疗疾病有重要的参考价值。

3. 适应证

（1）各类大中手术，尤其是心血管、胸部及颅脑方面的手术。

（2）休克患者的救治。

（3）脱水、失血和血容量不足等患者的监测。

（4）右心功能不全的患者。

（5）通过中心导管进行完全胃肠外营养治疗的患者。

4. 测量方法　经皮穿刺测中心静脉压，主要经颈内静脉或锁骨下静脉，将测量导管放置上腔静脉或经股静脉放至下腔静脉。

将刻有厘米水柱的标尺固定在输液架上，标尺零度对准腋中线右心房水平。中心静脉导管外接三通管，一端与输液器相连，一端与连接管相连，让连接管内充满液体，排除空气。阻断输液器一端，就可测得 CVP 数值，了解右心负荷和血容量。

5. 注意事项

（1）确认导管插入胸腔内上下腔静脉无误。

（2）刻度尺零点平第 4 肋右心房水平。

（3）确保静脉内的导管和测压管道通畅，无扭曲、凝血和空气。

（4）严格无菌操作。

6. 影响 CVP 的因素

（1）病理因素　数值升高见于右心或全心衰竭、房颤、支气管痉挛、肺梗死、输液及输血过量、压迫、张力性气胸及血胸、各种慢性肺部疾病、心脏压塞、缩窄性心包炎、导致腹内压升高的各种疾病等。数值降低见于失血引起的低血容量、脱水、周围血管张力减退等。

（2）神经因素　交感神经兴奋，可导致静脉压力升高，体内儿茶酚胺、抗利尿激素

(ADH)、肾素和醛固酮等分泌升高，均可引起 CVP 不同程度升高。当体内低压感受器作用增强，使血容量相对减少和回心血量不足时，可导致 CVP 降低。

（3）药物因素　快速补液，应用去甲肾上腺素等缩血管药可使 CVP 升高，应用血管扩张药或右心功能较差患者使用强心剂后会使 CVP 降低。

（4）麻醉插管和机械通气　当麻醉深度变浅和气管插管时，随动脉压升高 CVP 升高；机械通气时胸内压升高，CVP 升高。

（5）其他因素　缺氧、肺血管收缩、肺动脉高压、呼吸机应用 PEEP 模式及肺水肿时，CVP 升高。

7. 并发症及防治

（1）感染　中心静脉置管感染率为 2% ~10%。要严格遵循无菌操作原则，每天 75% 乙醇溶液擦拭创口，更换敷料，用肝素溶液冲管保持导管通畅。

（2）出血和血肿　颈内静脉穿刺时，当穿刺点或进针方向偏内侧时，易穿破颈动脉，进针太深则可能穿破椎动脉和锁骨下动脉，在颈部易形成血肿，使用肝素或凝血功能障碍的患者更易发生。因此，穿刺前应熟悉局部解剖，掌握穿刺要领，一旦误穿入动脉，应做局部压迫，对使用肝素的患者，应延长局部压迫时间。

（3）其他　注重预防气胸、血胸、血栓、空气栓塞、神经和淋巴管损伤等并发症。熟悉解剖，认真操作，一旦出现并发症，应积极治疗。

考点提示

中心静脉压的概念、正常值和临床意义。

（四）肺动脉压监测

1. 基本原理　在心室舒张末期，主动脉瓣和肺动脉瓣关闭，二尖瓣开放，于是在肺动脉瓣和主动脉瓣之间形成了一个密闭的液流腔隙，如果肺血管阻力正常，则左心室舒张末压（LVEDP）、肺动脉舒张压（PADP）、肺动脉楔压（PAWP）和肺毛细血管楔压（PCWP）近似相当。LVEDP 可代表左心室前负荷，且受其他因素影响较小，但临床上测量困难，而 PAWP 和 PCWP 在一定条件下近似等于 LVEDP，故监测 PAWP 即可间接反映左心功能。

2. 适应证

（1）急性呼吸窘迫综合征（ARDS）并发左心衰竭的诊治。

（2）低血容量性休克患者的扩容监测，循环功能不稳定患者在运用强心药和扩血管药的效果评价。

（3）判断心源性肺水肿：正常时血浆胶体渗透压（COP）与 PAWP 的差值（COP - PAWP）为 10 ~18mmHg。当差值为 4 ~8mmHg 时可能发生肺水肿；当小于 4mmHg 时，难以避免地发生肺水肿。

3. 插管方法　选用 Swan - Ganz 漂浮导管，有不同规格，常选用右侧颈内静脉，因此处穿刺点到右心房距离最短，导管可直达右心房。术者左手示指与中指触摸到颈动脉表面，并将其推向内侧，使之离开胸锁乳突肌前缘。在其前缘的中点示指与中指之间与额平面呈 30° ~45°角进针，待穿刺针进入皮肤抽到静脉血后证明穿刺成功，放入引导钢丝拔出穿刺针。以钢丝引导方向，利用扩张器将外鞘管置入颈内静脉中，置入心导管，使导管以小距离快速进入心腔。

4. 注意事项

（1）并发症　导管进入到右心室不慎触碰心内膜可引起心律失常；导管重复使用，气囊弹性消失易破裂。另外还有导管周围血栓形成和血管栓塞；肺栓塞；导管扭曲、打结、折断；肺出血、肺动脉破裂及感染等。注意操作过程中严密观察，发现异常及时处理。

（2）置管时间　一般导管留置3～5天，最佳时间为48～72小时。如果出现血栓性静脉炎或栓塞时应及早拔管。

（3）置管维护　置管期间保持导管通畅，每小时及每次测血流动力学数据时冲洗管腔1次。

5. 临床意义

（1）评估左右心室功能　正常情况下，无肺及二尖瓣病变时，PAWP≈LAP≈LVEDP，因此PAWP可反映左心室前负荷和右心室后负荷。

（2）指导治疗　为临床上低血容量患者的补液扩容，应用强心药、血管活性药提供依据，同时判断治疗效果和预后。

（3）为使用呼吸机治疗的患者选择最佳呼气末正压（PEEP）　通过压力波形分析，可帮助确定漂浮导管位置。

（五）心电图监测

心电图（electrocardiogram，ECG）监测是对危重症患者进行持续或间断的心肌电活动的监测，特征性的心电图改变和演变是诊断心肌梗死最可靠和最实用的方法，是反映心脏功能的重要指标，能为早期发现心电改变和心律失常提供可靠信息，在危重症患者的抢救中发挥着重要作用。

1. 临床意义

（1）及时发现、识别和确诊各种心律失常。

（2）观察心电波形变化，及时发现心肌缺血或心肌梗死。

（3）监测电解质改变。

（4）观察起搏器的功能。

2. 心电图监测的种类

（1）心电图：是利用心电图机进行描记而获得的心电图，包括12导联和18导联心电图。12导联心电图有3个标准肢体导联为Ⅰ、Ⅱ及Ⅲ导联；3个加压肢体导联为aVR、aVL和aVF导联；6个胸导联为V_1、V_2、V_3、V_4、V_5、V_6导联。18导联心电图是在12导联心电图基础上增加了6个胸导联，为V_{3R}、V_{4R}、V_{5R}、V_7、V_8、V_9导联。

（2）心电监护仪　ICU内常配备心电监护系统。中心或床边心电图监测具有以下功能：可同时监护心电图、无创或有创血压、脉搏血氧饱和度、呼吸和体温；可显示、打印和记录心电图波形和心率数字；可设置心率上下限报警的视听装置；图像冻结功能；数小时至24小时的趋向显示和记录；配有的计算机可分析多种类型的心律失常，识别T波改变，诊断心肌缺血。

（3）动态心电图　连续进行24～48小时的动态心电图监测，常用于心肌缺血的诊断、评估和心律失常监测。其心电异常只能通过回顾性分析，不能反映出及时的心电图变化，临床上不能用于危重症患者连续、实时的心电图监测。

二、呼吸系统功能监测

（一）呼吸运动观察

病理情况下，呼吸运动的频率和节律均可发生改变。因此，呼吸系统功能监测对诊断疾病的类型和严重程度有重要帮助，还可评价治疗效果。

1. 呼吸频率 是指每分钟的呼吸次数，是呼吸功能监测中最简单、最基本的监测项目。正常成年人的呼吸频率为16～20次/分。小儿随年龄减少呼吸频率增快，1岁时呼吸频率为25次/分，新生儿40次/分。如成人呼吸小于6次/分或大于35次/分，均提示呼吸功能障碍。

2. 常见的异常呼吸类型

（1）紧促式呼吸 见于胸膜炎、胸腔肿瘤、肋骨骨折、胸背部剧烈扭伤、颈胸椎病引起的疼痛。特点是呼吸运动浅促而带有弹性。

（2）蝉鸣样呼吸 发生于会厌部的阻塞，为上呼吸道梗阻，空气吸入发生困难，吸气时发出高音调的啼鸣音，出现“三凹征”。常见于喉头水肿、痉挛、喉头异物等。

（3）鼾音呼吸 可闻及大水泡音，因上呼吸道大量分泌物潴留所致，见于昏迷或咳嗽反射无力患者。

（4）哮喘式呼吸 发生于哮喘、肺气肿及其他喉部以下阻塞患者。特点是呼气时间较吸气时间延长，伴哮鸣音。

（5）叹气式呼吸 多见于神经质、过度疲劳、周围循环衰竭患者。

（6）点头样呼吸 见于病情垂危患者，呼吸不规则，吸气时，下颏上移，呼气时，下颏回到原位，类似点头样。

（7）潮式呼吸 阵发性急促呼吸后，出现一段呼吸暂停，如此反复交替出现，一般每个周期历时30～70秒。见于严重的心脏病、肾病、哮喘、脑炎、颅高压及巴比妥类药物中毒患者等。

（8）Biot呼吸 又称间歇呼吸，一次或多次的强呼吸后继之以长时间的呼吸暂停，之后又如此反复，周期持续时间变化为10秒～1分钟，多见于颅内病变或呼吸中枢衰竭患者，预后差。

（二）呼吸功能测定

1. 潮气量（tidal volume，VT） 即静息状态下每次吸入或呼出的气量，正常值8～12ml/kg，平均为10ml/kg。可用床旁监测呼气流量表或呼吸监测仪，先测定每分钟通气量，除以呼吸频率即是潮气量。VT反映的是人在静息状态下的通气功能。潮气量增大见于中枢神经系统病变、酸血症所致的过度通气；减少见于间质性肺炎、肺纤维化、肺梗死、肺淤血等。

2. 肺活量（vital capacity，VC） 即最大吸气后缓慢呼出的最大气量。反映的是肺每次通气的最大能力，即肺和胸廓最大的扩张和收缩幅度，其测定可通过呼气流量表、呼吸监护仪或肺活量计在床旁测得。正常肺活量为30～70ml/kg。临床上当VC＜15ml/kg时，为气管插管或造口患者使用呼吸机的指征。当VC≥15ml/kg，即为撤离呼吸机指标之一。临床上只要是引起肺实质损害的疾病，胸廓活动度减低，膈肌动度减低或活动受限制，肺扩张受限的疾病均可使肺活量下降。

3. 分钟通气量（minute ventilation，V） 是指在静止状态下，每分钟呼出或吸入的气体量，是VT与RR的乘积，正常值为6～8L/min，是肺通气功能最常用的测定项目之一，可用肺活量计测定。成人V＞10～12L/min，为通气过度；＜3～4L/min，为通气不足。

4. 分钟肺泡通气量（alveolar ventilation，VA） 是指在静止状态下，每分钟吸入的气体量中真正能到达肺泡进行气体交换的有效通气量。可反映肺真正的气体交换量，正常值为70ml/s。也可通过潮气量减去生理性无效腔量的差值再乘以呼吸频率，公式为：

$$VA = (VT - VD) \times RR$$

5. 最大通气量（maximal voluntary ventilation，MVV） 在单位时间内患者尽力所能吸入或呼出的最大气量。其测定方法是在15秒内让患者做最大最快的深呼吸，用肺量计测通气量，正常成年男性为104L/min，女性82.5L/min，反映通气功能较有价值的指标。

6. 时间肺活量（time vital capacity，TVC） 亦称用力呼气量（FEV）或用力肺活量（FVC），为深吸气后再最快最大的呼气，所能呼出的全部气体量。可用肺量计测定1、2、3秒的呼气绝对值。正常值1秒量（FEV1.0）为2.83L，2秒量（FEV2.0）为3.30L，3秒量（FEV3.0）为3.41L，或1、2、3秒的呼气率（FEV%），即占VC的百分比，1秒率（FEV1.0%或FEV1% VC）为88%，2秒率（FEV2.0%）为96%，3秒率（FEV3.0%）为99%。其中FEV1.0%或FEV1%意义最大，用于判断患者是否有肺气肿或哮喘等。

7. 生理性无效腔（VD） 即解剖无效腔+肺泡无效腔。解剖无效腔是指口、鼻、气管和细支气管这一段呼吸道。肺泡无效腔是指一部分存在肺泡中未能与血液进行气体交换的空间。正常情况二者基本相等，疾病状态下生理性无效腔量可增大。

（三）脉搏氧饱和度（SpO_2）监测

SpO_2是利用脉搏氧饱和度仪器测患者的动脉血氧饱和度值。可判断患者有无缺氧，又被称为第五大生命征，可持续无创经皮监测，临床上SpO_2与SaO_2有显著的相关性，相关系数为0.90～0.98。

1. 原理及正常值 是利用不同组织吸收光线的波长不同而设计的。当低体温（T<35℃）、低血压（SBp<6.65kPa）或应用血管收缩药物使脉搏搏动减弱，均可影响SpO_2正确性。正常值为95%～100%。

2. 临床意义 通过SpO_2监测，间接了解PaO_2高低，以便了解组织的氧供情况，在患者症状出现前给予干预，SpO_2<90%提示低氧血症。

> **考点提示**
> 脉搏氧饱和度的正常值和临床意义。

（四）呼气末二氧化碳（$P_{ET}CO_2$）监测

通过在呼气管道中连接一个红外线传感器装置，连续不断监测呼气末CO_2的浓度。呼气末的气体来自肺泡，而肺泡内二氧化碳分压与$PaCO_2$接近，故监测呼气末CO_2可反映机体呼吸功能状态及缺氧程度，帮助判断病情并指导给氧治疗，是反映肺泡通气的非创伤性定量指标。在一个标准大气压下，1%呼气末CO_2浓度大致相当于$PaCO_2$1.0kPa（7.6mmHg）。如呼气末CO_2浓度为4.5%～5.0%，表示通气适当；<4.5%为通气过度，>5.0%则为通气不足。

三、脑功能的监测

中枢神经系统控制着人的意识行为，结构和功能极其复杂，脑功能的监测在临床上有重要意义，尤其对昏迷的患者。

（一）昏迷程度的判断

临床上判断昏迷程度常用格拉斯哥（Glasgow）量表（表10-1），以睁眼反应、语言反应和运动反应分别列表记分，最后三者分值相加，用于判断颅脑损伤的严重程度，15分为正常，8分以下为昏迷。

> **考点提示**
> 格拉斯哥昏迷评分法。

表 10－1　Glasgow 昏迷评分法

睁眼反应		语言反应		运动反应	
能自行睁眼	4 分	能对答，定向正确	5 分	能按指令完成动作	6 分
呼之能睁眼	3 分	能对答，定向有误	4 分	刺痛时能定位，手指向疼痛部位	5 分
刺痛能睁眼	2 分	胡言乱语，不能对答	3 分	刺痛时肢体可回缩	4 分
不能睁眼	1 分	仅能发音，无语言	2 分	刺痛时双上肢呈过度屈曲	3 分
		不能发音	1 分	刺痛时四肢呈过度伸展	2 分
				刺痛时肢体松弛，无动作	1 分

（二）颅内压监测

颅内压（intracranial pressure，ICP）监测，是观察颅脑损伤患者的一项极其重要的指标。颅内压升高会造成患者生命危险，它的改变可在颅内疾患症状出现之前就显示在记录仪上，为临床治疗提供指导。

1. 测压方法

（1）脑室内测压　经颅骨钻孔后，将硅胶导管插入侧脑室，然后连接换能器，再接上监护仪即可测试颅内压。该方法既测压准确，又可引流脑脊液，降低颅内压，但有感染的危险。

（2）硬膜外测压　将传感器置于硬膜与颅骨之间，应避免压迫过紧或过松，以免读数不准。一般比脑室内测压数值高，感染较少，可长期监测；但装置昂贵，不能普遍应用。

（3）蛛网膜下隙测压　方法同腰椎穿刺，操作简单；但有一定危险，颅内高压患者不能用。

（4）光导纤维颅内压监测　是一种比较先进的监测仪器。颅骨钻孔后，将传感器探头以水平位插入 2cm，放到硬脑膜外。因操作简单，可连续监测，活动时对压力影响不大，最常用。

2. ICP 分级　正常成人平卧时 ICP 为 10～15mmHg，ICP 超过 15mmHg 称为颅内压增高。临床上将 ICP 15～20mmHg 为轻度增高；21～40mmHg 为中度升高；＞40mmHg 为重度升高。国际上将 ICP（20mmHg）作为需要降颅压治疗的临界值。

3. 影响颅内压因素

（1）动脉血二氧化碳分压（$PaCO_2$）　$PaCO_2$ 下降导致 pH 上升，脑血流和脑血容量减少，ICP 下降；$PaCO_2$ 升高时 pH 下降，脑血流和脑血容量增加，ICP 升高。脑外科手术时，常用过度通气来降颅内压。但如果 $PaCO_2$ 太低，脑血流量太少，可引起脑组织缺血缺氧，致脑水肿，加重大脑的损害。

（2）动脉血氧分压（PaO_2）　PaO_2 在 60～300mmHg 范围内波动时，脑血流量和 ICP 基本不变。当 PaO_2 低于 50mmHg 时，脑血流量明显增加，ICP 升高。但是当低氧血症长期存在，形成脑水肿时，即使 PaO_2 改善，ICP 也不能很快恢复。

（3）血压　平均动脉压在 50～150mmHg 波动时，由于脑血管的自动调节机制，ICP 不变；但超过一定限度，ICP 会随着血压的升高或降低而成平行改变。

（4）CVP　CVP 升高可影响脑静脉血流，致回流障碍，ICP 升高。因此，咳嗽、喷嚏、颈静脉受压时均可使颅内压升高。

（5）其他　某些使脑血管扩张的药物如氯胺酮，使脑血流量增加，ICP 增高；渗透性利尿剂如甘露醇，使脑细胞脱水，ICP 下降；体温每下降 1℃，ICP 降低 5.5% ~6.7%。

4. 临床意义

（1）尽早发现颅内压变化，及时给予降颅压治疗，避免颅脑进一步受损耗。

（2）有助于观察降压效果，客观评价降压措施是否恰当，并做出针对性治疗。

（3）可判断预后，ICP 持续大于 40mmHg，常提示预后不良。

> **考点提示**
> 颅内压的正常值和临床意义。

四、肾功能及体液平衡的监测

（一）肾功能的监测

1. 尿量　尿量变化是反映肾功能改变最直接的指标，临床上最常记录每小时及 24 小时尿量。当尿量 < 30ml/h 时，多为肾血流灌注不足，间接提示全身血容量不足。当尿量 < 400ml/24h 时为少尿，表示有一定程度的肾功能损害；尿量 < 100ml/24h 为无尿，> 4000 ~ 5000ml/24h 为多尿。危重症患者病情变化快，观察每小时尿量变化意义更大。

2. 肾浓缩稀释功能　肾脏的重要功能之一是浓缩尿液，危重症患者肾功能不全最常见于肾小管受损，测尿比重较测尿量更有意义，临床上常结合 24 小时尿量综合判断和分析患者的血容量及肾脏的浓缩功能。尿比重正常值为 1.015 ~ 1.025，> 1.025 为高比重尿，提示尿液浓缩，肾脏功能尚好；尿比重 < 1.010 为低比重尿，提示肾脏浓缩功能下降，见于肾功能不全恢复期、尿崩症、慢性肾炎、利尿剂治疗后等。

3. 尿/血渗透压比值

（1）正常值　尿渗透压 600 ~ 1000mOsm/L，血渗透压 280 ~ 310mOsm/L，尿/血渗透压比值为 2.50 ± 0.8。

（2）临床意义　反映肾小管浓缩功能的指标。急性肾衰竭时，尿渗透压接近血浆渗透压，两者比值 < 1.1。

4. 血肌酐（Scr）

（1）正常值　83 ~ 177μmol/L（1 ~ 2mg/dl）。

（2）临床意义　肌酐是肌肉的代谢产物，由肾小球滤过而排出体外，Scr 升高反映的是肾小球滤过功能减退。各种类型的肾功能不全时，血肌酐明显升高。

5. 血尿素氮（BUN）　它是体内蛋白质的代谢产物，正常情况下主要经肾小球滤过随尿液排出体外。当肾实质受损时，肾小球滤过功能降低，血液中 BUN 升高。测定血中 BUN 浓度，可判断肾小球滤过功能。

（1）正常值　2.9 ~ 6.4mmol/L（8 ~ 20mg/dl）。

（2）临床意义　BUN 升高常见于：①肾脏本身疾病，如慢性肾炎、肾血管硬化症等。肾功能轻度受损时，BUN 可无变化，当 BUN 高于正常时，有效肾单位已有 60% ~70% 的损害，因此 BUN 不是反映肾功能的一项敏感指标，但是对尿毒症诊断有特殊价值。增高程度与病情严重程度成正比，对病情的判断和估计预后有重要意义。BUN 进行性升高是肾功能进行性恶化的重要指标之一。②肾前如脱水、循环衰竭或肾后尿路结石、前列腺肥大因素引起尿量显著减少或无尿时，数值会升高。③当体内蛋白质分解过多时，如急性传染病、上消化道出血、大面积烧伤等，其数值升高。

6. 内生肌酐清除率（Ccr） 是指肾脏在单位时间内能把若干容积血浆中的内生肌酐全部清除出去的能力，可用于判断肾小球的滤过功能。

（1）正常值　80～100ml/min。

（2）临床意义　Ccr 如降到正常值的 80% 以下，则表示肾小球滤过功能已有减退；若降至 51～70ml/L 为轻度损伤，31～50ml/min 为中度损伤，30ml/min 以下为重度损伤。多数急慢性肾小球肾炎患者皆有 Ccr 下降。

（二）酸碱平衡监测

1. 酸碱失衡分类

（1）单纯型　主要包括代谢性酸中毒、代谢性碱中毒、呼吸性酸中毒与呼吸性碱中毒。机体的酸碱平衡存在代偿机制，当发生代谢性酸碱失衡时可通过呼吸因素进行代偿，从而减轻对机体的影响；同理，当发生呼吸性酸碱失衡时也可通过代谢因素进行代偿。

（2）复合型　即两种或三种酸碱紊乱同时存在，可相互叠加或相互抵消。如代谢性酸中毒合并呼吸性酸中毒、代谢性碱中毒合并呼吸性碱中毒以及代谢性酸中毒合并代谢性碱中毒等。

2. 常用监测指标及临床意义

（1）PaO_2　正常值为 80～100mmHg，是临床判断有无酸碱失衡时的一项重要辅助指标，可反映通气状况。

（2）$PaCO_2$　正常值为 35～45mmHg。$PaCO_2$ 降低提示肺泡通气过度，可能发生呼吸性碱中毒或代谢性酸中毒的呼吸代偿；$PaCO_2$ 升高提示肺泡通气不足，可能发生呼吸性酸中毒或代谢性碱中毒的呼吸代偿。

（3）pH　正常为 7.35～7.45。<7.35 为酸血症，>7.45 为碱血症。pH 是酸碱平衡监测的综合性指标，受代谢和呼吸的双重影响。

（4）HCO_3^- 浓度　以标准碳酸氢盐（SB）和实际碳酸氢盐（AB）表示。SB 是血温在 37℃，血红蛋白充分被氧饱和的条件下，经用 PaO_2 为 40mmHg 的气体平衡后所测得的 HCO_3^- 浓度。AB 是血浆中真实的 HCO_3^- 浓度。与 SB 相比，AB 受呼吸因素影响。正常人两者的数值应是一致的，即 AB 等于或接近 SB，正常值为（25±3）mmol/L。AB－SB＝呼吸因素。当两者均升高，且 AB>SB，见于代谢性碱中毒或呼吸性酸中毒代偿；当两者均下降时，且 AB<SB，见于代谢性酸中毒或呼吸性碱中毒中毒代偿。

（5）缓冲碱（BB）　又称碱储备，是指血液中所有具有缓冲作用的碱的总和，即阴离子的总和，正常值为 45～55mmol/L。该指标不仅受血浆蛋白和 Hb 影响，还受呼吸因素及电解质影响，因此 BB 不能确切反映代谢性酸碱失衡情况。

（6）剩余碱（BE）　指在标准状态下，血温 37℃，血红蛋白充分被氧饱和的条件下，经用 PaO_2 为 40mmHg 的气体平衡后，将血浆或全血的 pH 滴定至 7.4 时所需要的酸或碱的量。正常为 ±3mmol/L。临床意义与 SB 相同，故在判断酸碱平衡时，作为参数，BE 和 SB 可任选其一。

（7）血浆阴离子间隙（AGp）　正常值为（12±2）mmol/L。升高一般见于代谢性酸中毒，但会出现假性升高，临床不常使用，主要用于一些复杂酸碱失衡判断（表 10－2）。

表 10-2 酸碱失衡对照表

类型	pH	$PaCO_2$	AB	SB	BE	备注
代谢性酸中毒	<7.35	↓	↓	↓	↓	AB<SB
代谢性碱中毒	>7.45	↑	↑	↑	↑	AB>SB
呼吸性酸中毒	<7.35	↑		↑	↑	AB>SB
呼吸性碱中毒	>7.45	↓		↓	↓	AB<SB

五、消化系统功能监测

消化系统功能监测主要包括肝和胃肠功能的监测，当它们出现功能障碍时会引发机体全身功能状态的改变。因此，危重症患者消化系统功能监测有积极意义。

（一）肝功能监测

肝脏除负责三大营养物质代谢外，还排泄胆红素，通过氧化、还原、分解、结合等作用实现解毒，同时合成凝血因子与纤溶因子等。

1. 意识状态监测 肝脏功能失调时可引发肝性脑病，患者会有意识障碍表现。可通过监测精神症状和意识状态来反映肝脏功能。

2. 黄疸监测 黄疸是肝功能障碍的主要表现之一，出现早，进展快。黄疸与血清总胆红素（STB）直接相关。STB 的正常值为 3.4~17.1μmol/L。黄疸时 STB 升高。

3. 血清酶学监测 肝脏含有大量参与机体代谢、解毒的酶，当肝功受损时，某些酶从肝脏内逸出进入血液，可检测到相应数值升高。常用酶学监测指标有血清转氨酶、碱性磷酸酶及 γ 谷氨酰转移酶等。

4. 凝血功能监测 常用的指标有凝血酶原时间（PT）、活化部分凝血酶原时间（APTT）、凝血酶凝固时间及肝促凝血酶原激酶试验等。

5. 血清蛋白监测 血清总蛋白（total protein，TP）是血清白蛋白（ALB）与血清球蛋白（GLB）的总称。血清总蛋白的正常值是 60~80g/L；血清白蛋白的正常值是 40~50g/L；球蛋白的正常值是 20~30g/L；白蛋白的数量与肝细胞的数量成正比，白蛋白逐渐下降时预后多不佳，<25g/L 时易出现腹水。

6. 血氨监测 体内蛋白质代谢会产生具有毒性的氨，肝脏能够将氨合成为尿素，经肾脏排泄，避免对机体造成损害。血氨正常值为 18~72μmol/L，肝功能严重受损时，血氨升高，容易诱发肝性脑病。

（二）胃肠黏膜内 pH 监测

胃肠道缺血引起的胃肠黏膜屏障功能受损，造成内毒素和细菌移位，是 MODS 的重要启动因素。胃肠黏膜内 pH（pHi）监测已成为判断危重症患者复苏程度的重要指标。

1. 监测方法

（1）直接法 采用 pH 微电极直接进行监测，是一种有创性精确监测方法，但操作复杂，临床应用较少。

（2）间接法

①生理盐水张力法：通过置入特殊的葡萄糖盐水导管至胃腔，向其前端半透膜囊内注入一定量的生理盐水，30~90 分钟后抽出盐水，弃去前 1.5ml 无效腔内液体，保留余下的 2.5ml 做血气分析，同时抽取动脉血做血气分析，利用 Henderson-Hasselbalch 公式：

$$pHi = 6.1 + \log (HCO_3^- / PaO_2 \times 0.03 \times k)$$

式中，0.03 为 CO_2 的解离常数；k 为不同平衡时间对应的矫正系数。

②空气张力法：将胃黏膜的 CO_2 张力计插入胃腔并连接到胃张力监测仪，通过对张力仪器囊内空气进行自动采样，可直接测出 PaO_2，同样要求抽取动脉血测血气，利用上述公式测得 pHi。

2. pHi 监测的临床意义

（1）pHi 正常范围　7.35～7.45。

（2）休克患者器官灌注状态评估　机体在维持自身内环境和行使功能时需要的能量直接来源于 ATP 的分解，当机体遭受创伤、失血及感染等因素发生休克后，组织细胞缺氧，ATP 合成小于其分解，产生大量的 H^+，主要存在于胃黏膜内，可引起 pHi 下降，组织细胞缺氧越严重，pHi 下降越明显。因此，可用于判断部分器官组织是否氧合充分。胃肠道是休克时缺血出现最早最明显的器官，也是复苏后逆转最晚的脏器。在休克早期单纯从临床表现与全身性的氧输送指标等难以发现局部或隐藏的器官低灌注状态。通过监测 pHi 能够早期预警，指导治疗，纠正缺氧缺血，防止 MODS。

（3）危重症患者预后评估　在评估危重症患者预后方面，pHi 监测被认为较其他监测方法更敏感和可靠，成为临床早期预后评估的重要指标之一。

六、血液系统功能监测

（一）概述

1. 造血系统组成　造血系统是由骨髓、肝、脾、淋巴结以及分散在全身各处的淋巴和单核－巨噬（网状内皮）组织构成。不同时期造血器官不同，在胚胎期 9～10 周为卵黄囊壁上的血岛，9～24 周时以肝脏为主，脾脏也参与少量的造血。骨髓 10～14 周开始造血，24 周时已成为主要造血器官。出生后 15 天造血器官仅限于骨髓、单核－巨噬细胞系统和淋巴组织。5～7 岁以前全身骨髓都为红骨髓，随着年龄增长，四肢长骨中红骨髓逐渐被脂肪组织代替；到 20 岁左右，红骨髓仅限于长骨的骺端、扁骨、不规则骨内。

2. 血液系统组成　血浆占血液容积的 55%，血细胞占血液容积的 45%，血细胞包括红细胞、白细胞及血小板。红细胞功能：结合与输送 O_2 和 CO_2。白细胞的种类多，功能较复杂，中性粒细胞和单核细胞具有吞噬作用，对机体起重要防御作用；淋巴细胞参与免疫功能。血小板参与机体止血和凝血。上述任何一类出问题将影响血液系统功能，常见问题包括贫血、出血、血栓性问题，是导致患者进入 ICU 的原因之一。

（二）护理评估

1. 健康史　评估患者：①主要症状；②居住环境和职业史；③家族史、过敏史及用药情况；④饮食习惯；⑤既往病史。

2. 症状体征

（1）神经系统　贫血者表现为注意力不集中，头晕、疲乏、耳鸣；出血者出现意识改变，尤其颅内出血患者可出现瞳孔不对称、头痛、肢体活动不对称等情况。

（2）头颈部　贫血患者常诉头痛及耳鸣；出血患者如有眼部出血，则出现视力模糊，出血性结膜炎或泪中含血；如出血到鼻咽部，可出现鼻塞及鼻出血现象。还需评估口腔是否出血，牙龈、口腔黏膜是否出现瘀斑或出血性口腔溃疡。如出血涉及头颈部软组织，患者出现眼周黑眼眶，有些部位可能青紫肿大。

（3）肺部　评估是否有呼吸困难、焦虑、气喘；如有肺泡出血，患者可能出现呼吸音改变，血氧饱和度降低。

（4）心血管系统　长期贫血者出现杵状指、指甲苍白、微细血管充盈时间延长、脉搏跳动弱、心搏快、血压低、心脏出现杂音。如患者有心包出血，表现为呼吸困难、胸部不适、低血压、颈静脉怒张等体征；血管出血，有血肿和皮下青紫。

（5）肠胃系统　慢性贫血者有腹痛、便秘、脾大伴有压痛情况。如出现上消化道大出血，评估患者是否有呕血、吐血或血便。同时评估患者腹痛程度、是否腹胀或血压突然下降情况，判断有无脏器出血。

（6）泌尿系统　出血患者可有膀胱出血现象，表现为血尿或膀胱痉挛导致疼痛不适现象。

（7）肌肉骨骼系统　评估关节活动度，是否疼痛，是否影响活动，是否出现关节肿胀、发热等。

（8）皮肤系统　溶血性贫血可出现黄疸、苍白、皮肤弹性差、皮肤湿冷。出血性疾病患者评估静脉注射穿刺点是否有出血、瘀斑、青紫现象。

（9）肝、脾、淋巴结　评估淋巴结大小、数目、硬度、活动度，有无粘连；肝脾有无增大现象。

3. 心理－社会状况评估　护理人员应首先了解患者当前的心理状态，对于急性出血的患者，如再生障碍性贫血、DIC，此类疾病变化快，病情凶险，患者易出现恐惧、紧张的心理；血液病中的慢性病病情反复多，持续时间长，需反复住院且治疗效果不明显，化学药物治疗对患者身心的损害、住院经费紧张、家庭负担重等诸多因素均可导致患者出现悲观、绝望的心理。这些不健康心理状态往往会影响疾病的治疗和康复。通过与患者及家属的交流、观察临床表现，并借助调查问卷、心理评定量表、心理测验等方法，多方面获取患者的相关资料，了解患者的需要，评估当前的心理问题、严重程度以及对疾病造成的影响，更好地制订护理方案。

（三）常用监测技术

1. 血液形态监测

（1）红细胞正常值　男：$(4.0 \sim 5.50) \times 10^{12}/L$；女：$(3.5 \sim 5.0) \times 10^{12}/L$；新生儿：$(6.0 \sim 7.0) \times 10^{12}/L$。

（2）血红蛋白浓度　男：120～160g/L；女：110～150g/L，新生儿：170～200 g/L。

（3）白细胞正常值　男：$(4 \sim 10) \times 10^{9}/L$；女：$(4 \sim 10) \times 10^{9}/L$；新生儿：$(1.5 \sim 2.0) \times 10^{9}/L$。

（4）血小板正常值　男：$(100 \sim 300) \times 10^{9}/L$；女：$(100 \sim 300) \times 10^{9}/L$；新生儿：$(100 \sim 300) \times 10^{9}/L$。

（5）网织红细胞正常值　成人：0.5%～1.5%。

2. 骨髓监测　见表10－3。

表 10－3　骨髓象

正常骨髓象	异常骨髓象
骨髓增生活跃，粒、红比例适当（2～4）:1	缺铁性贫血：骨髓增生明显活跃，红系增生明显
两系均可见少量原始细胞，以中、晚幼阶段居多	再生障碍性贫血：骨髓增生不良，粒、红两系明显减少，淋巴细胞相对增多
各阶段为正常百分比，淋巴细胞占有核细胞的 20%，巨核细胞以产血小板型为主	急性白血病：骨髓增生明显

3. 止血、凝血功能检查

（1）毛细血管抵抗力试验　Rumpel－Leede 法：正常人 <10 出血点（阴性）。本试验阳性者可见于血管因素引起的出血，如遗传性出血性毛细血管扩张症、某些原因所引起的紫癜、维生素 C 缺乏病、糖尿病、高血压等；血小板数量减少或功能缺陷引起的出血，如原发性或继发性血小板减少性紫癜、血管性假血友病、血小板无力症及血小板病等；亦见于肝脏疾患、慢性肾炎、严重凝血障碍及传染病等。

（2）出血时间（BT）测定　正常 1～3 分钟，BT >4 分钟为延长，见于血小板减少的疾病。

（3）凝血时间（CT）测定　试管法，4～12 分钟为正常，>12 分钟常见于各型血友病。

（4）血小板计数　$<50\times10^9/L$，即有出血症状。常见于再生障碍性贫血、原发性血小板减少性紫癜、急性白血病。

（四）常见症状及护理

1. 贫血

（1）定义　贫血是指循环单位容积内的血红蛋白量（Hb）、红细胞数、血细胞比容低于正常值的一种病理状态。一般成年男性 Hb <120g/L，RBC $<4\times10^{12}/L$，血细胞比容 <40%；成年女性 Hb <110g/L，RBC $<3.5\times10^{12}/L$，血细胞比容 <35%，都可认为是贫血。

（2）临床表现

1）皮肤、黏膜苍白：贫血时重要器官脑、心、骨骼肌等器官组织对缺氧敏感，血流量明显增加，外周血管收缩保证供血，导致皮肤、黏膜苍白。

2）心血管系统：中度贫血时心脏代偿明显增加，循环加快，心排出量增多，患者活动后感心悸。由于血液黏稠度下降，流速加快，心尖区及肺动脉瓣区可闻及吹风样收缩期杂音；重度贫血可致心绞痛甚至心肌营养不良、全心扩大，引起贫血性心脏病。

3）呼吸系统：血氧含量降低及二氧化碳含量增加，可使呼吸加快，患者感气短。重度贫血时休息状态仍会出现呼吸困难。

4）消化系统：缺氧致消化液减少，胃肠蠕动失调，引起患者食欲缺乏、恶心、呕吐、腹胀、腹泻或便秘。

5）泌尿系统：缺氧致肾血管代偿性收缩，出现多尿、尿比重降低、蛋白尿，甚至血尿素氮增加或酚红排泄减少。

6）中枢神经系统：神经、肌肉缺氧而出现头痛、头晕、乏力、倦怠、耳鸣、记忆力下降，注意力不集中等。

（3）贫血程度评估　见表 10－4。

表 10－4　贫血程度评估

类别	轻度贫血	中度贫血	重度贫血	极重度贫血
Hb（g/L）	91～120	61～90	<60	<30
症状与体征	贫血症状可明显	轻度活动后有心悸、气短	不活动也有气短或心绞痛、心力衰竭等	可危及生命

（4）贫血的护理要点

①病情观察：观察体征和各项生化检查指标，如血红蛋白、网织红细胞等。

②休息：对于重度贫血或伴有出血倾向的患者应绝对卧床休息，以减少机体耗氧量；轻、中度贫血或贫血进展缓慢患者可下床活动，避免劳累及骤起、骤立，起床时宜稍坐片刻后再下床活动，蹲坐过久要缓慢起身，防止因一过性脑缺氧致晕厥。

③营养：给予高蛋白、高维生素、营养丰富的饮食。缺铁性贫血患者给予含铁丰富的饮食，平时以易消化饮食为主，以减轻消化道负荷。

④感染的预防：保持皮肤、黏膜、口腔、肛周皮肤清洁。

⑤输血：对于急性大失血的患者，必要时遵医嘱输压积红细胞，以减轻机体缺血、缺氧的症状。应仔细询问病史，找出并排除各种引起红细胞破坏过多的原因，及时对因处理，配合治疗。

考点提示
贫血严重程度的评估。

⑥吸氧：严重贫血患者可予氧气吸入。

2. 出血倾向

（1）定义　出血倾向是指各种异常出血或出血不止，患者表现为皮肤瘀点、瘀斑，口鼻腔出血、内脏出血（呕血、便血、血尿、阴道出血、颅内出血等），当患者出现剧烈头痛、恶心、呕吐、意识改变，血小板测定在 20×10^9/L，应警惕颅内出血可能。这与三因素有关：血小板数量减少、血管壁脆性增加及凝血因子缺乏。严重贫血可危及生命。皮肤黏膜根据出血面积大小可分为出血点（直径<2mm）、紫癜（直径3～5mm）或瘀斑（直径>5mm以上）。出血程度评估见表10－5。

表 10－5　出血程度评估

程度	出血量	临床表现
轻度	500ml	部分患者出现皮肤苍白、头晕乏力、畏寒，立位时血压下降、脉率加快。
中度	500～1000ml	眩晕、烦躁不安、心悸、尿少，焦虑、紧张。
重度	>1000ml	收缩压<60mmHg，心率>120次/分，烦躁不安、出汗、四肢厥冷，尿少或尿闭，甚至出现意识改变。

（2）护理措施

1）严密观察病情变化：神志、生命体征变化，各脏器有无出血先兆。

2）休息：患者应安静卧床休息，安慰患者缓解紧张情绪，病室环境安静、整洁、温度适宜。患者应选用纯棉衣物，避免皮肤摩擦。

3）饮食：给予富含营养、易消化的少渣或无渣饮食，避免生硬、刺激性食物，以免损伤胃肠道黏膜。

4）出血的护理

①口腔、牙龈出血的护理：保持口腔清洁，三餐前后用生理盐水或朵贝尔液漱口；牙

龈渗血者局部用肾上腺素棉球或明胶海绵片贴敷止血，1%过氧化氢溶液漱口以去除口腔异味，促进患者食欲；宜用软毛的牙刷刷牙，勿用牙签剔牙。

②皮肤出血的护理：剪短患者指甲，避免搔抓皮肤，保持皮肤清洁，经常检查皮肤出血情况和范围。严格无菌操作技术，各项护理操作尽量集中进行，减少皮肤穿刺。注射治疗后应用无菌棉球充分压迫局部直至止血。

③鼻出血的护理：少量出血者可用肾上腺素棉球填塞鼻腔止血，并给予局部冷敷。如遇出血不止，可用碘仿纱条填塞鼻腔止血。纱条填塞后以1%链霉素或液体石蜡交替滴鼻，保持鼻黏膜的湿润；48～72小时须拔出纱布，以防发生鼻腔感染，也可使用藻酸钙敷料条进行鼻腔填塞止血。

考点提示

出血程度的评估。

④颅内出血的护理：患者应绝对卧床，头置冰袋或冰帽，给予高流量氧气吸入，及时清理呼吸道分泌物，保持通畅；迅速开通静脉通道，必要时建立2条静脉通道，遵医嘱准确、及时输注药物，并密切观察疗效及病情变化，准确记录出入量。

⑤呕血、便血的护理：按消化道出血患者常规护理。

3. 感染

（1）定义　白细胞减少的血液疾病如严重贫血、粒细胞缺乏症、白血病等容易发生感染，感染与白细胞异常及机体免疫力降低有关，尤其接受化学药物治疗之后。由于机体抵抗力低下，加之广谱抗生素长时间大量使用，患者可合并真菌感染。以上感染均表现出一系列症状和体征。评估时要询问患者体温变化规律，有无伴随症状，如头痛、畏寒、咳嗽、咳痰、胸痛、尿急、尿痛等。

知识链接

感染的常见症状和体征

1. 口咽部表现为局部小溃疡或糜烂、咽部充血、扁桃体肿大、口角糜烂等。
2. 肺部包括气管炎和肺炎，出现咳嗽、咳痰、胸痛、气促等。
3. 鼻腔黏膜糜烂，严重者鼻中隔穿孔、坏死。
4. 皮肤出现红肿、溃烂等。
5. 肛周感染，出现局部皮肤红肿、溃烂，患者诉剧烈疼痛。
6. 尿道感染以女性患者多见，表现为尿频、尿急、尿痛、血尿。

（2）护理措施

1）病情观察：重点观察体温变化及规律，是否有感染征象，警惕败血症。对长期使用广谱抗生素或免疫力极度低下者，应注意有无合并真菌感染。观察口腔黏膜有无糜烂、出血、溃疡及真菌感染，有无咳嗽、咳痰、咽喉痛等呼吸道相关症状；有无尿频、尿急、尿痛等泌尿系统感染症状，同时监测白细胞、中性粒细胞计数。

2）休息：保持病室清洁，定时通风、定期空气净化或紫外线消毒，向患者和家属说明限制探视的必要性。当白细胞 $<1.5\times10^9/L$，应进行保护性隔离。如白细胞 $<0.5\times10^9/L$，可将患者安置于洁净单人房间或层流室内避免交叉感染。

3）营养：予高蛋白、高维生素、营养丰富、易消化饮食，以补充机体热量的消耗，增强患者抵抗力。

4）个人预防保护：向患者讲明保持个人卫生对预防感染的重要性。每日用温水擦洗皮肤，更换棉质衣裤，避免因发热、出汗造成的皮脂腺丰富处（毛发密集部位）并发疖肿；保持床单元的干燥、清洁，勤理发、剃胡须，防止毛囊皮脂腺管发生阻塞导致感染；年老体弱、久卧病床的患者注意预防压疮的发生；餐后及睡前用生理盐水漱口，减少口腔内细菌积存和感染的机会；对已出现口腔溃疡的患者，除加强口腔护理外，可给予溃疡贴局部使用；便后给予温水擦拭肛周皮肤并涂以 1∶1000 氯己定软膏，睡前用 1∶5000 高锰酸钾坐浴 15～20 分钟，防止肛周脓肿发生。

5）无菌操作：严格遵守无菌原则进行操作。

6）观察药物疗效及不良反应：血液病患者由于机体免疫力低下易合并感染，早期联合使用大剂量广谱抗生素极其重要，必须密切观察药物疗效及不良反应。若病原菌已肯定，则换用对其敏感的药物。在使用过程中观察有无过敏反应、局部疼痛硬结、胃肠道反应等情况，并及时通知医生做出处理。

7）外周穿刺中央静脉置管（PICC）的护理：由于血液病患者需要长期接受药物治疗，尤其血液肿瘤患者，建立外周穿刺中央静脉导管可协助患者避免频繁的静脉穿刺，保证皮肤完整性，避免局部感染。对于长期静脉输液、大剂量化学药物治疗的患者，维持静脉输液通畅，保证液体营养成分及各种治疗药物准确及时地输入是必不可少的重要措施。因此，要加强导管的护理，每日用 0.5% 活力碘消毒，观察插管部位皮肤有无红、肿，定期行分泌物细菌培养，检查导管有无裂隙进气或接头滑脱，是防止感染和空气栓塞并发症的关键。

知识链接

栓塞的护理

空气栓塞的护理：当患者出现胸闷、突发性呛咳不止，随后出现面色苍白，口唇发绀，确定为空气栓塞，应立即用止血钳夹住近心端导管，让患者取头低足高左侧卧位，给予氧气吸入并立即向医生报告。

血栓的护理：由于反复多次输血，静脉导管管壁内有纤维素沉积，导管内血栓容易形成，预防的主要方法是每日用肝素生理盐水溶液（肝素 10U/ml）冲洗导管一次，禁止从导管内抽血。切记挤压，以免血栓脱落导致器官梗死。夜间如不需要补液，可向导管内注入肝素溶液（50U/ml）封闭保留。

4. 弥散性血管内凝血

（1）定义　弥散性血管内凝血（disseminated intravascular coagulation，DIC）是在某些严重疾病基础上，经特定诱发因素作用，激活凝血系统，发生的一系列复杂出血及凝血的病理过程。表现为全身微血栓形成，凝血因子被大量消耗并继发纤溶亢进，引起全身出血综合征。其病理生理特征是人体的凝血系统及纤维蛋白溶解系统相继或同时启动，导致血小板聚集、活化及释放反应的发生，凝血因子消耗及降解减少，毛细血管内纤维蛋白沉积，从而在临床上引起微循环障碍、出血倾向及全身器官功能障碍等一系列临床表现及相关实验室检查异常。大多数 DIC 起病急骤，病情复杂，诊断困难，预后凶险，如不及时诊断及治疗，患者有生命危险。

（2）病因

1）感染性疾病：是最重要、最常见的病因，占 DIC 发病数的 31% ~43%。

2）恶性肿瘤：是发生 DIC 最常见的基础病之一，占 24% ~34%。常见者如急性白血病、淋巴瘤、前列腺癌、胰腺癌、肝癌、绒毛膜上皮癌、肾癌、肺癌、脑肿瘤等。

3）病理产科：占 4% ~12%。常见病因有羊水栓塞、感染性流产、死胎滞留、重症妊娠高血压综合征、子宫破裂、胎盘早剥、前置胎盘等。

4）手术及创伤：占 1% ~5%。富含组织因子的器官，如脑、前列腺、胰腺、子宫及胎盘等，可因手术及创伤等释放组织因子，诱发 DIC。大面积烧伤、严重挤压伤、骨折及蛇咬伤也易导致 DIC。

5）全身各系统疾病：几乎涉及各系统疾病，如血液系统疾病、消化系统疾病、心血管系统疾病、呼吸系统疾病、泌尿系统疾病、内分泌系统疾病、结缔组织疾病等。

6）医源性因素：如药物、手术及其他医疗操作，肿瘤治疗，不正常医疗过程等。

（3）发病机制　可能引起 DIC 的机制为：①组织创伤，组织因子释放入血，激活外源性凝血途径；②血管内皮创伤，启动内源性凝血途径；③血小板活化，多部位促进凝血反应；④纤溶酶激活，致凝血 - 纤溶进一步失调。以下因素将促使 DIC 发生：①单核 - 吞噬细胞系统受抑制，见于重症肝炎、大剂量使用糖皮质激素等；②纤溶系统活性降低；③高凝状态；④其他因素，如缺氧、脱水、休克、酸中毒等。

（4）临床表现

1）出血倾向：发生率为 84% ~95%。特点为自发性、多发性出血，部位可遍及全身，多见于黏膜、皮肤、伤口及穿刺部位；其次为某些内脏出血，如咯血、呕血、便血等。

2）休克或微循环衰竭：发生率为 30% ~80%。特点为一过性或持续性血压下降，早期即出现肾、肺、大脑等器官功能不全，表现为肢体湿冷、少尿、发绀、呼吸困难及神志的改变。

3）微血管栓塞：发生率 40% ~70%。微血管栓塞分布广泛，可发生于浅部器官和深部器官。

4）微血管性溶血：约见于 25% 的患者。可表现为进行性贫血，贫血程度与出血量不成比例，偶见皮肤、巩膜感染。

5）引起 DIC 的原发病表现。

（5）实验室检查　①血小板 $<100\times10^9/L$ 或进行性下降；②血浆纤维蛋白原：$<1.5g/L$ 或进行性下降；③3P 试验（+）或血浆 FDP $>20mg/L$，或 D - 二聚体水平升高或阳性；④PT 缩短或延长 3s 以上或呈动态性变化。纤溶酶原含量及活性降低。

（6）诊断　结合临床表现和实验室检查结果可确诊。如患者存在易引起 DIC 的基本疾病，并有下列 2 项以上的临床表现也可确诊：①多发性出血倾向；②不易用原发病解释的微循环衰竭或休克；③多发性微血管栓塞的症状、体征，如皮肤、皮下、黏膜栓塞性坏死及早期出现的肺、肾、脑等脏器功能衰竭；④抗凝治疗有效。

（7）治疗

1）治疗基础疾病及消除病因：如控制感染、治疗肿瘤、产科及处理外伤，纠正缺氧、缺血及酸中毒等。

2）抗凝治疗：是终止 DIC 进展、减轻器官功能受损、重建凝血 - 抗凝平衡的重要措施。最常用的药物为肝素静脉和皮下注射；另外还可使用多种抗凝及抗血小板药物。

3）补充血小板及凝血因子：适用于有明显血小板或凝血因子减少情况和已进行病因及抗凝治疗而 DIC 未能得到良好控制者。

4）纤溶抑制药物：一般宜与抗凝剂同时应用，适用于 DIC 的基础病因及诱因已经去除或控制。

5）溶栓疗法：主要用于 DIC 后期、脏器功能衰竭明显及经上述治疗无效者，可试用尿激酶或 t－PA。

6）其他治疗：糖皮质激素不作常规应用，但下列情况可予以考虑：①基础疾病需糖皮质激素治疗者；②感染－中毒性休克合并 DIC 已经抗感染治疗者；③并发肾上腺皮质功能不全者。另外，山莨菪碱有助于改善微循环及纠正休克，DIC 早、中期可应用，每次 10～20mg，静脉滴注，每天 2～3 次。

（8）护理措施　预防及认识凝血及出血情况，评估并发症以便及时提供适当治疗与护理。精神心理支持对患者及家属极为重要，仅有少数患者在经历过 DIC 后存活，而没有合并机体功能障碍。患者与家属都需要评估对疾病的反应及焦虑程度。对家属与患者维持开放的沟通，促进形成支持性环境以缓解患者的压力与焦虑。疼痛的控制与保持舒适是重要的护理措施，应优先处置。密切监测实验室凝血指标的变化。预期的护理目标为维持适当的组织灌注、心排出量，以及氧气互换能提供足够的氧合作用。

第三节　危重症患者的常用救护技术

一、呼吸支持技术

（一）气道异物清除术——海姆立克手法

海姆立克（Heimlich）手法是抢救紧急气道异物的一种简便、有效的操作方法，由美国医师海姆立克发明。其操作原理是通过肋膈下腹部冲击，使其膈肌抬高、胸腔压力瞬间增高，从而促使肺内残留气体快速冲向大气道，迫使气道内异物排出的方法。

【适应证】

声门上异物梗阻的患者。

【禁忌证】

看似有气道梗阻表现但仍然能说话、有呼吸的人，此时患者有可能是食管存在异物，没有应用的指征。

【评估】

呼吸道异物吸入多见于儿童，异物吸入时，家长未在现场，儿童又不能自诉经过，常问不出异物吸入病史，且患儿多因有喘鸣声就诊，容易被误诊为“哮喘性支气管炎”，或因阵发性呛咳而误诊为“百日咳”，或因长期呼吸道感染误诊为“肺炎”“支气管扩张症”等。故对儿童而言，如肺部有局限性的病变，并长期不愈或反复发作，又排除其他肺部疾病，即因考虑呼吸道异物可能，给予重视，详细的体格检查及 X 线检查是诊断异物的重要手段。若患者有异物吸入史，或怀疑有异物吸入史，虽无体征，或 X 线检查阴性者，或有不明原因的支气管阻塞，以及经久不愈的急慢性肺炎及肺不张的患者，均应考虑做支气管纤维镜的检查，进一步明确病因。

【操作方法】

可鼓励患者咳嗽，将异物排出。不能自行排出异物者，可采用腹部或胸部冲击法（又名海氏法）将异物排出。

1. 立位、坐位海氏法 患者弯腰，头部前倾，施救者站在患者背后，双手环绕患者腰部，一手握拳，用拇指侧朝向腹部，放于脐上2横指，另一手紧握该拳，用力向内、向上连续冲击按压腹部4~6次，如此重复进行，直到异物被排出。每次冲击都要有所调整，有利于最终排出异物。

2. 卧位海氏法 此法适用于神志不清患者或救护者太矮小不能环抱患者时。患者处于仰卧位，救护者骑跨在患者大腿上，一只手掌对准患者腹部肋脐间中线上，另一只手放于掌上，快速向内向上用力连续向腹部冲击4~6次，如此重复进行，直到异物被排出。此外，救护者可利用自己身体的重量行冲击法。

3. 自行海氏法 此法适用于神志清楚患者自救。患者自行处置气道异物梗阻，一手握拳，拇指朝向腹部，放于脐上2横指，另一只手握住拳头，向内向上快速用力冲击腹部膈肌。如不成功，上腹部可用硬的物体表面冲击腹部，如椅子靠背、桌子角、走廊扶手等。可能需要数次冲击才能奏效。

4. 站、坐位胸部冲击法 此法适用于晚期孕妇或明显肥胖者，救护者站于患者身后，双臂位于患者腋窝下，环绕患者胸部，用手握拳放在患者的胸骨中央，尽量避免按压肋骨缘。另一只手握紧腕部用力向后冲击，将异物排出。

5. 卧位胸部冲击法 此法只用于海氏法无效时，且意识丧失的晚期孕妇和明显肥胖患者。将患者摆放于仰卧位，抢救者骑跨在患者髋部两侧。一只手的掌根置于患者胸骨中点，另一手直接放在第一只手背上，两手掌根重叠，借助身体的重量，快速向内、向上有节奏地用力冲击4~6次。每次冲击要慢和停顿，以利于把异物排出。

6. 胸部手指冲击法和拍背法 适用于1岁以下的婴幼儿。①胸部手指冲击法：将患儿平卧、面部朝上，躺在硬板床或地面上，用中指和示指放在患儿腹部（剑突下和脐上的位置），快速向上冲击压迫，重复冲压，直至异物排出。②倒提拍背法：施救者取坐位或跪姿，将患儿骑跨并仰卧于施救者的上臂，上臂放在大腿上以支撑患儿，使患儿头部低于躯干，施救者一手握住患儿下颌以固定头部，另一手的掌根用力拍击患儿两肩胛骨之间4~6次，使异物排出。

【注意事项】

（1）解除异物梗阻时密切注意观察患者的意识、面色、瞳孔等变化，如有好转可继续施救。

（2）如患者意识由清醒转为昏迷或面色发绀、颈动脉搏动消失、心搏呼吸停止，应停止排除异物，而迅速做心肺复苏。

（3）此技术有可能损伤胸腹腔脏器，也有可能出现胃内容物反流，注意手不要直接接触胸骨或下肋缘，腹部冲击法注意力度，避免腹部内脏及大血管的损伤，避免肋骨骨折。此方法不推荐1岁以下婴儿，因推击有致伤危险。

（二）环甲膜穿刺术

环甲膜穿刺术（cricothyroid membrane puncture）是在确切的气道建立之前，快速提供临时路径进行有效气体交换的一项急救技术。通过施救者用尖锐的器械，如刀、穿刺针或其他，从环甲膜处刺入，建立新的呼吸通道，迅速解除气道阻塞和（或）窒息的方法。临床上当气管插管不成功或面罩通气不足时，环甲膜是急诊非手术方式提供通气支持的急救措施。

【适应证】

（1）急性上呼吸道完全或不完全阻塞，尤其是声门区阻塞，严重呼吸困难不能及时行气管切开的患者。

（2）牙关紧闭经鼻插管失败，为喉、气管内其他操作准备。

（3）作为气管内给药途径。

【禁忌证】

有出血倾向患者慎用此法。

【操作方法】

1. 用物准备　环甲膜穿刺针或16号抽血用粗针头，T形管、吸氧装置。

2. 患者准备　取平卧或斜坡卧位，头部保持正中，尽可能使颈部后仰，不用局部麻醉。

3. 操作步骤　常规消毒环甲膜区的皮肤。确定穿刺位置后，用左手示指在环状软骨与甲状软骨之间正中可触及一凹陷，此即环甲膜。左手示指和拇指固定此处的皮肤，右手持穿刺针在环甲膜上垂直刺入，通过皮肤、筋膜及环甲膜，有落空感时，挤压双侧胸部，自针头处有气体逸出或用空针可抽吸出气体，患者出现咳嗽，固定针头于垂直位。将T形管的上臂与针头连接，下臂连接氧气，也可以左手固定穿刺针头，以右手示指间隙堵塞T形管上臂的另一端开口处而行人工呼吸。同时可根据穿刺目的进行其他操作，如注入药物等。

4. 术后处理　医疗垃圾进行分类处理，整理相关用物，穿刺过程做详细记录。

【注意事项】

（1）环甲膜穿刺仅仅是呼吸复苏的一种急救措施，不能作为确定性处理。因此，在初期复苏成功、呼吸困难缓解、危急情况有所好转后，应改做气管切开或立即做消除病因的处理（如清除异物等）。

（2）进针不宜过深，避免损伤气管后壁黏膜。

（3）环甲膜穿刺针头T形管接口连接时，必须连接紧密不漏气。

（4）穿刺部位若有明显出血应及时止血，避免血液流入气管内。

（5）作为一种应急措施，穿刺针留置时间不宜超24小时。

（6）如遇血凝块或分泌物阻塞穿刺针头，可用注射器向穿刺针注入空气，或用少许生理盐水冲洗，以保证其通畅。

（三）气管插管术

气管插管是将气管导管经口腔或鼻腔通过声门插入气管内，是建立人工气道的一种有效途径，也是进行人工通气的最佳办法。目的是清除呼吸道分泌物或异物，解除上呼吸道梗阻，进行有效人工呼吸，增加肺泡有效通气量，减少气道阻力及无效腔，为气道雾化或湿化提供条件。

可经口腔或鼻腔通过咽喉、声门裂进入气管，根据是否需要喉镜暴露声门，分为明视插管和盲探插管。

【适应证】

（1）心搏骤停行心肺脑复苏者。

（2）呼吸功能衰竭者需有创机械通气。

（3）呼吸道分泌物不能自行咳出而需清除气管内痰液者。

（4）误吸患者插管吸引，必要时做肺泡冲洗术者。

【禁忌证】

气管插管没有绝对的禁忌证。然而，当患者出现下列情况时要慎重考虑。

（1）喉头水肿或黏膜下血肿、急性喉炎、插管引起的创伤性出血。

（2）颈椎骨折或脱位。

（3）胸主动脉瘤压迫气管者，插管有可能导致主动脉瘤破裂。

（4）咽喉部烧伤、肿瘤、脓肿、血肿或异物存留者。

【操作方法】

1. 物品准备 备气管插管盘，内置喉镜、牙垫、注射器、吸痰管、吸引器、呼吸面罩、呼吸气囊、开口器、气管导管芯等。喉镜有3种规格：成人、儿童、幼儿；镜片有直、弯两种，多用弯形，因其在暴露声门时不必挑起会厌，减少对迷走神经的刺激。气管导管：常采用带气囊的导管，婴幼儿则选用无气囊导管。导管内径（ID）标号从2.5~11.0mm，其中每一号相差0.5mm，导管的选择因根据患者的性别、身高、体重等因素决定，紧急情况时无论男女都可选用7.5mm的。小儿气管导管内径的选择，可利用公式做出初步估计：

$$导管内径（mmID）=4.0+(岁\div 4)$$

$$或导管内径（mmID）=(16\sim 18+岁)\div 4$$

2. 患者准备 取仰卧位，头充分后仰，颈部上抬，使口、咽、气管基本重叠于一条轴线，此为插管操作的标准头位。若喉头暴露不佳，可在肩背部或颈部垫一小枕，使头尽可能后仰。对呼吸困难或呼吸停止患者，插管前使用简易呼吸器给予100%的氧气充分通气，避免插管费时而加重缺氧。

3. 操作步骤 ①检查用物：插管前应检查物品是否齐全、性能是否良好，例如喉镜的光源、导管的气囊等。②选择相应导管，置入管芯：管芯置入距导管开口1cm处。③置入喉镜：操作者左手持喉镜，从右侧嘴角斜入。当镜片抵达咽喉部时转至正中位，将舌体推向左侧，此时可见到悬雍垂（此为声门暴露的第一个标志），然后顺舌背将喉镜片稍作深入至舌根，稍稍上提喉镜，即可看到会厌的边缘（此为声门暴露的第二个标志）。看到会厌边缘后，若是弯形喉镜片，可适当在深入，使喉镜片前端置于会厌和舌根交界处，然后上提喉镜即可看到声门（注意以手腕作为支撑点，切勿以上门齿为支撑）。④暴露视野：充分吸引视野处分泌物。⑤置入导管：右手持气管导管，对准声门，在吸气末（声门开大时）轻柔地插入导管过声门1cm左右，迅速拔出管芯，导管继续旋转进气管，导管插入气管内的深度成人为4~6cm，小儿为2~3cm。⑥确认导管在气管内：安置好牙垫便可拔出喉镜。轻压胸廓导管口如果有气流，连接简易呼吸器压入气体，观察胸廓有无起伏，同时听诊两肺呼吸音是否对称。有条件可通过二氧化碳浓度量化波形图确认和监测气管插管位置是否正确。⑦用长胶布妥善固定导管和牙垫。对气囊充气，直至通气时气囊周围无漏气，或测量气囊压力不超过 25 ~ 30cmH_2O，以此决定注入气囊的气体量，一般需注入5 ~ 10ml 气体。连接人工通气装置。

4. 术后处理　充分吸引气道分泌物，连接呼吸机或简易呼吸器等；整理用物，医疗垃圾分类处置，并做详细记录。

【注意事项】

（1）插管时，尽量充分暴露喉部，视野清楚，动作准确、轻柔，防止造成损伤。

（2）动作迅速，勿使缺氧时间过长而致心搏骤停。

（3）操作者熟练掌握插管技术，尽量减少胃扩张引起的误吸，30 秒内插管未成功应先给予 100% 氧气吸入后再重新尝试。

（4）导管插入深度合适，太浅易脱出，太深易插入右总支气管，造成仅单侧肺通气，影响通气效果。置管深度，自门齿起计算，男性为 22 ~ 24cm，女性为 20 ~ 22cm。小儿可参照公式：

$$插管深度（cm）= 年龄 \div 2 + 12$$

应妥善固定导管，每班记录导管置入长度。

（四）口咽通气管置入术

口咽通气管（oral - pharyngeal airway，OPA）是一种由弹性橡胶或塑料制成硬质扁管形人工气道，呈弯曲状，其弯曲度与舌及软腭相似。主体包括翼缘、牙垫、咽弯曲度三部分，随着口咽通气管型号的增大，其形状和长度逐渐增加，以适应不同年龄、体型的患者使用。

【适应证】

（1）缺乏咳嗽或咽反射的昏迷患者。

（2）有自主呼吸而舌后坠致呼吸道梗阻的昏迷患者。

（3）气道分泌物增多时需行吸引的昏迷患者。

（4）癫痫发作或抽搐时保护舌、齿免受损伤的昏迷患者。

（5）同时有气管插管时，取代牙垫作用。

【禁忌证】

口咽通气管不可用于清醒或半清醒的患者，因其可能因刺激引起恶心、呕吐，甚至喉痉挛，或使口咽通气管移位而致气道梗阻。此外，当患者有下列情况时应慎重考虑操作。

（1）口腔及上下颌骨创伤。

（2）咽部气道占位性病变。

（3）喉头水肿、气管内异物、哮喘、咽反射亢进患者。

（4）门齿有折断或脱落危险的患者。

（5）呕吐频繁者。

【操作方法】

1. 物品准备　选择合适的口咽通气管，长度为口角至耳垂或下颌角的距离。选择的原则是宁长勿短，宁大勿小，避免因口咽通气管太短不能经过舌根而达不到开放气道的目的。

2. 患者准备 昏迷患者放平床头，协助患者取平卧位，头后仰，尽量使上呼吸道口、咽、喉在一水平线上。清除口腔及咽部分泌物，保持呼吸道通畅。

3. 操作步骤 置管方法分为两种：直接放置法和反向插入法。直接放置时，用压舌板协助，将口咽通气管的咽弯曲部分沿舌面顺势送至上咽部，将舌根与口咽后壁分开。使用反向插入法时，把口咽通气管的咽弯曲部分向腭部插入口腔，当其内口接近口咽后壁时（即已通过悬雍垂），将其旋转180°，当患者吸气时顺势向下推送，弯曲部分下面压住舌根，弯曲部分上面抵住口咽后壁。虽然反向插入法比直接放置法操作难度大，但在开放气道及改善通气方面更可靠。对于意识不清者，操作者用一手的拇指与示指将患者的上唇齿与下唇齿分开，另一手将口咽通气管从后臼齿处插入，操作时注意动作轻柔。合适的口咽通气管位置应使其末端位于患者的上咽部，将舌根与口咽后壁分开，使下咽部到声门的气道通畅。

4. 检测人工气道是否通畅 以手掌放于口咽通气管外口，感觉有无气流，或以少许棉絮放于外口，观察有无随患者呼吸的运动。还应观察胸壁运动幅度和听诊双肺呼吸音。检查口腔，以防止舌或唇夹置于牙和口咽通气管之间。

【注意事项】

1. 保持管道通畅 及时清理呼吸道分泌物，防止误吸、甚至窒息。注意密切观察有无导管脱出而致阻塞气道的现象。

2. 加强呼吸道湿化 口咽通气管外口可盖一层生理盐水纱布，既湿化气道又防止吸入异物和灰尘。

3. 监测生命体征 严密观察病情变化，随时记录，并备好各种抢救物品和器械，必要时配合医生行气管插管术。

（五）球囊－面罩的使用

球囊－面罩又称简易呼吸器，是进行人工通气的简易工具，与口对口人工呼吸相比供氧浓度高，且操作简便。尤其是病情危急，来不及行气管插管时，可通过球囊－面罩直接给氧，使患者得到充分氧气供应，改善组织缺氧状况。简易呼吸器由一个有弹性的球囊、三通呼吸活门、衔接管和面罩组成。在球囊后面空气入口处有止回阀门，以确保球囊舒张时空气能单向流入。其侧方有氧气入口，有氧气条件下可自行输氧。

【适应证】

主要用于途中、现场或临时替代呼吸机的人工通气。

【禁忌证】

（1）中等以上活动性咯血。

（2）颌面部外伤或严重骨折。

（3）大量胸腔积液。

【操作方法】

1. 物品准备 选择合适的面罩，以便得到最佳使用效果。外接氧气，应调节氧流量至氧气储气袋充满氧气（氧流量10～15L/min）。

2. 患者准备 取去枕，头部后仰体位。

3. 操作步骤 开放气道，清除口腔中义齿与咽喉部任何可见的异物，松解患者衣领。操作方法分为单人操作法和双人操作法。

（1）单人操作法（EC 手法） 操作者位于患者头部的后方，将患者头部充分后仰，并托牢下颌使其朝上，保持气道通畅。将面罩扣在患者口鼻处，用一手拇指和示指呈“C”形按压面罩，中指和无名指放在下颌下缘，小指放在下颌角后面，呈“E”形，保持面罩的适度密封；用另外一只手均匀地挤压球囊，送气时间为 1 秒以上，将气体送入肺中，待球囊重新膨胀后再开始下一次挤压，保持适宜的吸气/呼气时间。若气管插管或气管切开患者使用简易呼吸器，应先将痰液吸净后再使用。

（2）双人操作法 由一人固定或按压面罩，操作者分别用双手的拇指和示指放在面罩的主体，中指和无名指放在下颌下缘，小指放在下颌角后面，将患者下颌向前拉，伸展头部，畅通气道，保持面罩的适度密封。由另一个人挤压球囊，给予人工正压通气。

【注意事项】

1. 选择适宜通气量 挤压球囊时应注意潮气量适中，通气量以见到胸廓起即可，通气量为 400～600ml。

2. 选择适当呼吸频率 美国心脏协会建议：如果没有建立高级气道，按 30∶2 的比例进行按压－通气。如已建立高级呼吸道，则每 6 秒给予 1 次呼吸（每分钟给予 10 次呼吸）。如果患者尚有微弱呼吸，应注意挤压球囊的频率和患者呼吸保持协调，尽量在患者吸气时挤压气囊，防止在患者呼气时挤压气囊。

3. 监测病情变化 使用简易呼吸器过程中，应密切观察患者通气效果、胸廓起伏、皮肤的颜色、听诊呼吸音、生命体征和血氧饱和度等参数。

（六）机械通气

机械通气（mechanical ventilation，MV）是给呼吸功能不全的患者以呼吸支持，即利用机械装置来代替、控制或改变自主呼吸运动，从而增加通气量，改善气体交换、纠正低氧血症，维持呼吸肌功能的一种通气方式。根据呼吸机与患者的连接方式不同，分为有创和无创机械通气。本章重点讲述有创机械通气。

【机械通气的目的】

1. 改善通气功能 机械通气时通过气管插管或气管切开维持呼吸道通畅，通过呼吸机正压通气（positive end－expiratory pressure，PEEP）维持患者足够的潮气量，保证代谢所需的肺泡通气量。

2. 改善换气功能 机械通气时使用呼气末正压通气等方法可防止肺泡塌陷，使肺内气体分布均匀，改善通气/血流比例，减少肺内分流，改善氧运输，纠正低氧血症。

3. 减少呼吸功耗 使用机械通气可减少呼吸肌做功，降低其耗氧量，缓解呼吸肌疲劳。

【机械通气的应用指征】

1. 适应证 无论何种原因，只要出现严重呼吸功能障碍，引起严重缺氧或二氧化碳潴留，均可使用机械通气治疗。包括：①各种原因所致的心搏、呼吸停止。②COPD 急性发作、重症哮喘、连枷胸、淹溺等所致的严重通气不足。③严重肺部感染、ARDS 等所致的严重换气功能障碍。④脑外伤、脑出血、中毒等所致的中枢性呼吸功能障碍。⑤重症肌无力、多发性神经根炎、脊髓灰质炎、高位截瘫等所致呼吸功能障碍等。

2. 禁忌证 机械通气的禁忌证是相对的。一般相对禁忌证为：①肺大泡和肺囊肿；②低血容量性休克未补充血容量；③严重肺出血；④气管 - 食管瘘等。

【操作方法】

1. 机械通气的准备

（1）患者准备 ①明确患者的基本情况，年龄、性别、身高、体重、诊断、病情、既往病史和对呼吸机支持的特殊要求等。②向清醒患者解释使用呼吸机的目的、注意事项等。③有创机械通气患者需建立人工气道。④选择舒适的体位，一般采取平卧或仰卧位，若无禁忌，建议床头抬高 30°～45°。

（2）呼吸机准备 ①根据患者基本情况选择合适的呼吸机、呼吸机管道、过滤器和湿化装置等。②连接电源、气源和呼吸回路。③设置呼吸机支持模式、参数和报警限。④用模拟肺测试呼吸机能否正常工作或用自检功能检测有无故障。⑤检测呼吸机是否能正常工作。各功能部件无故障后关机备用于床旁，在呼吸机醒目处标记“备用”。

2. 常用参数的设置与调节

（1）机械通气的基本模式

①控制通气（controlled ventilation，CV）：呼吸机完全代替患者的自主呼吸，由呼吸机控制呼吸频率、潮气量或吸气压力、吸呼比、吸气流速，呼吸机提供全部的呼吸功。CV 适用于严重呼吸抑制或呼吸停止的患者，如心搏呼吸骤停、严重脑外伤等。依靠患者的吸气努力触发呼吸机吸气。

②辅助通气（assisted ventilation，AV）：靠患者努力吸气触发呼吸机的吸气活瓣实现通气。当患者有自主呼吸时，根据气道内压力降低（压力触发）或气流（流速触发）的变化触发呼吸机送气，按预设的潮气量（定容）或吸气压力（定压）输送气体，呼吸功由患者和呼吸机共同完成。该模式通气时可减少或避免应用镇静剂，保留自主呼吸功能以防止呼吸肌萎缩，改善机械通气对血流动力学的影响。适用于呼吸中枢正常的患者，如重症哮喘、COPD 急性发作等疾病。

③辅助控制通气（assist - control ventilation，ACV）：是辅助通气（AV）和控制通气（CV）两种模式的结合。当患者自主呼吸频率低于预置频率或患者努力吸气不能触发呼吸机送气时，呼吸机即以预设的潮气量及通气频率进行正压通气，即 CV。当患者的吸气能触发呼吸机时，以高于预置频率进行通气，即 AV。ACV 常作为 ICU 机械通气患者的初始模式，然后再根据患者病情进行模式调整。

④同步间歇指令通气（synchronized intermittent mandatory ventilation，SIMV）：是自主呼吸与控制通气相结合的呼吸模式。在触发窗内患者可触发和自主呼吸同步的指令正压通气，在两次指令通气之间触发窗外允许患者自主呼吸，指令呼吸是以预设容量（SIMV 容量控制）或预设压力（压力控制 SIMV）的形式送气。SIMV 能与患者的自主呼吸同步，减少患者与呼吸机的对抗，降低正压通气的血流动力学影响，适用于长期带机患者的撤机。

⑤压力支持通气（pressure support ventilation，PSV）：属于部分通气支持模式，是患者在自主呼吸的前提下，当患者触发吸气时，呼吸机以预设的压力释放出气流，患者每次吸气都能接受一定水平的压力支持，以克服气道阻力，减少呼吸肌做功，增强患者吸气能力，增加吸气幅度和吸入气量。主要用于撤机过渡。

⑥持续气道正压（continuoue positive airway pressure，CPAP）：是在自主呼吸条件下，整个呼吸周期内（吸气及呼气期间）气道均保持正压，患者完成全部的呼吸功，是 PEEP 在自主呼吸条件下的特殊技术。CPAP 用于通气功能正常的低氧患者，可防止气道和肺泡的塌陷，增加肺泡内压和功能残气量，增加氧合，改善肺的顺应性，降低呼吸功。CPAP 过高可增加气道内压，减少回心血量，出现气压伤、低血压等表现。

⑦双相气道正压通气（biphasic positive airway pressure，BiPAP）是指给予两种不同水平的气道正压，高压时间、低压时间、高压水平、低压水平各自可调，高压力水平（P_{high}）和低压力水平（P_{low}）之间定时切换，从 P_{high} 转换至 P_{low} 时，增加呼出气量，改善肺泡通气。该模式允许患者在两种水平上呼吸，可与 PSV 合用以减轻患者的呼吸功。通气和换气障碍型呼吸衰竭兼可用，如重症肺炎、COPD 急性发作等。

（2）机械通气参数的设置与调整

①潮气量（tidal volume，V_T）：在容量控制通气模式下，潮气量的选择应保证足够的气体交换及患者的舒适性，通常依据体重选择 5～12ml/kg，并结合呼吸系统的顺应性、阻力进行调整，避免气道平台压超过 30～35cmH_2O。在压力控制通气模式时，潮气量主要由预设的压力、吸气时间、呼吸系统的阻力及顺应性决定。最终应根据动脉血气分析进行调整。

②吸气压力：使用压力控制模式时，在满足所需潮气量的前提下，吸气压力主要由呼吸系统的阻力及顺应性决定。一般成人先预设 15～20cmH_2O，小儿 12～15cmH_2O，然后根据潮气量进行调整。原则上以最低的吸气压力获得满意的潮气量，避免出现气压伤和影响循环功能。

③呼吸频率：呼吸频率的选择根据分钟通气量、目标 $PaCO_2$ 水平进行，一般成人通常设定为 12～20 次/分。

④峰值流速：理想的峰值流速应能满足患者吸气峰流速的需要，成人常用的流速设置为 40～60L/min，根据分钟通气量和呼吸系统的阻力和肺的顺应性调整，流速波形在临床常用减速波或方波。

⑤吸呼比（I∶E）：I∶E 的选择是基于患者的自主呼吸水平、氧合状态及血流动力学，适当的设置能保持良好的人－机同步性。机械通气患者通常设置吸气时间为 0.8～1.2 秒或吸呼比为 1∶（1.5～2）。对于控制通气患者，为抬高平均气道压（mean airway pressure，MAP）改善氧合，可适当延长吸气时间及吸呼比，但应注意患者的舒适度、监测内源性 PEEP 及对心血管系统的影响。

⑥触发灵敏度：一般情况下，压力触发常为 －0.5～－1.5cmH_2O，流速触发常为 2～5L/min。若触发敏感度过高，会引起与患者用力无关的误触发；若设置触发敏感度过低，将显著增加患者的吸气负荷，消耗额外呼吸功。

⑦吸入氧浓度（FiO_2）：机械通气初始阶段，可给予高浓度的氧（甚至是纯氧）以迅速纠正严重缺氧。以后依据目标 PaO_2、PEEP 水平、MAP 水平和血流动力学状态，酌情降低 FiO_2 至 50% 以下，并设法维持 SpO_2 > 90%；若不能达到上述目标，即可加用 PEEP、增加 MAP，应用镇静剂或肌松剂。若适当 PEEP 和 MAP 可以使 SpO_2 > 90%，应保持最低的 FiO_2。

⑧呼气末正压（PEEP）：设置 PEEP 的作用是使萎陷的肺泡复张，增加功能残气量，提高肺顺应性，改善通气和换气功能。PEEP 常应用于以 ARDS 为代表的 I 型呼吸衰竭，一般

初设在 5cmH_2O，然后根据氧饱和度进行调整，直至获得满意的氧饱和度。PEEP 可增加胸内压，设置过高易出现气压伤和低血压等表现。

⑨高压报警限：设置呼吸机高压报警限具有报警和切换功能，一般设置为气道峰值压力（PAP）+10cmH_2O。

（3）常见报警原因及处理　报警功能是呼吸机必备的功能之一。引起呼吸机报警的原因很多，有的报警须立即处理，否则会危及患者生命，如高压报警、窒息报警等。呼吸机常见报警原因及处理见表 10－6。

表 10－6　呼吸机常见报警原因及处理

类别	原因	处理
电源报警	停电；电源插头脱落；电源掉闸；蓄电池电量低	将呼吸机与患者断开并行人工通气支持；同时修复电源
气源报警	压缩氧气或空气压力低；气源接头未插到位；氧浓度分析错误	将呼吸机与患者断开；给患者行人工通气支持；同时调整或更换气源，或校对 FiO_2 分析仪，必要时更换氧电池
呼出 V_T 降低	患者呼吸减弱；呼吸回路漏气，气囊充气不足，气体经胸腔闭式引流管漏出；肺顺应性降低；呼出流量传感器监测错误	检查患者呼吸；检查呼吸回路；检查导管位置；检查气囊压力；检查胸腔闭式引流管；吸痰；检测校正呼出流量传感器
吸气压降低	呼吸回路漏气；导管脱出；气囊充气不良；气体经胸腔闭式引流管漏出；气管食管瘘；峰流速低；设置 V_T 低；气道阻力降低；肺顺应性增加	检查呼吸回路；检查导管位置；检查气囊压力；检查胸腔闭式引流管；重新设置峰流速和潮气量，检查患者是否出现较强自主呼吸
气道高压	呛咳；肺顺应性降低（肺水肿、支气管痉挛、肺纤维化等）；分泌物过多，气道阻力增加；导管移位；呼吸回路阻力增加（如管路积水、打折等）；吸入气量太多或高压报警限设置不当；患者兴奋、激动、想交谈	吸痰；解除支气管痉挛；听呼吸音；检查呼吸回路并保持通畅；检查导管位置；调整呼吸参数；安抚患者；使用药物镇静
呼吸增快	代谢需要增加；缺氧；高碳酸血症；酸中毒；疼痛；焦虑；害怕	监测动脉血气；纠正缺氧和酸中毒；镇静；镇痛；安抚患者
人机对抗	患者不配合；自主呼吸增强；高热、抽搐、疼痛、体位不适；心肺功能改变、缺氧加重；人工气道不通畅、移位、固定不好或受牵拉刺激患者；呼吸机同步性能差或触发灵敏度调节不当，或其他参数设置不当	取得患者理解与配合；改变卧位；积极治疗原发疾病；保持呼吸道通畅；调整呼吸模式和参数；合理固定气管导管和呼吸机管道；必要时进行镇静、镇痛

【机械通气患者的护理】

1. 病情观察　患者在机械辅助通气期间，应注意评估机械通气效果，及时发现相关并发症的出现，提高机械通气的安全性。机械通气患者病情观察重点如下。

（1）呼吸功能　观察呼吸节律、呼吸深度，评估有无呼吸困难、人机对抗等。机械通气患者缺氧时可出现脉搏、呼吸增快，需严密观察。注意气道压力、呼出潮气量、SpO_2，评估通气和氧合状况。观察患者皮肤黏膜、口唇和甲床。二氧化碳潴留时可出现皮肤潮红、多汗、浅表静脉充盈。口唇和甲床青紫提示低氧血症。当患者病情严重必须给予高浓度氧时，应避免长时间吸入，氧浓度尽量不超过 60%；同时密切观察有无氧中毒所致肺损伤出现。加强营养支持可以增强或改善呼吸肌功能。

（2）循环功能　机械通气可使胸腔内压升高，静脉回流减少，心脏前负荷降低和后负荷增加，出现心排出量降低，组织器官灌注不足，表现出低血压、心律失常、末梢循环灌注不良、尿量减少等。

（3）意识　缺氧和（或）二氧化碳潴留所致意识障碍患者，若呼吸机支持适当，患者意识状况应逐渐好转。若意识障碍程度加重，应考虑呼吸机支持是否适当或患者病情发生变化。因此，应严密观察患者意识状况，出现异常及时报告医生处理。

（4）血气分析　机械通气30分钟后应做动脉血气分析，以评估机械通气的效果和是否需要调整呼吸机模式及参数。若治疗有效，患者血气分析结果应趋于正常；若治疗无效，血气分析结果显示无改善或继续恶化。在机械通气治疗过程中，需根据患者病情严密监测动脉血气状况。

（5）体温　观察气道分泌物量、色性状和味，评估肺部感染变化情况。患者出现呼吸机相关性肺炎和原有肺部感染恶化时，可出现体温异常改变，应严密监测，及时报告医生。

（6）其他　机械通气的患者上消化道出血发生率为6%～30%。如果原发病为ARDS或MOF，则发生率更高。应注意观察应激性溃疡所致消化道出血和有无腹胀。

2. 心理护理

（1）焦虑与恐惧　机械通气患者常见的心理反应是焦虑与恐惧，主要与行机械通气不理解、沟通交流障碍和撤机等有关。为缓解患者焦虑与恐惧心理，对于清醒患者，在机械通气前应向患者充分解释机械通气的目的、实施方法、患者可能会出现的感受和配合注意事项等。机械通气患者由于气管插管或切开，影响患者正常的语言沟通，因此必须与患者建立有效的沟通方式，如通过姿势、手势、面部表情和眼神等，也可通过写字板、卡片等与患者交流，增加视觉信息传递。对有书写能力的患者，可鼓励其把自己的感受和要求写出来，以供医护人员参考。撤机前做好患者心理护理，向患者解释撤机目的、方法、注意事项和撤机过程中、撤机后可能出现的反应及应对措施，消除患者顾虑。

（2）缺乏安全感　引起机械通气患者不安全感的因素主要有：①担心呼吸机出现故障；②担心痰液堵塞气道；③担心医护人员不能及时发现病情变化；④担心管道脱落等。为增加患者安全感，在准备呼吸机时，应保证呼吸机性能良好并告知患者；按需要及时吸痰和清除呼吸机管道积水，保持气道通畅；加强床旁监护，让医护人员的身影时刻都在患者视线内；关心、体贴患者，加强与患者沟通，及时发现患者不适并予相应处理等。

3. 人工气道护理　机械通气相关人工气道主要包括气管插管和气管切开置管，护理重点包括人工气道固定、气管内吸引人工气道和湿化等。

（1）人工气道固定

①应严密观察气管插管患者导管固定情况，每班记录导管深度，及时发现导管移位。妥善固定导管，防止导管随呼吸移动。对使用胶布固定导管的患者要注意保护面部皮肤，防止皮肤撕伤。

②应妥善固定气管切开患者气管导管，固定松紧度以可通过一根手指为宜。密切观察气管切开口皮肤情况，评估有无炎性红、肿和分泌物表现。观察导管固定带与颈部皮肤的接触处，评估有无皮肤损伤。

（2）气管内吸引

①吸引原则：吸引是一种具有潜在损害的操作，不应该把吸引作为一个常规，应在有临床指征时进行。尽量鼓励患者自行咳出分泌物。

②吸引指征：在气管导管内看见明显分泌物；患者持续呛咳；听诊在气管和支气管处有明显痰鸣音；疑为分泌物引起的SpO_2降低；气道峰值压力升高；患者突发呼吸困难等。

③吸引压力：一般适宜的负压为150～200mmHg。压力过大易损伤气管黏膜引起出血，过小不易清除气道分泌物。

④吸引方式：包括开放式和密闭式吸引方式。开放式吸引为传统气管内吸引方式，吸引前必须先断开患者与呼吸机之间的连接，容易出现气道分泌物和呼吸回路冷凝水外喷，污染环境；同时断开呼吸机后 PEEP 消失，肺容量降低，容易出现肺内负压增加和低氧血症等。密闭式吸引对呼吸和循环影响较小，可减少吸引过程中肺容量损失和环境的污染。护理时应注意使用负压 20～150mmHg 行声门下吸引，定时检查吸引系统，保持吸引通畅。

⑤吸痰注意事项：吸痰前、后高浓度吸氧可避免出现低氧血症。吸痰管的直径不应超过人工气道导管内径的 1/2，以避免气道内较大的负压和尽量减少 PaO_2 的下降。每次吸痰时间不超过 15 秒，以降低低氧血症发生率。为颅脑损伤患者吸痰时，吸引的间隔时间应尽量超过 10 分钟，以免引起颅内压累积性升高。

（3）人工气道湿化　对吸入气体进行温化和湿化是维持气道黏膜完整、纤毛正常运动及气道分泌物的排出，降低呼吸道感染发生的重要手段之一。常见的温化和湿化方法包括加热湿化器加热湿化、常温水－气接触加湿、雾化加湿、使用热湿交换器（人工鼻）和气管内滴注（或输注）加湿等方法。理想的气道湿化状态是使吸入气体温度达 37℃，相对湿度达 100%。机械通气时使用加热湿化器对吸入气体进行温化和湿化，湿化器内需加入无菌蒸馏水，不能加入生理盐水或其他药液。

（4）气囊护理　①推荐使用高容量低张力气囊导管。②采用最小闭合容积法或最小漏气技术进行气囊注气。③气囊压力不超过 25～30cmH_2O。④定时检查气囊压力，及时调整。

（5）常见并发症及处理　使用机械通气得当可改善患者氧合，缓解低氧血症，减少呼吸做功，防止呼吸肌疲劳。但使用不当会带来一些并发症，甚至危及患者生命。

①脱管：与导管固定不佳和牵拉等有关，表现为呼吸机低潮气量报警、喉部发声和窒息等。出现脱管应紧急处理，保持气道通畅，应用简易呼吸器通气和供氧，必要时重新气管内插管。

②气道堵塞：由痰栓、异物、导管扭曲、气囊脱出嵌顿导管口、导管远端开口嵌顿于气管隆嵴、脱管等引起，表现为不同程度的呼吸困难，严重时出现窒息。出现气道堵塞应针对原因及时处理，如调整人工气道位置、抽出气囊气体、试验性插入吸痰管等。如气道梗阻仍不缓解，则应立即拔除气管导管，重新建立人工气道。

③气道损伤：与插管时机械性损伤、气道内吸痰、气道腐蚀、导管压迫气道和气囊压迫气管黏膜有关，表现为出血、肉芽增生、气管食管瘘等。为避免气道损伤，插管前应选择合适的导管，插管时动作轻柔，带管过程中保持导管中立位，合理吸痰，做好气囊护理等。

④呼吸机相关肺损伤（ventilator－induced lung injury，VIL）：指机械通气对正常肺组织造成损伤或使已损伤的肺组织进一步加重，包括气压伤、容积伤、萎陷伤和生物伤，临床表现为肺间质气肿、皮下气肿、纵隔气肿、心包积气、气胸和肺水肿等。为了避免和减少呼吸机相关肺损伤的发生，机械通气应避免高潮气量和高平台压，吸气末平台压不超过 30～35cmH_2O，以避免气压伤、容积伤，同时设定合适的 PEEP，以预防萎陷伤。出现张力性气胸应立即行胸腔闭式引流。

⑤呼吸机相关性肺炎（ventilator－associated pneumonia，VAP）：指机械通气 48 小时后发生的院内获得性肺炎。VAP 与口咽部分泌物和胃肠内容物反流误吸密切相关，高危因素包括高龄、APACHEⅡ评分高、急慢性肺部疾病、Glasgow 评分＜9 分、长时间机械通气、

过度镇静、平卧位等。预防措施主要包括：半卧位，床头抬高30°～45°；避免镇静时间过长和程度过深；避免口咽部和胃内容物反流入口腔引起误吸；进行持续声门下吸引；规范使用呼吸机管道，不同患者之间必须更换呼吸机管道，长期带机患者定期更换；做好口腔护理；尽早撤机等。

【呼吸机的撤离】

当导致呼吸衰竭的病因好转或者去除后，应尽快开始撤机。延迟撤机将增加机械通气的并发症和医疗费用；过早撤离呼吸机又可导致撤机失败，增加再插管率和病死率。

1. 撤机指征 机械通气患者由于疾病的个体化差异，撤机指征也具有一定差异性。患者达到以下条件可考虑撤机：①导致机械通气的病因好转或祛除。②氧合指标：$PaO_2/FiO_2>150\sim200mmHg$，$PEEP\leqslant5\sim8cmH_2O$，$FiO_2\leqslant40\%\sim50\%$，pH＞7.25。COPD患者的要求：pH＞7.30，$PaO_2\geqslant60mmHg$，$FiO_2<40\%$。③血流动力学稳定，没有心肌缺血动态变化，临床上没有显著的低血压，不需要血管活性药的治疗或只需要小剂量的血管活性药物，如多巴胺或多巴酚丁胺＜5～10μg/(kg·min)。④有自主呼吸能力和较强的咳嗽能力。

2. 撤机方法

（1）直接撤机 适用于原心肺功能好，支持时间短的患者。若患者自主呼吸良好，且不耐受气管插管，可直接撤离呼吸机，让其自主呼吸。

（2）呼吸模式过渡 适用于原心肺功能较差，支持时间较长的患者，通过改变呼吸支持模式和参数降低呼吸机支持水平逐步过渡撤机，如使用SIMV、PSV等模式过渡。

（3）间接撤机 在脱机间隙使用射流给氧、T形管给氧等间接支持，逐渐延长脱机时间，宜在白天进行。

3. 撤机实施 选择充分休息后的上午进行撤机，此时患者状态较好，医护人员较多，能保证观察抢救及时、有效。撤机后严密观察患者病情，包括呼吸状况、SpO_2、心率、血压等，及时发现不耐受撤机指征并进行相应处理。

4. 不耐受撤机的指征 患者出现以下变化应立即恢复机械通气：①呼吸频率＞30次/分钟。②血压升高或降低超过20mmHg，心率增加或减慢超过20次/分钟。③$PaO_2<60mmHg$，$PaCO_2>55mmHg$。④出现烦躁、出汗及尿量进行性减少。

5. 呼吸机依赖及护理 呼吸机依赖是指机械通气患者使用呼吸机通气支持的实际时间超过根据患病所预期的通气支持时间的一种状况，患者至少有一次撤机失败。呼吸机依赖的原因包括生理和心理因素两方面。生理因素包括气体交换降低、通气负荷增加、通气需求增加、通气驱动力降低和呼吸肌疲劳等；心理因素包括不能控制呼吸模式、缺乏动机和信心及精神错乱等。部分机械通气患者从生理指标看可以脱机，但由于怀疑自己的呼吸能力、缺乏信心等原因，担心脱机后出现呼吸困难和窒息等，因而不愿意脱机。对呼吸机心理依赖的患者，应确切告知其生理指标已达到脱机标准，鼓励患者尝试脱机。脱机时做好安全保障措施，床旁严密观察患者，及时向患者反馈其各项生命体征稳定的信息，增强患者对脱机的信心。

【呼吸机的维护与消毒】

1. 呼吸机的维护

（1）定期保养 定期检查更换氧电池、活瓣、皮垫、过滤器及过滤网等，呼吸机每工作1000小时应由工程师进行保养及检修，建立保养和维修档案。

（2）使用前检测

①电源检测：检查电源线有无漏电、接触不良，检查蓄电池的蓄电能力。

②气密性检测：检查呼吸机的呼吸回路有无漏气，常采用潮气量测定法、压力表检测法和耳听手摸等方法检测。

③设置项目检测：检测呼吸机模式和参数能否准确设置。

④报警系统检测：使用模拟肺模拟呼吸机的正常工作状态和报警状态，检测报警系统的性能是否完好。

⑤监测系统的检测：检测呼吸机的呼吸频率、气道压力、潮气量、分钟通气量等监测项目能否正常显示。

⑥附加功能检测：检测湿化器、雾化器等功能是否完好。

（3）使用中维护

①管道的气密性：检查呼吸回路有无脱落、漏气等。

②管道的通畅性：检查呼吸回路有无扭曲、打折等。

③主机防水：禁止在主机表面上放置治疗盘、护理盘、液体瓶、水杯等，防止主机进水影响功能。

④防止人为暴力损伤：在推动呼吸机时，要稳妥用力，防止摔倒。

⑤主机散热：使用中的呼吸机应放在相对较大的空间，防止主机因散热不好而工作异常，甚至停止工作。

⑥工作状态：观察呼吸机各种设置和监测有无异常变动；各种导线、传感线有无松脱；保持湿化器内湿化液在正常刻度范围内；观察、处理管道内积水，避免其阻塞呼吸回路或反流入患者气道。

知识链接

无创机械通气

无创机械通气是指不建立人工气道，直接通过鼻、面罩等方法连接患者进行机械通气。无创机械通气可以避免人工气道的不良反应和并发症（如气道损伤、呼吸机相关性肺炎等），但由于无创机械通气不可避免地存在或多或少的漏气，使得通气支持不能达到与有创机械通气相同的水平，因此临床主要应用于意识状态较好的轻、中度的呼吸衰竭，或自主呼吸功能有所恢复，从有创机械通气撤离的呼吸衰竭患者。对有意识障碍，有并发症或多器官功能损坏的严重呼吸衰竭患者宜选择有创机械通气。无创机械通气与有创机械通气各自具有不同的适应证和临床地位，两者相互补充，而不是相互替代。

2. 呼吸机使用后的消毒

（1）主机消毒　包括内部消毒和外部消毒。内部由于具有精密电子元件，建议由专业工程师进行专业消毒。外部可参考呼吸机出厂说明进行消毒，可使用含乙醇的消毒液进行擦拭消毒。

（2）呼吸回路消毒　呼吸回路中包括呼吸机管道、过滤器、湿化器等，根据所使用呼吸回路的材质可选择使用浸泡消毒法、高压蒸汽灭菌法、环氧乙烷灭菌法等方法进行呼吸回路消毒。有条件的医院可选择使用一次性呼吸回路，如一次性呼吸机管道、一次性过滤器和一次性湿化器等。

二、循环支持技术

（一）除颤仪的使用

心脏电复律（cardioversion）是用电能治疗异位性心律失常使之转复为窦性心律的一种方法。根据发放脉冲是否与心电图的 R 波同步，分为同步电复律和非同步电复律。启用同步触发装置用于转复心室颤动以外的各类异位性快速心律失常，为同步电复律。不启用同步触发装置，可在任何时间放电，主要用于转复心室颤动，为非同步电复律，亦称除颤。根据电极板放置的位置，除颤还可分为体外和体内两种方式，后者常用于急症开胸抢救患者。本节主要阐述人工体外除颤。

除颤的基本原理是利用高能量的脉冲电流，在瞬间通过心脏，使全部或大部分心肌细胞在短时间内同时除极，抑制异位兴奋性，使具有最高自律性的窦房结发放冲动，恢复窦性心律。由于直流电的电压、电能、电脉冲宽度可控制在一定范围，比较安全。自 1961 年 Lown 报告应用直流电成功转复室性心动过速以来，一直广泛应用直流电进行电除颤。

【适应证】

1. 同步电除颤 适用于治疗 QRS 波和 T 波清晰的室上性心动过速及室性心动过速。

2. 非同步电除颤 适用于治疗心室颤动、心室扑动、尖端扭转型室性心动过速。

【禁忌证】

心脏（尤其是左心房）明显增大、伴高度或完全性房室传导阻滞的心房颤动，伴完全性房室传导阻滞的心房扑动，反复发作而药物不能维持疗效或伴病态窦房结综合征的异位性快速心律失常，洋地黄类药物中毒和重症低钾血症、低镁血症所致的心律失常。

【操作方法】

1. 物品准备 除颤仪、导电糊或 4～6 层生理盐水纱布、简易呼吸器、吸氧、吸痰用物、急救药品等抢救物品。

2. 患者准备 立即将患者去枕平卧于硬板床上，检查并除去身上的金属及导电物质，松开衣扣，暴露胸部。了解患者有无安装置起搏器。

3. 操作步骤

（1）确定心电情况 监测、分析患者心律，确认心室颤动、心室扑动或无脉室性心动过速，需要电除颤。

（2）开启除颤仪 连接除颤仪的电源线，打开电源开关，机器设置默认“非同步”状态。

（3）准备电极板 将导电糊涂于电极板上，不可涂到手柄上，或用 4～6 层生理盐水纱布包裹电极板。

（4）正确放置电极板 ①前－侧位：一个电极板放在胸骨右缘锁骨下或 2～3 肋间（心底部），另一个电极板放在左乳头外下方或左腋前线内第 5 肋间（心尖部）。此法迅速便利，适用于紧急情况。②前－后位：一个电极板在左侧心前区标准位置，而另一个电极板置于左（右）背部肩胛下区。无论采用何种方式，应当能够使电极板的最大电流通过心肌，且需用较少电能，以减少潜在的并发症。

（5）选择能量　根据不同除颤仪选择合适的能量，双向波除颤仪为120～200J（或参照厂商推荐的电能量）≥单向波除颤仪为360J。儿童每公斤体重2J，第2次可增加至每公斤体重4J。

（6）充电　按下“充电”按钮，将除颤仪充电至所选择的能量。

（7）放电　放电前应注意查看电极板是否与皮肤接触良好，放电时电极板应紧贴皮肤并施以一定压力，但不要因为判断皮肤接触情况而影响快速除颤。放电前再次确认心电示波需要除颤，周围无任何人接触患者，喊口令：“大家都离开床旁”，然后按压“放电”按钮进行电击。注意电极板不要立即离开胸壁，应稍停留片刻。

（8）立即胸外按压　除颤后，大多数患者会出现数秒钟的非灌流心律，需立即给予5个循环（大约2分钟）的高质量胸外心脏按压，增加组织灌流，再观察除颤后心律，需要时再次给予除颤。

（9）除颤后处理　擦干患者胸壁皮肤，关闭除颤仪，清洁除颤电极板。留存并标记除颤时自动描记的心电图纸。

【注意事项】

1. 除颤前要识别心电图类型，以正确选择除颤方式。
2. 除颤电极板放置部位要准确，局部皮肤无潮湿、无敷料。如带有植入性起搏器，应避开起搏器部位至少10cm。
3. 导电糊涂抹均匀，两块电极板之间的距离应超过10cm。不可用耦合剂替代导电糊。
4. 电极板与患者皮肤密切接触，两电极板之间的皮肤应保持干燥，以免灼伤。
5. 放电前一定确保任何人不得接触患者、病床及与患者接触的物品，以免触电。

知识链接

自动体外除颤仪

自动体外除颤仪（Automated External Defibrillator，AED）是一种便携、易于操作、配置在公共场所、专为现场急救设计的急救设备，具有自动识别、鉴别和分析心电节律，自动充电、放电和自检功能。操作者在使用AED时，首先将所附2个黏性电极板按指示分别贴于患者右锁骨下及心尖处，打开开关后按声音和屏幕文字提示完成简易操作。根据自动心电分析系统提示，确认为可电击的心律后即可按下“电击/放电”（shock）键。此后系统立即进入节律再分析阶段，以决定是否再次除颤。常规采用双相波能量，成人常以150J为宜，小儿可按每公斤体重2J。应在发生有目击者心搏骤停概率相对较高的公共区域（例如机场、体育场馆等）推广AED项目，以提高心搏骤停患者的存活率。

（二）心电监护仪的使用

心电监护仪是指对被监护者进行连续或间歇心电监测，及时反映心电改变及心律失常的医用仪器设备。心电监护系统通常配置于重症监护病房内，是由1台中央监护仪和4～6台床旁监护仪组成，可持续显示和记录24小时心电波形、心率、呼吸、血压、体温和血氧饱和度等多参数监测数据，为医务人员及时了解和分析病情起到重要的作用。

【适应证】

凡是病情危重需要进行持续不间断的监测心搏的频率、节律与体温、呼吸、血压、脉搏及经皮血氧饱和度等患者。

【禁忌证】

没有绝对禁忌证。

【操作方法】

1. 物品准备　使用时先接通监护仪电源，再打开电源开关。检查监护仪功能及导线连接是否正确。

2. 患者准备　选择粘贴电极片的皮肤无破损、无异常，必要时剔除毛发，并用75%乙醇清洁局部皮肤，保证电极片与皮肤表面接触良好。嘱患者排尿，并根据病情采取合适的体位。

扫码“看一看”

3. 操作步骤

（1）向患者耐心解释监护的目的和重要性，取得患者合作，消除其顾虑。

（2）接电源开机。

（3）接血氧探头。注意插头和主机面板“血氧”插孔一定要插接到位；否则有可能造成无法采集血氧信息，不能显示血氧值和脉搏值。要求患者指甲不能过长，不能有任何染色物、污垢或是灰指甲。如果血氧监测很长一段时间后，患者手指感到不适，应更换另一个手指进行监护。一般4小时更换1次，水肿患者每2小时更换1次。红色发光面要和指甲紧贴。

（4）接心电监护。将电极片与监护仪导联线相连后，正确地将电极片紧贴于患者胸部。注意：应避开伤口和需要除颤的部位。通常使用模拟肢导（即右上肢、左上肢、左下肢、右下肢），也可根据患者情况选择心导联。右上（RA）：胸骨右缘锁骨中线第1肋间；右下（RL）：右锁骨中线剑突水平；中间（C）：胸骨左缘第4肋间；左上（LA）：胸骨左缘锁骨中线第1肋间；左下（LL）：左锁骨中线剑突水平处。在各接头上都标有相应的英文字母。

（5）接袖带，绑在至肘窝上两横指处，松紧程度应以能够插入1~2指为宜。过松可能会导致测压偏高；过紧可能会导致测压偏低，同时会使患者不舒适，影响患者手臂血压恢复。袖带的导管应放在肱动脉处，且导管应在中指的延长线上。调整测血压时间。手臂应和人的心脏保持平齐，血压袖带充气时应嘱患者不要讲话或乱动。测压手臂不宜同时测量体温，会影响体温数值的准确。不应测量输液或有恶性创伤肢体，否则会造成血液回流或伤口出血。

（6）根据患者病情，调节心率报警上下限，选择报警范围。当发生心律失常时，监护仪可自动报警和记录。

（7）安置好患者，整理床单位，清理用物。

（8）洗手，记录。

【注意事项】

（1）取出心电导联线，将导联线的插头凸面对准主机前面凹槽，插入即可。

（2）心电导联线带有5个电极头的另一端与被测人体进行连接，正确连接的步骤为：

①将人体的5个粘贴位置用电极片上的砂片擦拭，然后用75%乙醇进行测量部位表面清洁，防止电极片接触不良。②将心电导联线的电极头与5个电极片上电极扣扣好。③乙醇挥发后，将5个电极片贴到清洁后皮肤的具体位置上使其牢固接触，不致脱落。④将导联线上的衣襟夹夹在病床固定好，并叮嘱患者和医护人员不要扯拉电极线和导联线。

（3）务必连接好地线，这将对波形的正常显示起到非常重要的作用。地线连接时应把带有铜片套的一端，接在主机后面板的接地端子上（方法是旋开接地端子旋钮帽，把铜片套套上，然后旋紧纽帽）。地线另一端带有夹子，须夹在建筑设施的公共接地端（自来水管、暖气片上等与大地直接相通的地方）。切不可随便地把地线夹在与接地无关的病床或其他金属上，否则如同没有连接地线。如果不接地线或地线连接不牢靠可能会造成心电波形干扰较大，同时可能会对仪器操作人的人身安全带来伤害。

（4）对长时间连续监测血氧饱和度患者，应每2小时检查监测部位的皮肤和末梢循环情况，如有不良改变，应及时更换监测部位。注意避免影响血氧饱和度监测结果的因素：患者发生休克、体温过低、使用血管活性药物及贫血；患者涂抹指甲油、环境光线过强、电磁干扰等。

（5）为确保指甲正对血氧探头光源射出的光线，血氧饱和度探头的电缆线应置于手背。不可在同一侧肢体上同时进行血氧饱和度及血压的监测。

（6）停止心电监护时，应先断开电源、再取下电极片，并用纱布或棉球清洁患者贴电极片处皮肤，最后清洁消毒监护仪机壳和各导联线，并将各导联线顺势盘绕、妥善固定。

（7）做好患者、亲属的解释工作。大部分患者及亲属对监护仪均会有很大程度的好奇心、神秘感、依赖感。监护仪的丝毫变化都会引起其不安、惊诧、恐慌，重症患者更是如此。在使用前要做好充分、必要的解释，避免引发纠纷，干扰护理工作，影响护患关系。嘱咐患者及亲属不应擅自应用、调节监护仪，造成仪器的损坏。

【心电监护仪使用中易忽略的问题】

1. 血压监测中易忽略的方面

（1）袖带应多备，数量充足、型号齐全且消毒备用。做到专人专用，即使仪器不足，相邻床位之间共用一台监护仪，袖带也需固定专用，测量时可更换袖带接头部分，可有效避免交叉感染，且防止由此给患者及其亲属造成的心理上的不适。

（2）连续监测的患者，必须做到每班放松1~2次。病情允许时，最好间隔6~8小时更换监测部位一次。防止连续监测同一部位给患者造成的不必要的皮肤损伤。

（3）患者连续使用3天以上的，注意袖带的更换、清洁、消毒，既可防止异味又可增加舒适度。

（4）袖带尼龙扣松懈时，应及时更换、补修，以防增加误差。

（5）成人、儿童测量时，注意袖带、压力值的选择调节，避免混淆。

（6）患者在躁动、肢体痉挛时所测值有很大误差，勿过于频繁测量。严重休克、心率小于40次/分、大于200次/分时，所测结果需与人工测量结果相比较，并结合临床观察。

2. 血氧饱和度、心率测量中易忽略的方面

（1）尽可能专人专用，每班用75%乙醇棉球消毒一次。每1~2小时更换1次部位；防止指（趾）端血循环障碍引起的青紫、红肿现象。尽量测量指端，病情不允许时测趾端。血压监测与探头不在同一侧肢体为佳，否则互有影响。

（2）注意爱护探头，用胶布固定，以免碰撞、脱落、损坏，造成不必要的浪费。

3. 体温监测中易忽略的方面

（1）肛温探头应用时患者感不适，非必须时可用水银体温计代替。

（2）不用肛温探头时，与监护仪及时分离，及时清洁消毒。

4. 心电导联监测中易忽略的方面

（1）电极片长期应用易脱落，影响准确性及监测质量。应 2～3 天更换 1 次，并注意皮肤的清洁、消毒。

（2）监护中发现严重异常时，最好请专业心电图室人员复查、诊断，提高诊断准确率。

本章小结

本章主要介绍了危重症患者的监护、危重症患者的系统功能监测、危重患者常用的救护技术。

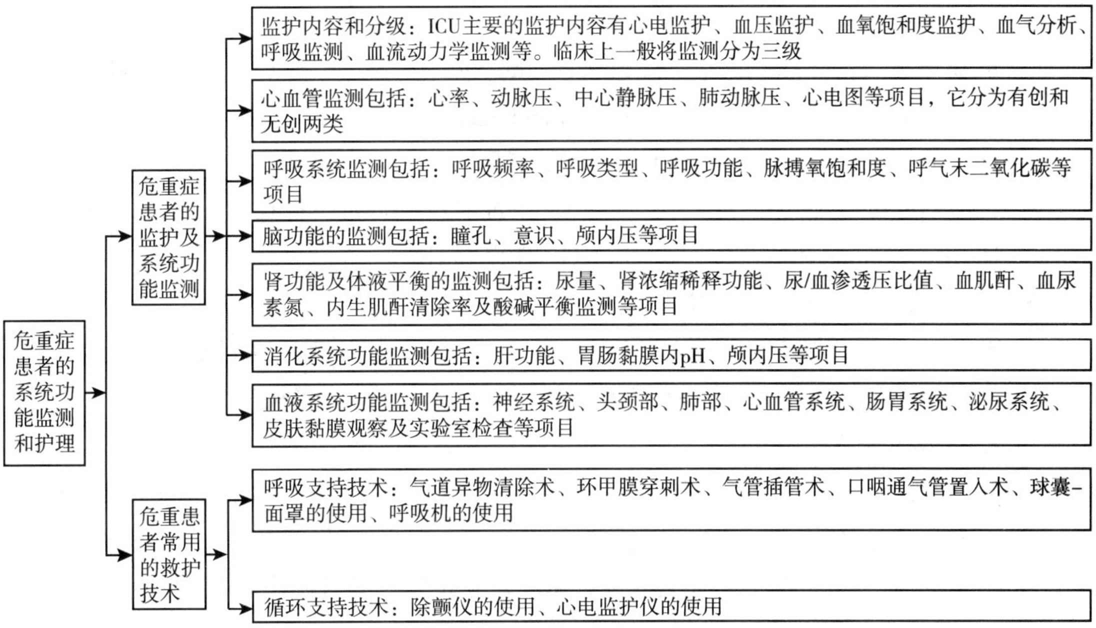

习题

一、选择题

【A1/A2 型题】

1. 呼气末正压通气的简称是

A. PEEP　　B. SIMV　　C. PSV

D. AVS　　E. AMV

2. 对气管插管和气管切开的患者，应加强气道护理，最重要的是

A. 切口护理　　B. 口腔护理　　C. 气道湿化

D. 清除痰液　　E. 导管护理

3. 以下不属于呼吸机撤机指征的是

A. 感染控制　　B. 循环平稳

C. 有咳嗽及自行排痰能力　　D. 肺活量 < 15ml/kg

E. 肾功能恢复正常

4. 以下不属于呼吸机报警原因的是

A. 电源报警　　B. 气源报警　　C. 呼出潮气量减低

D. 心力衰竭　　E. 人机对抗

5. 某肾盂肾炎患者血气分析：pH7.38，HCO_3^- 15mmHg。该患者诊断为

A. 无酸碱失衡

B. 代谢性酸中毒 + 呼吸性酸中毒

C. 代谢性碱中毒 + 呼吸性碱中毒

D. 代谢性碱中毒 + 呼吸性酸中毒

E. 代谢性酸中毒 + 呼吸性碱中毒

6. 设置呼吸机参数，成人潮气量一般为

A. 2 ~ 4ml/kg　　B. 6 ~ 12ml/kg　　C. 12 ~ 20ml/kg

D. 15 ~ 20ml/kg　　E. > 20ml/kg

7. PaO_2 是判断缺氧程度的重要指标，正常值是

A. 60 ~ 65mmHg　　B. 70 ~ 75mmHg　　C. 80 ~ 100mmHg

D. 100 ~ 110mmHg　　E. 100 ~ 120mmHg

8. 关于人工气道护理，下列错误的是

A. 按需吸痰，保持呼吸道通畅　　B. 妥善固定，防止管道脱出

C. 湿化越多越好，以免痰液黏稠　　D. 预防呼吸机相关性肺炎

E. 严格无菌操作

【A3/A4 型题】

（9 ~ 11 题共用题干）

患者，男，41 岁。车祸伤后出现昏迷，GCS 评分 6 分，双侧瞳孔散大，需为患者监测颅内压，提示颅内压重度增高。

9. 以下颅内压监测方法可监测颅内压又可引流脑脊液的是

A. 脑室内插管法　　B. 脑硬膜下压监测法　　C. 硬脑膜外压监测法

D. 脑组织测压法　　E. 腰椎穿刺

10. 正常颅内压值为

A. 10 ~ 15mmHg　　B. 15 ~ 20mmHg　　C. 20 ~ 40mmHg

D. 30 ~ 40mmHg　　E. 40 ~ 60mmHg

11. 以下护理措施错误的是

A. 给氧和增加通气　　B. 减少环境刺激　　C. 头部降温

D. 使用镇静药物　　E. 腰椎穿刺明确诊断

二、思考题

1. 中心静脉压（CVP）的适应证及临床意义。
2. 危重症患者心血管系统监护内容。
3. 气管插管的适应证和禁忌证。

（毕　静）

扫码“练一练”

参考答案

第一章

1. C　2. E

第二章

1. D　2. C　3. A　4. B　5. E

第三章

1. C　2. C　3. B　4. A　5. B　6. D　7. E　8. E　9. D　10. E
11. A　12. C　13. D

第四章

1. B　2. C　3. E　4. C　5. E　6. B　7. C　8. C　9. A　10. E
11. B　12. C　13. E　14. D　15. D

第五章

1. A　2. B　3. D　4. C　5. C　6. B　7. E　8. E　9. D　10. A
11. E　12. E　13. D　14. E　15. D　16. E　17. C　18. C　19. C

第六章

1. A　2. A　3. B　4. D　5. A　6. B　7. D　8. D　9. B　10. C
11. E　12. D　13. C　14. C　15. C　16. A　17. A　18. D　19. C　20. A
21. A　22. C　23. E　24. D

第七章

1. B　2. C　3. E　4. E　5. B　6. B　7. B　8. E　9. D　10. C
11. C　12. A　13. B　14. D　15. D　16. C　17. D　18. A　19. E　20. C

第八章

1. D　2. B　3. A　4. B　5. B　6. C　7. D　8. B　9. C　10. E
11. E　12. D　13. D　14. E　15. B　16. A　17. D　18. D　19. C

第九章

1. E　2. D　3. E　4. E　5. A　6. E　7. E　8. C　9. C　10. B
11. D　12. A　13. E　14. D

第十章

1. A　2. E　3. D　4. D　5. E　6. B　7. C　8. C　9. A　10. A
11. E

参考文献

[1] 魏英，魏蕊．急救医学基础［M］．北京：人民卫生出版社，2015.
[2] 王惠珍．急危重症护理学［M］．3版．北京：人民卫生出版社，2014.
[3] 王志红，周兰姝．危重症护理学［M］．北京：人民军医出版社，2003.
[4] 关红，冯小君．急危重症护理学［M］．2版．北京：人民军医出版社，2014.
[5] 张波，桂莉．急危重症护理学［M］．4版．北京：人民卫生出版社，2017.
[6] 赖青，周浪舟．急救护理学［M］．2版．北京：中国医药科技出版社，2012.
[7] 许爱娣．重症监护技术［M］．北京：人民军医出版社，2010.
[8] 李乐之．重症监护专科护理［M］．湖南：湖南科学技术出版社，2010.
[9] 扬程，张世栋．心肺脑复苏技术［M］．北京：中国医药科技出版社，2010.
[10] 李相中，蒋淑昆．急重症护理学［M］．北京：军事医学科学出版社，2012.
[11] 杨丽娟，李振香．现代危重症护理［M］．山东：山东科学技术出版社，2009.
[12] 邓辉，张蒙．急危重症护理学［M］．北京：人民卫生出版社，2016.
[13] 熊云新，叶国英．外科护理学［M］．3版．北京：人民卫生出版社，2016.
[14] 尚少梅．急重症护理［M］．北京：北京出版社，2014.
[15] 吴在德，吴肇汉．外科学［M］．6版．北京：人民卫生出版社，2005.
[16] 李延玲．急救护理［M］．2版．北京：人民卫生出版社，2014.
[17] 何荣华，袁杰．重症监护护理学［M］．陕西：第四军医大学出版社，2010.
[18] 周秀华．急危重症护理学［M］．2版．北京：人民卫生出版社，2009.
[19] 徐丽华，钱培芬．重症护理学［M］．北京：人民卫生出版社，2008.
[20] 张海燕，甘秀妮．急危重症护理学［M］．北京：北京大学医学出版社，2015.
[21] 朱京慈，胡敏．急危重症护理技术［M］．北京：人民卫生出版社，2011.
[22] 宋杰，孙永显．急救护理学［M］．北京：中国医药科技出版社，2009.
[23] 周谊霞，李红莉．急危重症护理学［M］．北京：中国医药科技出版社，2013.